全国高等医学院校教材

供临床医学、基础医学、护理学、药学等相关专业用

外科学总论实验指导

主　编　傅　晓
副主编　朱仲丽　井岗山　王敬茹　陈玉洁
　　　　尚　坤
编　者（以姓氏笔画为序）
　　　　马　麟　王　昕　王元涛　王敬茹
　　　　井岗山　邢夏囡　朱仲丽　刘福萍
　　　　吴　鼎　张文琪　陈玉洁　尚　坤
　　　　周　晶　郑晓南　程卫平　傅　晓

人民卫生出版社

图书在版编目（CIP）数据

外科学总论实验指导/傅晓主编.—北京:人民卫生出版社,
2017

ISBN 978-7-117-24779-5

Ⅰ.①外… Ⅱ.①傅… Ⅲ.①外科学-实验-医学院校-教学
参考资料 Ⅳ.①R6-33

中国版本图书馆 CIP 数据核字(2017)第 173811 号

人卫智网 **www.ipmph.com**	医学教育、学术、考试、健康,	
	购书智慧智能综合服务平台	
人卫官网 **www.pmph.com**	人卫官方资讯发布平台	

外科学总论实验指导

主　　编:傅　晓
出版发行:人民卫生出版社 (中继线 010-59780011)
地　　址:北京市朝阳区潘家园南里 19 号
邮　　编:100021
E - mail: pmph @ pmph.com
购书热线:010-59787592　010-59787584　010-65264830
印　　刷:三河市国英印务有限公司
经　　销:新华书店
开　　本:787×1092　1/16　印张:16
字　　数:389 千字
版　　次:2017 年 8 月第 1 版　2024 年 1 月第 1 版第 10 次印刷
标准书号:ISBN 978-7-117-24779-5/R・24780
定　　价:42.00 元
打击盗版举报电话:010-59787491　E-mail: WQ @ pmph.com
(凡属印装质量问题请与本社市场营销中心联系退换)

前　言

　　国家和医学院校对临床技能教学的重视程度逐年加强,不断增加各医学院校临床技能中心建设投入。临床技能教学,特别是外科学总论教学得到了飞速的发展。我们在多年的外科学总论教学过程中发现一个问题:虽然实验室硬件力量加强了,但是学生学习的效果并没有得到显著的提高。通过和学生交流,我们发现造成学生学习效果差的主要原因是没有一本从教学实际出发,以实验为中心,操作和理论相结合的外科学总论教材。为了提高教学质量,让学生更牢固地掌握外科手术操作技术,我们想让学生拥有一本贴合实验教学实际,内容符合最新教学标准,一切从教学实际出发的外科学总论实验教材。

　　在编写过程中,我们本着提高学生外科技能操作水平为目标,结合外科学理论知识,让学生不但知道怎样操作,还让他们知道为什么这样操作。我们还加入了一些临床基本的外科技能操作知识和先进的外科手术技术知识,希望此书在见习、实习中也能指导学生进行正确的外科操作。对于一些学生在学习过程中常犯的错误,书中也做了提示,并给出了预防方法。学生通过这本教材的学习可以更容易和更深刻地掌握外科学总论相关操作和理论知识。

　　编写此书的教师都是长期从事外科学总论教学的优秀教师。他们从事教学工作多年,对于外科学总论教学的流程、要点、注意事项等相关知识把握十分准确。由于教材篇幅有限,加之又是在教学之余编写,所以可能会有疏漏之处,希望使用此教材的教师和学生提出意见,在下次修订时及时改正。

　　最后感谢泰山医学院为编写此书付出辛劳的老师们,也祝愿学习此书的每个医学生能在自己喜欢的工作岗位上为挽救病人生命贡献自己的力量。

傅　晓

2016 年　秋

目　录

绪　论

外科学总论是学生从学校到外科临床见习、实习、工作的桥梁学科，是从事外科工作的基础，只有学好了外科学总论才能成为一名优秀的外科医生。在现在的社会环境下，外科医生的执业面临巨大的挑战，诸如：许多病人不信任医生，尤其是外科医生，这种现象造成医患矛盾日益尖锐。在我看来，究其原因是因为某些外科医生自律性不强、知识掌握不扎实、操作粗糙随意、没有把拯救病人的生命当成自己的神圣目标，使得手术产生不该有的并发症和严重后果。只有熟练掌握外科手术技能、养成良好的无菌操作习惯，才能在日后的临床工作中为病人消除疾病、防止产生医患纠纷。在大学学习阶段，医学生的时间充足、外界干扰较少、学习效率高，所以应该牢牢把握住这难得的机会认真学习医学知识。

外科学总论也是外科学的基础，外科学主要学习外科疾病及治疗等理论知识，外科学总论则主要侧重实际操作的学习，两者互为补充、缺一不可。单纯侧重一门学科而忽视另一门学科是不可取的。即使理论知识十分丰富，但是如果不能熟练掌握操作，也不可能完成一台手术。现阶段，许多学生过多地侧重了理论知识的学习，感觉操作无所谓、去临床再学也不晚，这些想法是十分错误的。理论知识是可以通过记忆的方法来提高自己，但是操作只有通过勤加练习来提高自己的水平。在大学学习阶段，外科学总论实验课会有动物实验，让医学生在动物身上练习操作。等真正踏上外科工作岗位，医学生会有机会在病人身上练习不标准和不熟练的操作吗？如果真这样做了，那才是对病人的极大伤害和对生命的极不尊重。

因为学习期间时间有限，不可能每种手术都进行动物实验，也不可能每个学生都能当主刀医生进行动物实验，所以要珍惜每一次动物实验的机会。有的学生可能会认为这只是在实验动物身上操作，从而失去责任心和爱伤意识。试想一下，在动物身上都不能顺利完成手术，何谈在病人身上手术呢？所以，一定要将每次动物实验当成一次真正的临床手术来对待，课前预习、课中认真学习、课后及时复习，只有这样才能将一节课的知识消化吸收。

现在随着科学技术的发展，各医学学科分得越来越详细，各大医院都进行了亚专业分科，这样做从另一个方面看出医学正在向专业化、精细化方向发展。对于外科手术而言，更是需要专业的手术知识和精细的手术操作，所以外科学总论也越来越得到重视。国家在近几年也组织了多届全国临床技能大赛，举办大赛的目的就是让学生牢固地掌握临床操作技能，重视临床操作，从而从根本上改变现阶段学生动手能力差的现状。

在外科学总论学习中一定要规范操作动作、统一操作标准。外科手术不是写文章，不会了再查资料、写错了再改正，外科手术要求必须提前做好准备，按规定动作和流程操作，绝不可按自己的心情和意愿,无根据地随意修改手术方法和操作动作。好习惯的养成需要慢慢的积累,而不规范的动作和错误的习惯一旦养成将很难纠正。在学习过程中一定要做到精益求精,严格按照教科书上的规范动作操作,只有这样,才可以顺利地完成一台手术。

　　不积跬步,无以至千里。希望大家能扎实地学好外科学总论课程,为以后的学习和工作打好基础。还记得下面这篇我们成为医生前立的誓言吗?希望同学在学习前能把它深深地记在脑海中,让它成为以后临床工作的准则。

第一章

外科学总论教学安排

第一节　外科学总论课程设置

一、为什么学习外科学总论

外科学总论一般是医学院校临床医学相关专业大三学生去医院见习前必修的一门课程,是学生从大学走向临床工作的桥梁学科。外科学总论课程所教授的内容是临床外科工作的基础。如果把外科手术比喻成一场战斗,那外科学总论所教授给医学生的是战斗的技能。

二、怎样才能学好外科学总论

我们如何才能学好外科学总论呢? 总体上分为三个方面:课前预习、课中学习和课后复习。

1. 课前预习　学生在思想上应重视外科学总论的学习,对于外科学总论的知识不能抱着应付的思想。在上实验课前应深入了解本次课的上课内容,最好是明确几个自己无法理解的问题,带着问题上课效率会更高。预习时要将知识扩展,把其他相关课程的知识融入进去。课前预习只是课中学习的辅助,切不可认为我预习得多,已经把知识掌握了,就可以忽视了上课时教师讲解的内容。

2. 课中学习　学生应认真听讲,仔细掌握教师所讲解的知识。在听课过程中应紧跟教师的节奏,如果发现自己不明白的知识,应暂时搁置起来,等教师讲解完后再询问老师,只有这样才不会因过多纠结一个知识点而影响其他知识点的学习。上课期间做好笔记,课堂笔记应只记录重点内容和自己认为不好理解的内容。一定注意记录笔记不应影响课程的学习,有的同学笔记记录很详细,但是对于教师的讲解却不放在心上,这样就本末倒置了。外科学总论主要以实验课为主,技能操作学习为主,仔细记忆和理解操作方法才是最重要的。在教学中经常发现学生提出的问题是教师刚刚讲解过的,出现这种问题主要是学生听课注意力不集中,学习效率低下所造成的。

3. 课后复习　因为上课时间短、知识量大、学生对于操作技能的学习效率低,所以知识掌握十分不牢固。学生必须在课后对本次课程做一个系统的回顾,尤其注意操作顺序、操作动作的复习。学生应在课后积极参与开放实验室的项目,刻苦练习操作动作,只有这样才能牢固地掌握所学的知识。让各种外科操作成为条件反射,比如无菌术就要求你的操作变成下意识的反应。即使课前预习和课中学习效率再高,离开课后复习也会很快遗忘自己所学的知识。

第二节　外科学总论参考教学大纲

一、外科学总论理论参考教学大纲

外科学总论理论参考教学大纲是按照教育部医学本科教学的要求来制定,适合于临床医学各专业方向本科专业的医学生。各学校可根据自身情况调整授课内容和学时。

外科学总论学习的目的:通过外科学总论的教学和实验,掌握麻醉与复苏的基本概念、基本理论和常用的麻醉复苏的方法,熟练掌握手术的基本操作和无菌技术,培养学生认真、严谨的科学态度和实事求是的医疗作风,增强学生分析问题和解决问题的能力。

（一）学时分配表

理论课学时分配表具体见表 1-1。

表 1-1　理论课学时分配表

章节	内容	理论学时
第一章	手术学概论	3
第二章	麻醉	3
第三章	复苏、疼痛治疗	3
总学时		9

（二）教学内容及要求

1. 外科手术学概论

【掌握】围术期的处理:包括手术前的准备、手术中的操作要点和手术后的处理。常见并发症的预防。掌握手术切口的分类和手术切口的愈合分级。掌握各种切口的拆线时间。

【熟悉】实验室和手术室的各种管理制度,并自觉遵守。熟悉手术常用体位,手术的常用分类方法。

【了解】外科手术学的发展历史。

【自学】手术创伤的病理生理变化。

2. 麻醉

（1）绪论

【了解】麻醉的概念和临床任务、临床麻醉的分类及其概念。

（2）麻醉前准备和麻醉前用药

【掌握】麻醉前胃肠道准备、麻醉前用药目的。

【熟悉】美国麻醉医师协会（American Society of Anesthesiologists,ASA）病情分级,麻醉前一般准备工作,麻醉前常用药物。

【了解】麻醉前病情评估的意义,麻醉前准备的必要性,麻醉前用药的药物选择。

（3）全身麻醉

【熟悉】气体吸入麻醉的典型体征,全身麻醉深度的辨认要点,全身麻醉的并发症。

【了解】常用全身麻醉药的临床药理,气管内插管术和肌松药的应用,全身麻醉的常用方法,全身麻醉并发症的处理,气管内插管方法及并发症。

（4）局部麻醉

【掌握】局部麻醉药的常用量、安全量及中毒量,常用小手术局部麻醉技术。

【熟悉】局部麻醉药毒性反应的原因、症状、预防和正确急救处理,常用神经阻滞的原则,各种常用局部麻醉方法、剂量和浓度。

【了解】局部麻醉药的化学结构和分类,臂丛、颈丛的解剖生理。

（5）椎管内麻醉

【掌握】椎管内麻醉时穿刺针进入椎管内的解剖层次。

【熟悉】脊神经在体表的节段分布,椎管内麻醉的实施原则,适应证、禁忌证。

【了解】椎管内麻醉对机体的影响、操作步骤、管理方法及并发症的防治和处理要点。

（6）麻醉期间和麻醉恢复期的监测和管理

【了解】麻醉期间监测和管理的重要性,监测内容和方法。

（7）控制性降压和全身低温

【了解】控制性降压和全身低温的概念及意义、适应证、实施方法及注意事项。

3. 复苏、疼痛治疗

（1）重症监测治疗

【熟悉】血流动力学监测的临床应用。

【了解】重症监测治疗的概念、呼吸功能的常用监测参数和氧治疗,机械通气和常用的通气模式。

（2）心肺脑复苏

【掌握】初期复苏的步骤,口对口、口对鼻人工呼吸法,胸外心脏按压法。

【熟悉】心跳呼吸停止的及时诊断,心肺脑复苏的三个阶段,初期复苏的实施。后期复苏常用药物及用药途径。

【了解】复苏的概念、社会意义及群众意义,人工呼吸和心脏按压的原理,各种人工呼吸法。后期复苏的内容、用药目的及剂量,药物除颤和电除颤的原则,脑复苏的意义及处理原则,心肺复苏后处理原则。

（3）疼痛治疗（自学）

【熟悉】疼痛治疗的常用药物。

【了解】疼痛治疗的概念及在现代医学中的作用,疼痛的分类、疼痛程度评估,疼痛的病理生理变化。疼痛门诊的诊疗范围,常用治疗方法,癌症疼痛的治疗原则,常用术后镇痛方式及药物。

二、外科学总论实验参考教学大纲

外科学总论实验参考教学大纲是按照教育部医学本科教学的要求,根据理论和实验学时的分配来制定本大纲,适合于临床医学各专业方向本科专业的医学生。各学校可根据自身情况调整授课内容和学时。

外科学总论学习的目的:通过外科学总论的教学和实验,掌握麻醉与复苏的基本概念、基本理论和常用的麻醉和复苏的方法,熟练掌握手术的基本操作和无菌技术,培养学生认真、严谨的科学态度和实事求是的医疗作风,增强学生分析问题和解决问题的能力。

本着循序渐进、科学性、系统性的原则,按外科学总论的教学课程要求和实际情况,本大纲编审了有关教学内容15项,大体分四部分:①手术学基础知识:包括麻醉与复苏、手术学概论等;②无菌技术训练;③手术基本技能操作训练;④外科手术综合训练(通过此项实验完成①②两项的综合训练)。在进行外科学总论教学过程中,配合相关内容的多媒体教学。

(一)学时分配表

实验课学时分配表具体见表1-2。

表1-2 实验课学时分配表

实验序号	内容	实验学时	备注
实验一	麻醉与复苏录像	3	必开
实验二	现场心肺复苏术	3	必开
实验三	无菌术与手术基本技术录像	3	必开
实验四	外科结扎术	3	必开
实验五	外科缝合术	3	必开
实验六	无菌术	3	必开
实验七	手术器械的识别与应用	3	必开
实验八	换药与拆线术	3	必开(综合性)
实验九	麻醉示教与实验	3	必开
实验十	清创术	3	必开(综合性)
实验十一	腹壁切开、胃修补术、肠吻合术示教	3	必开(综合性)
实验十二	腹壁切开、胃修补术实验	3	必开(综合性)
实验十三	肠切除与肠吻合术实验	3	必开(综合性)
实验十四	无菌术综合训练	3	必开
实验十五	结扎与缝合综合训练	3	必开
总学时数		45	

(二)教学内容及要求

1. 麻醉与复苏录像

【实验目的】学生通过观看麻醉复苏录像学习临床麻醉和现场心肺复苏的相关知识,为以后的动物麻醉和现场心肺复苏打下良好的基础。

【实验内容】学生观看麻醉与复苏录像,了解临床麻醉用药、局部麻醉和全身麻醉的操作方法等麻醉知识,了解现场心肺复苏术的操作方法及操作注意事项。

2. 现场心肺复苏术

【实验目的】学生学会现场心肺复苏术的操作方法。

【实验内容】教师讲解心肺复苏术的基本知识并在模拟人上示教心肺复苏操作,学生应熟练掌握心肺复苏抢救的适应证、并发症、操作顺序、操作方法和操作注意事项。学生熟练掌握人工呼吸器和电除颤仪的使用方法。学生在观看教师示教后分组练习,教师指导。

3. 无菌术与手术基本技术录像

【实验目的】学生通过观看无菌术与手术基本技术录像学习无菌术以及外科手术基本技术,为以后的无菌术和外科结扎缝合打下良好的基础。

【实验内容】学生观看无菌术与手术基本技术录像,熟悉刷手、穿脱手术衣和无菌手套、消毒铺无菌巾的操作方法,熟悉切开、结扎、缝合等外科基本操作技能,了解灭菌机等外科常用设备和器械的使用。

4. 外科结扎术

【实验目的】学生学会外科手术中常用的打结方法。

【实验内容】教师示教外科手术常用的打结方法,要求学生熟练掌握单手打结法打方结、三重结、外科结,熟悉双手打结法打方结,在示教过程中讲解外科结扎的基本知识。学生自己练习,教师指导学生操作并且纠正学生所犯错误,避免假结和滑结。

5. 外科缝合术

【实验目的】学生学会外科手术中常用缝合器械的使用方法和常用缝合方法。

【实验内容】教师示教外科手术中常用的缝合方法,要求学生熟练掌握单纯间断缝合法、单纯连续缝合法、内“8”缝合法、外“8”缝合法、锁边缝合法,熟悉垂直褥式外翻缝合法,了解内翻缝合法和平行褥式外翻缝合法。学生在缝合模型上练习缝合方法,教师指导学生操作。

6. 无菌术

【实验目的】掌握刷手、穿脱无菌手术衣、戴无菌手套、手术区皮肤的消毒、铺无菌巾的正确方法,学习手术进行中的无菌原则及手术人员的站位与职责。培养学生的无菌观念,明确无菌技术在手术过程中的重要性。

【实验内容】教师示教刷手、穿脱无菌手术衣、戴无菌手套、手术区皮肤消毒及铺巾。可在模拟人身上示范操作,详细讲解操作要领和注意事项。学生熟练掌握教师示教内容。学生分组练习,教师指导学生操作。

7. 手术器械的识别与应用

【实验目的】掌握常用手术器械的名称、用途和使用方法。

【实验内容】教师讲解各种手术器械的名称、示范正确的使用方法。学生熟练掌握普外科常用手术器械的名称、用法和用途。学生练习手术器械的使用方法。

8. 换药与拆线术

【实验目的】学习临床换药与拆线,熟练掌握手术器械的使用方法,培养学生无菌操作观念。

【实验内容】教师在模型上示教换药与拆线操作,让学生树立无菌观念,熟悉换药拆线过程中无菌操作规则。了解伤口的分类、愈合等级、伤口愈合时间。熟练掌握换药、拆线、伤口的包扎方法。教师示教完成后学生分组在模型上练习换药与拆线,教师指导学生操作。

9. 麻醉示教与实验

【实验目的】让学生学会实验动物捕捉、称重、固定、麻醉的方法,学会成人气管插管的操作方法。

【实验内容】教师示教实验动物麻醉并在气管插管模拟人上操作气管插管术。要求学生熟练掌握动物捕捉、称重、固定、静脉穿刺麻醉的操作方法,熟悉常用的动物麻醉药物和判断动物麻醉成功的方法,了解实验动物的分级与分类。教师示教完成后由学生从捕捉动物开始分组练习动物麻醉和成人气管插管术,教师指导学生操作并纠正错误。

10. 清创术

【实验目的】让学生学会清创术的操作,树立无菌观念,增强学生手术协作能力。

【实验内容】教师在实验动物上制作动物模型后示教清创术的操作方法,在操作过程中讲解清创术的相关理论知识,学生观摩教师操作并熟练掌握清创术的操作方法,着重掌握清创术的作用、适应证、流程及操作中的无菌要求。教师示教完成后由学生分组在实验动物上练习清创术,教师指导学生操作并纠正错误。

11. 腹壁切开、胃修补术、肠吻合术示教

【实验目的】通过在实验动物身上进行胃修补和肠吻合手术让学生学会胃修补术和肠吻合术的操作方法,巩固学生外科基本操作技术和无菌术观念。

【实验内容】教师在实验动物上示教腹壁切开、胃修补术和肠吻合术,在操作过程中讲解腹壁结构、腹腔脏器位置、手术操作手法和配合等相关外科手术知识,要求学生掌握切开、分离、血管结扎、组织缝合的操作方法,熟悉腹壁切开、胃修补术和肠吻合术的操作流程。

12. 腹壁切开、胃修补术实验

【实验目的】让学生自己在实验动物上进行腹壁切开和胃修补手术,学会腹壁切开和胃修补手术的操作方法,提高自身外科基本操作技能水平,让学生养成牢固的无菌观念。

【实验内容】学生分组在实验动物上进行腹壁切开和胃修补手术,按照手术要求自己操作,将本学期学习的外科基本技能和无菌术知识应用到手术操作中,牢固掌握切开、结扎、缝合、无菌术在实际外科手术中的应用,将所学知识与实际操作相结合。教师指导学生操作并及时纠正学生错误。

13. 肠切除与肠吻合术实验

【实验目的】让学生自己在实验动物上进行肠切除与肠吻合术手术,学会肠切除与肠吻合的操作方法,巩固自身外科基本操作技能,让学生树立牢固的无菌观念,为以后临床工作打下牢固的基础。

【实验内容】学生分组在实验动物上进行肠切除与肠吻合手术。要求学生掌握肠切除与肠吻合手术的操作方法,提高学生手术操作水平。要求学生熟练操作各项外科基本技能,并对手术中出现的各种情况能快速正确的处理。教师对于学生手术操作进行指导并及时纠正学生错误。

14. 无菌术综合训练

【实验目的】学生对于所学习的无菌术操作进行集中训练,强化记忆并发现不足。

【实验内容】学生分组练习穿无菌手术衣、戴无菌手套、消毒铺无菌巾等无菌技术,强化学生操作技术、规范学生操作动作。教师着重指导学生对于细节的规范,让学生真正牢固掌握无菌技术,提高学生操作的熟练程度。

15. 结扎与缝合综合训练

【实验目的】学生对于所学习的外科结扎与缝合操作进行集中训练,强化记忆并发现不足。

【实验内容】学生在缝合模型上练习结扎与缝合,提高结扎的速度,要求学生在 1 分钟内必须完成 30 个方结的操作,在速度提高的同时保证结扎的质量。对于缝合,要求学生提高

缝合速度,规范缝合动作。教师指导学生操作,发现学生不标准操作及时纠正。

第三节 外科学总论考试

外科学总论考试是学生对于本学期学习效果的重要检验,在外科学总论教学中尤为重要。每个学校可根据自己教学安排和实际情况指定考试计划和评分标准。考试应以操作考试为主。教师应认真负责,通过考试纠正学生错误,为以后学生的见习实习打下基础。考试时,一名教师考察一名学生操作,有条件的学校可用客观结构化临床考试(objective structured clinical examination, OSCE)考试方法考核。学生在操作前应首先在操作考核试卷上写上自己的姓名学号,考试项目分为无菌术和打结缝合等项目。

打结、缝合考试的参考评分标准如表1-3所示。

表1-3 打结、缝合操作考核评分表

评分标准(满分100分)				分值
徒手打方结 (50分) 每分钟至少30 个方结	(1)	持线手法		10
	(2)	拉线方向相反		5
	(3)	拉线用力均匀		5
	(4)	打结熟练		5
	(5)	每分钟不足60个单节,每差1个扣1分,扣完25分为止		25
缝合 (50分) 至少完整完成一次缝合、器械打结、剪线动作	1. 缝合 (15分)	(1)	进针方向	5
		(2)	缝合动作	5
		(3)	拔针方向	5
	2. 器械打结 (22分)	(1) 器械握持	持针器	3
			手术镊	3
		(2)	绕线方向	3
		(3)	拉线方向	3
		(4)	两线张力	3
		(5)	所打方结正确	3
		(6)	动作熟练连续	4
	3. 剪线 (13分)	(1)	靠	2
		(2)	滑	2
		(3)	斜	2
		(4)	剪	2
		(5)	线头长度	2
		(6)	持剪刀方法	3
总分				

穿无菌手术衣、戴无菌手套的参考评分标准如表1-4所示。

表1-4　穿无菌手术衣、戴无菌手套操作考核评分表

评分标准（满分100分）				分值
操作 100 分	1. 穿无菌手术衣 （50分）	（1）	准备姿势	5
		（2）	取手术衣方法	5
		（3）	递送腰带	5
		（4）	提衣动作	5
		（5）	袖口暴露	5
		（6）	手是否接触有菌区	7
		（7）	手举范围	7
		（8）	手术衣的无菌面	6
		（9）	手术衣袖口暴露	5
	2. 戴无菌手套 （50分）	（1）	提取手套方法	8
		（2）	戴手套无菌观念	8
		（3）	手套腕部外翻部位的操作	10
		（4）	手套口套扎袖口	8
		（5）	手套左右手区别	8
		（6）	戴手套熟练	8
总分				

第二章

外科学总论实验室简介和制度

第一节　外科总论实验室简介

外科学总论实验室是外科学总论教学的主要场所,也是临床医师、规培医生、研究生进行操作训练、科研课题及动物实验的重要场所,归属临床技能中心管理。主要承担课程如下:外科无菌术、外科手术基本操作技术、各种动物实验(例如清创术、腹壁切开缝合术、阑尾切除术、肠切除肠吻合术、胃修补术等)。实验室一般设在综合实验楼内,有教师办公室、男女更衣室、物品准备室、刷手间、实验室等。房间备有暖气和良好的通风设施、照明设施。应建立与医院相类似的模拟手术室。一般每间实验室设置动物实验台 6 张、器械车 7 张、输液器架若干。实验室还需配备手术无影灯、紫外线消毒灯、消毒柜、吸引器及氧气瓶等设备。

第二节　外科学总论实验室制度

1. 学生应按时上课,必须做到不迟到、不早退。因实验室设有有菌区、相对无菌区和无菌区,所以学生应从规定通道进入实验室,不可从动物运输通道进入。

2. 进入实验室后应保持肃静,禁止大声喧哗及说笑,禁止在实验室吃东西,禁止吸烟。

3. 穿洁净的实验服,必须系好扣子并整理整齐。戴自备的干净口罩、帽子或一次性口罩、帽子,与实验无关的物品禁止带入实验室内。

4. 爱护实验仪器、设备及实验动物,未经教师许可不准乱动实验室物品。如果缺少实验物品必须向指导教师索要,不得私自翻找。

5. 注意节约实验耗材。因人为原因损坏实验室物品,必须向教师报告,然后根据实际情况进行赔偿。如有实验物品和设备丢失,由实验室上课学生赔偿。

6. 上实验课时,学生要认真听讲,仔细观摩教师示教。学生违反操作规程时,教师应立刻纠正。

7. 实验课结束后,将实验设备和物品检查完好后放回原位置。学生分组打扫室内卫生。

8. 学生应在自己所在实验室上课,禁止随意更换实验室,禁止将自己实验室物品带出实验室。

9. 教师应认真备课,每堂课应提前到实验室准备实验物品。实验课结束后,检查仪器、设施完好,关闭窗户,切断电源并认真填写实验室记录后方可离开实验室。

10. 实验室教师做好防火、防盗工作。有毒、有害、易燃易爆物品应严格遵照危险品管理制度进行管理。

第三节 学 生 管 理

1. 要求学生负责人提前一周与实验室教师取得联系,并熟悉实验室位置和课程安排。

2. 学生应提前分组,一般分为 6 组,每组学生人数为 5~7 人,并填写好实验室分组表。

3. 学生应提前 5 分钟到实验室,领取本小组的实验动物和实验物品。

4. 上课期间要严肃认真、耐心听讲、做好笔记、细心操作、服从教师的指导和管理。

5. 实验动物分配给各实验组,各组组长负责,在实验结束后清点和整理实验器械、物品,并核对实验动物数量后将实验动物送回实验动物管理中心。

6. 实验结束后每个同学都要认真书写实验报告,并在下次课时上交给任课老师。

第三章

手术无菌技术

第一节　学习无菌术的重要性

一、为什么学习无菌术

在人类生存的自然界中广泛存在着大量微生物,它们之中有对人类有危害的微生物,也有对人体有益的微生物。正因为大量致病微生物的存在才造成了许多人死于各种感染。在外科手术和各种操作中如果没有无菌操作技术,大量致病微生物会通过空气、飞沫、接触等途径进入人体,从而引起病人的感染。在发现青霉素可用于预防和治疗感染前,人们对于感染的预防和治疗方法不多、手术无菌技术薄弱,一旦手术造成感染则病人很容易失去生命。临床相关专业的学生学习无菌术至关重要,只有在大学学习期间掌握好外科无菌操作技术,才能为以后临床工作打下坚实的基础。我们在日常学习中一定要把无菌术视为重中之重,每一次实验都是在学习无菌技术,只有养成良好的无菌操作习惯,我们才能避免以后在临床工作中造成病人发生感染。请同学们永远记住"无菌术不是小事,是外科治疗成败的关键,是直接关系病人生死的大事"。

二、如何牢记无菌术知识

1. 理论知识学习和操作知识学习相结合。
2. 要养成无菌思维和无菌意识,在每项操作前都要反复思考无菌要求。
3. 主要控制好自己的双手,决不可随意触碰无菌物品。

第二节　灭菌术、抗菌术和无菌操作制度

一、灭　菌　术

杀灭一切活的微生物的方法称为灭菌术。各种灭菌的方法可杀灭包括细菌芽胞在内的各种微生物。灭菌法分为物理灭菌法和化学灭菌法,以物理灭菌法为主。常用的物理灭菌法有高温、紫外线、电离辐射等。其中以高温灭菌法最为普遍,主要用于杀灭手术器械、布

单、敷料和容器等物品上的微生物。高温灭菌法包括高压蒸汽灭菌法、煮沸灭菌法以及火烧灭菌法。火烧灭菌易使器械损坏，且效果不太可靠，除紧急情况下，不宜采用。紫外线灭菌法主要用于手术室、换药室内的空气灭菌，但紫外线对眼睛和皮肤有一定刺激，应注意防护，以免引起结膜炎和皮炎。电离辐射主要用于药物、塑料注射器和缝线等的灭菌，但对纺织物品无效。

1. 高压蒸汽灭菌法　运用最遍及，灭菌效果可靠。高压蒸汽灭菌器可分为下排气式和预真空式两类。后者的灭菌时刻短，对需求灭菌的物品的危害细微，但价格高。当前在国内广泛运用的为下排气式灭菌器，灭菌时间较长。这种灭菌器的款式许多，有手提式、立式和卧式等多种。但其根本布局和原理一样，由一个高压锅炉构成，蒸汽进入消毒室内，积累而发生压力。蒸汽的压力增高，温度也随之增高。蒸汽压力为 104.0～137.3kPa 时，温度可达 121～126℃，保持 30 分钟，即能杀死包括具有顽强抵抗力的细菌芽胞在内的所有微生物，达到灭菌目的。高压蒸汽灭菌器的运用方法如下：将需求灭菌的物品放入灭菌室内，紧锁灭菌器门。先使蒸汽进入夹套，在到达所需的操控压力后，将冷凝水泄出器前面的冷凝阀旋开少量，再将总阀敞开，使蒸汽进入灭菌室。冷凝阀的敞开是使冷凝水和空气从灭菌室内排出，以保证灭菌室所需的温度。此时可看到夹套的蒸汽压力降低，灭菌室的压力上升。在灭菌室温度表到达预选温度时，开始计算灭菌时间。灭菌结束后，让灭菌室内的蒸汽天然冷却或予以排气。在灭菌室压力表降低到"0"位 1～2 分钟后，将门翻开。再等 10～15 分钟后取出已灭菌的物品。因为余热的效果和蒸腾，灭菌包即能干燥。对于物品灭菌后使用纺织品材料包装的无菌物品，一般在冬天的有效期宜为 14 天，在夏天的有效期宜为 7 天。对于医用一次性纸袋包装的无菌物品，有效期宜为 1 个月；对于使用一次性医用皱纹纸、医用无纺布包装的无菌物品，有效期宜为 6 个月；对于使用一次性纸塑袋包装的无菌物品，有效期宜为 6 个月。对于硬质容器包装的无菌物品，有效期宜为 6 个月。图 3-1 为常用高压蒸汽灭菌机。

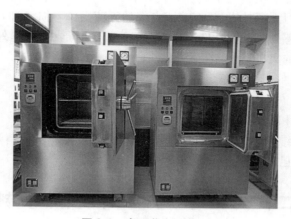

图 3-1　高压蒸汽灭菌机

2. 煮沸法　耐煮物品及一般金属器械均用本法，100℃水煮沸 5 分钟即完成消毒，但芽胞则须较长时间。炭疽杆菌芽胞须煮沸 30 分钟，破伤风芽胞需 3 小时，肉毒杆菌芽胞需 6 小时。金属器械消毒时，加 1%～2%碳酸钠或 0.5%软肥皂等碱性剂，可溶解脂肪，增强杀菌力。

3. 火烧法　一般在紧急情况下对金属物品灭菌应用此法,但是这种方法对器械有一定损伤,故不常规使用。

4. 辐射灭菌　有非电离辐射与电离辐射两种。前者有紫外线、红外线和微波,后者包括丙种射线的高能电子束(阴极射线)。红外线和微波主要依靠产热杀菌。电离辐射设备昂贵,对物品及人体有一定伤害,所以使用较少。紫外线波长范围为 2100~3280A,杀灭微生物的波长为 2000~3000A,以 2500~2650A 作用最强。对紫外线耐受力以真菌孢子最强,细菌芽胞次之,细菌繁殖体最弱,仅少数例外。紫外线穿透力差,3000A 以下者不能透过 2mm 厚的普通玻璃。空气中尘埃及相对湿度可降低其杀菌效果。对水的穿透力随深度和浊度而降低。但因使用方便,对药品无损伤,故广泛用于空气及一般物品表面灭菌。照射人体能发生皮肤红斑、紫外线眼炎和臭氧中毒等,所以使用时,人应避开或用相应的保护措施。

5. 环氧乙烷灭菌法　一般用于大规模一次性物品的灭菌。优点是:①能杀灭所有微生物,包括细菌芽胞;②灭菌物品可以被包裹、整体封装,可保持使用前呈无菌状态;③相对而言,不腐蚀塑料、金属和橡胶,不会使物品发生变黄变脆;④能穿透形态不规则物品并灭菌;⑤可用于不能用消毒剂浸泡,以及不能用干热、压力、蒸汽及其他化学气体灭菌物品的灭菌。

二、抗　菌　术

杀灭致病微生物的方法称为抗菌术。抗菌术在临床上我们也常称为消毒,主要依靠使用化学药物来杀灭致病微生物,细菌的特殊形态芽胞是无法用消毒方法来杀灭的。消毒法一般包括清洗和消毒两方面,清洗是用肥皂水或化学溶液,洗掉物品和皮肤上的污垢和附着的细菌,以利消毒剂和细菌的接触,能提高杀菌效果。消毒是用化学消毒剂浸泡或涂擦来杀死细菌,常用的化学消毒剂有碘酊、乙醇、碘伏、戊二醛等。此外,甲醛熏蒸法可消毒缝线、内镜及塑料导管等。常用的消毒药品和使用情况如表 3-1 所示。

表 3-1　常用的消毒用品及使用情况

毒剂名称	规格	应用范围	作用时间
碘伏	0.5%~2%	用于手术部位皮肤及注射部位皮肤、手、口腔黏膜的消毒	3 分钟
皮肤泡沫消毒剂	乙醇 35%、氯己定 45%	用于外科手消毒	待干
3M 免洗消毒液	5g/L(0.5%w/v)	快速手消毒	待干
氢氧化钠溶液	1mol/L	朊毒体	60 分钟
乙醇	70%(重量计)或 75%(容量计)	用于皮肤消毒	3 分钟
84 消毒液	0.5ml 原液:1000ml 水(0.05%)	用于地面、物体表面的消毒	10 分钟
	1ml 原液:1000ml 水(0.1%)	1. 用于细菌芽胞、肝炎病毒、传染性疾病污染物消毒 2. 浸泡细菌繁殖体污染物品的消毒	60 分钟

三、手术室的无菌操作规章制度

手术室是无菌设施的重要组成部分,应包括几个重要部分:①卫生通道用房(换鞋处、更衣室、淋浴间、风淋室等);②手术用房;③手术辅助用房(刷手间、麻醉间等);④消毒供应用房(消毒间、器械存放间等);⑤办公用房(医生办公室、工作人员休息室等)。

（一）手术室的分区

根据洁净程度,手术室可分为有菌区和无菌区。有菌区包括卫生通道用房、办公用房等,无菌区包括手术用房、手术辅助用房。有菌区和无菌区应严格隔离,并应有醒目的分界标志。无菌区还可划分为相对无菌区和绝对无菌区。摆放手术器械及敷料一侧可视为绝对无菌区,未穿手术衣者应禁止在此区穿行,摆放麻醉器械一侧可视为相对无菌区,非手术人员应将活动范围局限于此区。

（二）手术室的管理规则

1. 进入手术室人员必须更换刷手衣、裤、鞋,戴手术帽及口罩。临时出手术室时,需换外出衣裤和鞋,帽子要盖住全部头发,口罩要求遮住口鼻,参加手术人员应修剪指甲、除去甲缘污垢,不允许佩戴戒指、手表、手链、耳环等饰品。

2. 手术室内应保持安静,禁止吸烟及大声喧哗,禁止使用移动电话。

3. 手术室应尽量减少参观人员入室,参观者亦应正规穿戴参观衣、裤、鞋,配戴口罩、帽子,且只允许在指定地点参观,不得靠手术台太近或过高,不得触碰手术人员,参观感染手术后,不得再到其他手术间参观。

4. 择期手术需提前一天送手术通知单,并注明所需特殊体位及备用特殊手术器械,急诊手术可临时送手术通知单。

5. 无菌手术间和有菌手术间应相对固定,如连台手术,应先做无菌手术,后做污染或感染手术,严禁在同一个手术间内同时进行无菌及污染手术。每次手术完毕后,应彻底洗刷地面、清除污液、敷料及杂物。

6. 手术完毕后应及时清洁或消毒处理用过的器械及物品。对具有传染性病人使用过的手术器械及废物应作特殊处理,手术间更需按要求特殊消毒。

7. 手术室内应定期进行空气消毒,每周应彻底大扫除至少1次。

8. 患有手臂化脓性感染的病人或呼吸道炎症的人员不能进入手术室。

9. 手术室外的推车、布单原则上禁止进入手术室。手术病人在隔离区换乘手术室推床。

四、手术中的无菌操作制度

虽然无菌设施以及各项消毒灭菌技术为手术提供了一个无菌操作的环境,但是,如果没有一定的规章、制度来保持这种无菌环境,则已经消毒灭菌的物品和手术区仍有可能受到污染,引起伤口感染,因此在整个手术过程中,应严格遵循以下无菌操作原则:

1. 手术人员刷手以后,手和前臂不准再接触任何有菌物品。穿无菌手术衣和戴无菌手套后,背部、腰部以下和肩部以上都应认为是有菌地带,不能接触,手术台以下的床单也不能接触。

2. 不准在手术人员背后传递器械及手术用品,手术人员不准自己拿取手术器械,应由器械护士传递。掉落到无菌巾或手术台边以外的器械物品,不准拾回再用。

3. 手术过程中同侧手术人员需调换位置时,应背靠背进行交换。出汗较多或颜面被血液污染,应将头偏向一侧,由其他人员帮助清除,以免落入手术区内。

4. 手术中如果手套破损或接触到有菌地方,应立刻更换无菌手套,前臂或肘部触碰到有菌地方,应更换无菌手术衣或加套无菌袖套。如果无菌布单已被湿透,其无菌隔离作用不再可靠,应加盖干的无菌单。

5. 手术开始前要清点器械、敷料。手术结束后,检查胸、腹等体腔,认真核对器械、敷料(尤其是纱布块)无误后才能关闭切口,以免异物遗留体内,产生严重后果。

6. 切口边缘应用大纱布块或手术巾遮盖,并用巾钳或缝线固定,仅显露手术切口。切皮肤用的刀、镊等器械不能再用于体腔内操作,应重新更换。做皮肤切口以及缝合皮肤之前,应用消毒液再次涂擦消毒皮肤一次。

7. 切开空腔器官之前,要先用纱布保护好周围组织,以防止或减少污染。

8. 手术如需额外添加器械,应由巡回护士用无菌钳夹送,并记录增加物品种类及数目,以便术后核对,手术人员严禁自行取物。

9. 参观手术人员不可太靠近手术人员或站得太高,尽量减少在手术室内走动,有条件的医院可设专门的隔离看台或现场录像转播。

10. 施行连台手术时,若手套未破可由巡回护士将手术衣背部向前反折脱去,手套的腕部随之翻转于手上,脱手套时注意手套外面不能接触皮肤。术者不需要重新刷手,仅需用消毒剂重新消毒手和手臂即可,但前一台手术为污染手术时,则需重新刷手。

第三节　手术刷手方法

手和手臂皮肤的准备习惯称为刷手法,其目的是清除手和手臂皮肤表面的暂居细菌。方法有多种,手术人员可根据情况选择。各个医院对于刷手方法的要求在个别环节上可能略有不同,只要能保证刷手质量,同学们应按照见习、实习所在医院要求进行合理规范的刷手。

【实验目的】通过教师示教和学生练习掌握肥皂水刷手的方法。

【实验器材】刷手设备、肥皂、无菌肥皂水、无菌毛刷、无菌小毛巾、泡手桶等。

一、学生常规准备

学生进刷手间前,在更衣室里更换清洁刷手衣、裤和拖鞋,注意一定将刷手服上衣扎到裤子里,取下手上的饰物、剪短指甲、去除甲沟污垢,必须戴好口罩、帽子。戴眼镜者可用肥皂液涂擦镜片后再擦干,以防止呼出热气上升使镜片模糊。注意在临床手术中,患上呼吸道感染、手臂皮肤破损或有化脓感染者,不宜参加手术。

二、肥皂水刷手法

此法为经典的刷手方法,其他刷手方法都是以此演变发展而来,是每个医学生必须熟练掌握的刷手方法。它的优点是成本较低、效果确切,缺点是耗费时间比较长、操作相对复杂。

1. 先用肥皂将手、前臂、肘部和上臂清洗一遍,时间大约 1 分钟,注意一定保证清洗干净。

2. 取第一个无菌毛刷蘸无菌肥皂水刷洗手和手臂,从指尖到肘上 10cm 处,共分三段,双手交替对称刷洗。刷洗顺序为:第一段从指尖,拇指桡侧、背侧、尺侧、掌侧、指间(虎口)到示指、中指、环指、小指(每个手指和指间均按拇指同样顺序刷洗)、手掌、手背、腕部掌、桡、背、尺侧面。第二段:从前臂掌面、桡侧面到背、尺侧面。第三段:从肘部至肘上 10cm。顺序依次为左手手掌、右手手掌、右手前臂、左手前臂、左手肘上 10cm、右手肘上 10cm。时间要求 3 分钟。

3. 用清水冲净手和手臂上的肥皂水。冲洗时手朝上、肘部朝下,注意肘部的水不能流向手部。

4. 取第二个无菌毛刷刷洗,方法同上,但要注意第二遍刷洗到肘上距离要小于前一遍,但最小不能小于肘上 6cm。如此连续刷洗三遍共约 9 分钟。第二、三遍可用同一毛刷。

5. 取一条无菌小毛巾,一面擦左手,一面擦右手。擦干双手后将小毛巾对折成三角形,从外向内放于腕部,三角尖端指向手部,翻折部向上。另一手抓住下垂两角,拉紧毛巾旋转,逐渐向上移动至肘上。再将小毛巾翻面对折,用同样的方法擦干另一手臂。注意小毛巾不能向手部倒退移动,握巾的手不能接触小毛巾已使用过的部分。拿开小毛巾时应注意向外拿开。

6. 将手和手臂浸泡在盛有 70%(重量计)或 75%(容量计)乙醇的桶内 5 分钟,注意浸泡范围应达肘上 6cm。浸泡时各手指分开,用桶内小毛巾轻擦双手及前臂。浸泡完毕后屈曲肘部使乙醇由肘部流入泡手桶内。双手保持拱手姿势,手臂不应下垂,手也不可触及桶边和未消毒的物品,如果污染应重新刷手。注意双手从泡手桶中取出后要一直保持拱手姿势,放在胸前无菌区内。

三、其他常用刷手方法

(一)活力碘刷手法

活力碘为聚吡咯酮与碘的络合物。其作用广泛,将其涂擦在皮肤上,络合物缓慢释放的新生态碘使微生物组织的氨基酸或核苷酸上的某些基团碘化,从而达到抑制或杀灭微生物的作用。活力碘具有较强和较长时间的杀菌作用。

1. 先用肥皂清洗双手及双臂至肘上 10cm,时间为 1 分钟。

2. 用浸润 10%活力碘(含有效碘 1%)的纱布或海绵块涂擦双手及前臂至肘上 10cm 共 3 分钟,清水冲净。

3. 取无菌小毛巾擦干手及前臂。

4. 取活力碘纱布(或海绵)两手交替依次涂擦手指、指蹼、掌、前臂至肘上 6cm,不脱碘即可穿无菌手术衣,戴无菌手套。

(二)碘伏刷手法

碘伏为聚乙烯吡咯酮与碘的复合物,它的作用机制与活力碘相似,其操作方法与活力碘洗手法相同。

(三)灭菌王刷手法

灭菌王是不含碘的高效复合型消毒液。首先用清水冲洗双手及手臂,用无菌毛刷蘸灭菌王消毒液 3~5ml 刷手和前臂至肘上 10cm,时间为 3 分钟。清水冲洗后用无菌小毛巾擦拭干。用浸润灭菌王的纱布(或海绵块)涂擦手和前臂至肘上 6cm 处,待干后穿无菌手术衣和戴无菌手套。注意本品禁与肥皂、甲醛、红汞、硝酸银合用。

第四节　穿无菌手术衣、戴无菌手套

一、实验目的和物品

【实验目的】通过教师示教和学生练习掌握穿无菌手术衣和戴无菌手套的正确的方法。

【实验物品】无菌手术衣,6.5 号、7 号、7.5 号一次性灭菌手套。

二、穿无菌手术衣和戴无菌手套的方法

手和手臂消毒仅能清除皮肤表面的细菌,而在皮肤皱纹内和皮肤深层如毛囊、皮脂腺等存在的细菌不易完全消灭,随着时间的推移,这些细菌会慢慢污染皮肤,所以在手和手臂消毒后还必须穿无菌手术衣和戴无菌手套,以防细菌污染手术野造成感染。

戴好口罩帽子,刷手完毕后,呈拱手姿势,用背部开门进手术间,感应式手术门可直接进入,进入后开始穿无菌手术衣。

(一)包背式无菌手术衣

在手术中,手术人员的背部往往会触及手术器械台,手术人员也可能相互接触,从而造成无菌区的污染。包背式手术衣是在普通手术衣的背部增加了一块三角巾,穿后可将术者背部包裹,减少了手术中污染的机会。

穿手术衣方法(图 3-2)如下:操作者穿刷手服,拱手姿势准备穿手术。手必须在胸前无菌区,范围是肩以下、腰以上、两侧不得超过腋前线,自己手臂皮肤不得接触刷手服。

右手拿手术衣一把抓起,左手仍保持拱手姿势。这一点十分重要,也是学生经常出现的错误。手术衣所在范围必须在肩以下、腰以上、两侧不得超过腋前线。学生在学习中常见的错误为:在拿手术衣时左臂下垂到腰以下,从而污染手臂。

掌心向外轻轻打开手术衣,手术衣所在范围必须在肩以下、腰以上、两侧不得超过腋前线。手抓衣领轻轻抖一下,露出有腰带的一面向外。将手术衣略向上抛起,不可抛得高过肩。顺势双手同时插入袖筒,手术衣不可掉落。如果掉落,则需更换手术衣。手伸向前,两手臂水平前伸不可超出肩以下、腰以上、腋前线以前的范围,助手在后面协助穿衣,使双手伸出袖口,完全暴露双手。助手在其身后系带,此时操作者保持拱手姿势。此时助手一定注意不能接触穿手术衣者手臂和胸前无菌区域内的手术衣外侧面。

操作者选择合适自己的无菌手套,常用的型号从小到大分为 6.5 号、7 号、7.5 号。女同学一般选择 6.5 号或者 7 号,男同学一般选择 7 号或者 7.5 号。助手帮忙打开无菌手套,操作者拿出手套内包装,放在自己左手上。操作者用手从手套袋内捏住手套套口翻折部,将两只手套一起取出。取出手套后手套不可低于腰,分清左右手,自己的皮肤不可接触手套外面,手套不可碰到有菌物品。先将左手插入左手手套内,操作者皮肤勿触及手套外面,再用已戴好手套的左手手指插入右手手套翻折部的内侧面,帮助右手插入手套内。手套外面不得碰到手套内面和自己皮肤,已戴手套的左手不可触碰右手皮肤(图 3-3)。

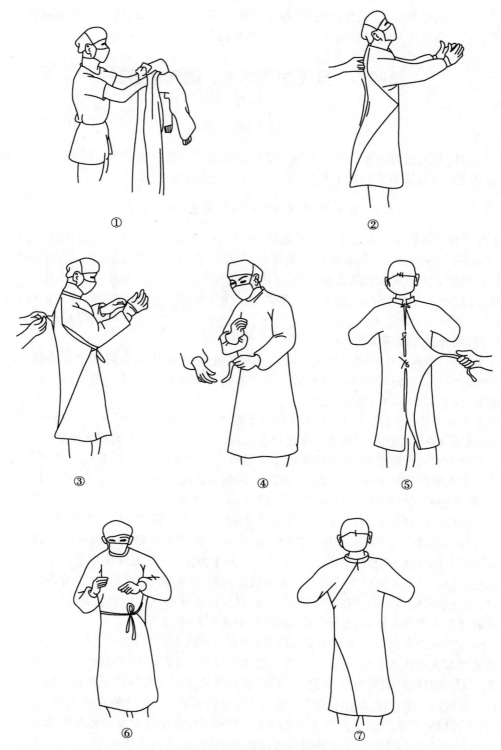

①　　　　　　　　　②

③　　　　　　　　④　　　　　　　　⑤

⑥　　　　　　　　⑦

图 3-2　包背式手术衣的穿法

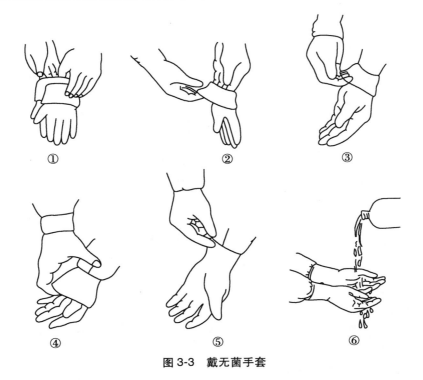

图 3-3　戴无菌手套

　　整理手套:先将左手手套腕部反折挂在左手拇指第一个指关节处,右手手套外面不得接触左手手套内面,整理袖口。右手手套外面不得接触皮肤和手术衣内面。将反折的手套口反折过来压住手术衣袖口,右手手套外面不得接触左手手套内面,手术衣袖口完全压入手套中。

　　将右手手套腕部反折挂在右手拇指第一指关节处,左手手套外面不得接触右手手套内面,整理袖口。左手手套外面不得接触皮肤和手术衣内面。将反折的手套口反折过来压住手术衣袖口,左手手套外面不得接触右手手套内面,手术衣袖口完全压入手套中。先戴左手或右手均可。

　　解开系在腰一侧的带子,左右手抓住两根带子,注意此时双手不可低于腰。将右手拿的带子递给助手,助手用卵圆钳钳夹带子,穿手术衣者原地转一圈,穿手术衣者右手在身体左侧腋前线以前将助手钳夹的带子抓住,再将两根带子系在一起,双手保持拱手姿势。

(二) 传统手术衣

穿传统手术衣方法如下(图 3-4):

1. 取出无菌手术衣,站在较宽敞的地方。

2. 认清衣服的上下、正反面并注意衣服的折法。手术衣的衣襟(开口)面向前方,袖筒口对自己,提住衣领,向两边分开,轻轻抖开手术衣。

3. 将手术衣轻轻向前上方抛起,两手臂顺势伸入袖内,手向前伸。

4. 请巡回护士从身后抓住两侧的衣领角向后拉,双手前伸出袖口。

5. 稍弯腰使腰带悬空(避免手接触手术衣正面),两手交叉提起腰带中段向后传递(腰带不交叉,手不能超过腋中线),请巡回护士将腰带系好。

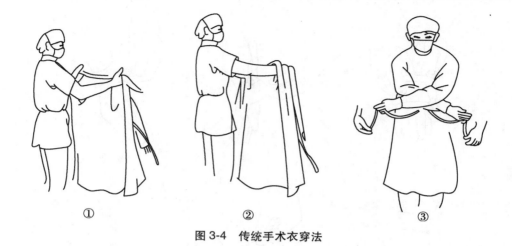

① ② ③

图 3-4 传统手术衣穿法

因传统手术衣两手交叉提起腰带中段时容易造成污染,防护效果也不如新式手术衣,所以现阶段已经不常使用。

（三）无接触式戴无菌手套

普通接触式方法带无菌手套因各种原因容易发生边缘卷折造成手套污染,所以现在许多医院开始使用无接触式戴手套的方法。

此方法为无菌手术衣接触无菌手套,比消毒后的手接触无菌手套更为科学先进,能减少污染的机会。具体操作方法为:①外科刷手后,取无菌手术衣,选择宽敞处,一手提起手术衣衣领并抖开,手术衣内面朝向操作者,将手术衣向上轻掷的同时顺势将双手和前臂伸入衣袖内,并向前平行伸展;②巡回护士协助穿手术衣时不能触及穿衣者刷过手的手臂,系好手术衣领带子;③双手伸入袖内,手不出袖口;④隔着衣袖左手取出右手的无菌手套,扣于右手袖口上,手套的手指向上,各手指相对;⑤放上手套的手隔着衣袖抓住手套翻折边,另一手隔着衣袖捏住另一侧翻折边,将手套翻套于袖口上,手指迅速伸入手套内;⑥再用已戴好手套的右手,同法戴另一只手套;⑦解开腰间衣带的活结,右手捏住腰带递给巡回护士,巡回护士使用无菌持物钳夹住腰带的尾端,穿衣者原地自转一周,接传递过来的腰带并于腰间系好。

此法缺点是对术者操作要求比较高,操作时间长。学生在学习阶段不容易掌握。

（四）连台手术时的无菌准备

1. 在施行无菌手术后,若需进行下一台手术,若手套未破,可不必重新刷手。只需用乙醇或苯扎溴铵浸泡 5 分钟或用碘伏、灭菌王等新型消毒剂涂擦手和手臂皮肤后即可穿手术衣,戴无菌手套。应按照如下步骤脱手术衣:先脱手术衣后脱手套。脱手术衣时,先由护士解开背部衣带,将手术衣由背部向前反折脱下,使手套的腕部随之翻转于手上,用戴手套的右手将左手手套脱至手掌部,再用左手指脱去右手手套。最后用右手在左手掌部推下左手手套。脱手套过程中不可使手套外面触及皮肤。

2. 若前一次手术为污染手术或施行手术过程中无菌手套已破,施行连台手术则需重新刷手。如果口罩、帽子已打湿,应立刻更换。

第五节 手术区域的准备

一、手术前的一般准备

为防止皮肤表面的致病微生物进入切口内,病人在手术前一天或当天应准备皮肤,又称备皮。如下腹部手术,剃除腹部及会阴部的毛发;胸部和上肢的手术应剃除胸部及腋下毛发。头颅手术应剃除一部分或全部头发。备皮应离手术时间越近越好,备皮时一定要小心,不可损伤病人皮肤。皮肤上若留有油垢或胶布粘贴痕迹,需用松节油擦净,除去皮肤上的污垢并进行沐浴、更衣。骨科的无菌手术除常规准备皮肤外,术前每天一次,连续三天用 70%(重量计)乙醇消毒手术部位,并用无菌巾包裹。备皮时应注意"宁大勿小"原则,备皮范围小了会影响手术从操作。在备皮过程中一定小心仔细,不可损伤皮肤。

二、手术区皮肤消毒

目的是杀灭皮肤切口及其周围的致病微生物。一般由第一助手在刷手后完成。

(一)常用消毒剂

2.5%~3%碘酊、70%(重量计)或 75%(容积计)乙醇、10%活力碘(含有效碘为 1%)、碘伏或苯扎溴铵等。碘酊含碘离子浓度高,对皮肤刺激较大,使用后必须乙醇脱碘,操作复杂。现在临床手术中一般使用碘伏消毒,碘伏因含碘离子浓度低,对皮肤刺激小,稀释后可用于新生儿皮肤和黏膜等部位的消毒,也无需乙醇脱碘,杀菌效力也和碘酊一样,所以临床广泛应用。

(二)消毒方法

一般情况下,第一助手在手臂消毒后站在病人右侧(腹部手术为例),接过器械护士递给卵圆钳和盛有浸过消毒剂的棉球或小纱布块弯盘,这时注意操作者手不可接触器械护士已经戴无菌手套的手。左手托持弯盘,右手持夹棉球或纱布,注意消毒棉球应放于弯盘靠近病人端,弯盘靠近自己端应低于病人端,防止使用过的消毒棉球流出消毒液污染未使用的消毒棉球。操作者持卵圆钳钳夹消毒棉球时,必须始终保持钳头向下,用上臂带动前臂,腕部稍用力进行手术部位的消毒。消毒完毕后不可将消毒时使用的物品放回无菌区。

(三)消毒方式

从中心向外环形旋转展开或从上至下、左右交替、平行或叠瓦形涂擦,从切口中心向两侧交替展开。消毒一般进行 3 遍,第二遍的消毒范围应小于上一遍的范围,每一遍消毒不可有遗漏,消毒过外面的棉球不可返回内部消毒。

(四)消毒原则

由清洁区开始到相对不洁区,如一般的手术是由手术区中心(切口区)开始向四周(由内向外),不可返回中心。会阴、肛门及感染伤口等区域的手术则应由外周向感染伤口或会阴、肛门处涂擦(由外向内)。用碘酊消毒时,应等碘酊干后,再用乙醇脱碘 2遍,才能更好地发挥碘的灭菌作用。涂擦时应方向一致,不可来回涂擦,每次涂擦应有1/4~1/3 的区域重叠,不可留下未消毒的空白区。已经接触污染部位的棉球或纱布,不可再擦已经消毒的部位。消毒腹部皮肤时,先将消毒液滴入脐窝内,待皮肤消毒完后,再用棉球擦拭脐窝。

（五）消毒范围

消毒范围应至少包括手术切口周围15cm的区域（图3-5）。消毒范围十分重要,学生应熟练掌握。

1. 头部手术　头及前额。

2. 口、唇部手术　面、唇、颈及上胸部。

3. 颈部手术　上至下唇,下至乳头,两侧至斜方肌前缘。

4. 锁骨部手术　上至颈部上缘,下至上臂上1/3处和乳头上缘,两侧过腋中线。

5. 胸部手术（侧卧位）　前后过中线,上至锁骨及上臂1/3处,下过肋缘。

6. 乳腺根治手术　前至对侧锁骨中线,后至腋后线,上过锁骨及上臂,下过肚脐平行线。如大腿取皮,则大腿过膝,周圈消毒。

7. 上腹部手术　上至乳头、下至耻骨联合,两侧至腋中线。

8. 下腹部手术　上至剑突、下至大腿上1/3,两侧至腋中线。

9. 腹股沟及阴囊部手术　上至肚脐线,下至大腿上1/3,两侧至腋中线。

10. 颈椎手术　上至颅顶,下至两腋窝连线。

11. 胸椎手术　上至肩,下至髂嵴连线,两侧至腋中线。

12. 腰椎手术　上至两腋窝连线,下过臀部,两侧至腋中线。

13. 肾脏手术　前后过中线,上至腋窝,下至腹股沟。

14. 会阴部手术　耻骨联合、肛门周围及臀,大腿上1/3内侧。

15. 四肢手术　周圈消毒,上下各超过一个关节。

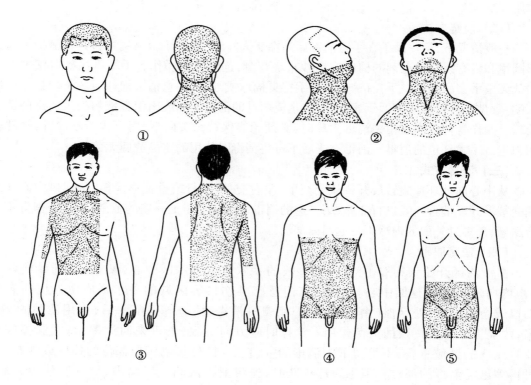

①　　　　　　　②

③　　　　　　　④　　　　　　⑤

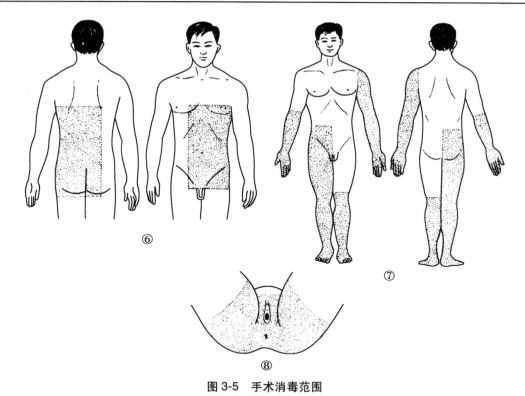

图 3-5　手术消毒范围
①颅脑手术;②颈部手术;③右侧胸部手术;④腹部手术;⑤腹股沟和阴囊部位手术;
⑥左肾手术;⑦四肢不同部位手术;⑧会阴和肛门部位手术

第六节　铺无菌巾

　　手术区消毒后需铺无菌布单。铺盖无菌布单的目的是除显露手术切口所必需的手术操作范围之内不需要暴露的皮肤,减少手术中污染的机会。小手术仅需铺盖一块洞巾。对较大手术,须铺盖无菌巾和其他必要的布单等。原则是除手术野外,至少要有两层无菌布单遮盖。一般的铺巾方法如下:用四块无菌巾,每块的一边双折少许,掩盖手术切口周围,每侧铺盖一块无菌巾。通常先铺操作者的对面,或铺相对不洁区(如会阴部、下腹部),最后铺靠近操作者的一侧,并用布巾钳夹住交角处,以防止移动。无菌巾铺下后,不可随便移动,如位置不准确,只能由手术区向外移,而不应向内移动。根据情况再铺中单、大单。大单的头端应盖过麻醉架,两侧和足端部应垂下超过手术台边 30cm。消毒后,助手将卵圆钳、弯盘和消毒用过的棉球放在指定的位置,消毒过程中应该注意保护已经消毒的双手,避免污染。

　　布质无菌单具有透水性,被血液、水湿透后较易通过细菌,并且切口周围皮肤依然暴露。现在一些国内医院也使用一次性敷料。如果使用一次性敷料覆盖手术区,其铺巾方法与铺布质无菌巾基本相同。

一、铺单目的

　　除显露手术切口所必需的最小皮肤区之外,遮盖手术病人其他部位,使手术周围环境成为一个较大范围的无菌区域,以避免和尽量减少手术中的污染。

二、铺单原则

铺单时,既要避免手术切口暴露太小,又要尽量少使切口周围皮肤显露在外。

三、铺单顺序

先铺四块治疗巾:一般第一助手刷完手后铺无菌巾,通常先铺相对不洁区(如会阴部、下腹部和头部),最后铺靠近操作者的一侧(例如腹部手术,铺盖顺序是下方、对侧、上方、本侧)。再在上方、下方各铺一块中单,最后铺盖大无菌单。如果操作者已经穿戴手术衣、无菌手套,则应该首先铺靠近自己一侧的治疗巾,以保护手术衣(例如腹部手术,铺盖顺序是本侧、下方、对侧、上方)。

四、铺单范围

头端要铺盖过病人头部和麻醉架,两侧及足端应下垂超过手术台边缘30cm。

五、铺单方法

以腹部铺单(巾钳固定四块无菌巾)为例。

1. 铺单者(第一助手)刷手后站在病人右侧,确定切口后,先铺四块无菌治疗巾于切口四周(近切口侧的治疗巾反折1/4或1/3,反折部朝下)。

2. 器械护士按顺序传递治疗巾,前3块折边向着手术助手,第4块折边向着器械护士。

3. 铺单者将第1块治疗巾在距皮肤10cm以上高度放下覆盖手术野下方,遮盖会阴部,然后按逆时针顺序铺置于对侧、病人头侧和操作者自己侧。

4. 四块治疗巾交叉铺于手术野后,以4把巾钳固定。使用巾钳时,避免夹住皮肤及巾钳向上翘。如果使用手术薄膜,则可以不用巾钳,而直接使用手术薄膜将治疗巾固定于皮肤上。

5. 铺单者和器械护士二人分别站在手术床两侧,由器械护士传递中单,在切口上、下方铺盖中单,头侧超过麻醉架,足侧超过手术台。

6. 铺完中单后,铺单者应再次消毒双手,然后穿灭菌手术衣、戴无菌手套。

7. 最后铺带孔的剖腹大单,将开口对准切口部位,短端向头部、长端向下肢,并将其展开。铺盖时和其他助手一起,寻找到上、下两角,先展开铺上端,盖住病人头部和麻醉架。按住上部,再展开铺下端,盖住器械托盘和病人足端,两侧及足端应下垂过手术床缘30cm以上。

8. 如为大手术,在麻醉桌侧横铺一块中单。

9. 如需做肋缘下切口时,患侧在铺4块治疗巾前,在腰背下垫一双折中单。需做腹部横切口时,两侧各垫一双折中单。

10. 铺单时,双手只接触手术单的边角部,避免接触手术切口周围的无菌手术单部分。铺中、大单时要手握单角向内卷遮住手背,以防手碰到周围有菌物品,如麻醉架、输液管等而被污染。

11. 为了避免第一助手置放剖腹大单时因寻找单角而接触切口周围的手术单部分,第一助手在铺完小手术单后即离去,置放大手术单一般由手术者或其他助手穿戴好无菌手术衣和手套后进行。

12. 除用巾钳固定四块小无菌巾外,也可在手术区的皮肤上粘贴无菌塑料薄膜,目前多数医院采用在切口皮肤上加用一次性无菌手术薄膜(有的含有碘伏)的方法,切开皮肤后薄膜仍黏附于伤口边缘,可防止皮肤上尚存的细菌在术中进入伤口。除此之外,用薄膜护皮避免切皮后停下手术,操作护皮之繁,有利于手术操作及利用其不导电之性能,避免电刀切皮时灼伤周围皮肤等优点。

为了减少灭菌敷料与消毒水平的皮肤接触,铺巾前先由戴好灭菌手套的器械护士,在消毒的手术区皮肤上粘贴薄膜,然后再铺盖灭菌敷料。如果仍用传统的手术巾,则应尽量妥善固定和保持干燥。也可由第一助手消毒后,铺设手术巾,再次消毒双手后,穿手术衣、戴无菌手套后加铺一层灭菌手术薄膜,利用薄膜代替巾钳固定手术巾。铺盖完所有手术单后,再粘贴一层无菌薄膜。粘贴薄膜时应该注意:①避免手套与裸露的手术野皮肤接触;②粘贴时注意驱除薄膜于皮肤之间的空气,以保证薄膜与皮肤粘贴牢固;③铺设治疗巾时,应该在切口两侧留出较大的缝隙,使薄膜与皮肤有较大的接触面积,保证薄膜能够牢固地粘贴于皮肤上。

六、注意事项

1. 在铺巾前,应先确定切口部位。铺好 4 块治疗巾后,用巾钳固定,防止下滑。

2. 无菌巾铺下后,不可随意移动,如位置不准确,只能由手术区向外移,而不能向内移(以免污染手术区)。

3. 消毒的手臂不能接触靠近手术区的灭菌敷料。铺单时,双手只接触手术单的边角部。

4. 手术野四周及托盘上的无菌单为 4~6 层,手术野以外为两层以上。

5. 无菌单的头端应盖过麻醉架,两侧和尾部应下垂超过手术台边缘 30cm。

6. 打开的无菌单与治疗巾,勿使其下缘接触无菌衣腰平面以下及其他有菌物品。铺无菌单时如被污染,应当即更换。

7. 铺置小无菌巾和中单不穿手术衣,不戴手套。

8. 铺完中单后,铺巾者要再次用 70%(重量计)或 75%(容量计)乙醇浸泡手臂 3 分钟或用消毒液涂擦于臂、穿无菌衣、戴无菌手套后才可铺其他层无菌单。

9. 固定最外一层无菌单或固定皮管、电灼线等不得用巾钳,以防钳子移动造成污染,可用组织钳固定。

手术过程中,一旦无菌巾、单湿透,则丧失无菌隔离作用,应该立即加盖干的无菌巾。

第七节　手术人员分工、职责、位置交换及器械敷料传递

一、手术人员分工及职责

参加手术的全部人员应组成一个团队,必须确定手术者、助手、器械护士、巡回护士、麻醉师各自的职责,术中应互相协作共同努力完成手术。参加手术的医生一般分为手术者(主

刀医生）、第一助手和第二助手,重大手术还有第三助手。第二助手或第三助手常由进修医师或实习医师担任。麻醉师、器械护士、巡回护士应协助手术者完成手术。

（一）手术者职责

1. 术前应对病人病情充分了解,制订完善的手术方案,手术者应对手术全面负责,并对参与手术人员进行指导。手术者应安排手术进行程序,并主要操作手术,手术结束后,确定术后医嘱、书写手术记录。

2. 手术开始前负责核对病人及手术部位,应检查术中需要的特殊器械是否备齐。具体组织、指挥全部手术过程和完成主要手术步骤,具备高度的职业道德和责任感以达到预期手术效果和病人安全。

3. 手术中遇到紧急情况,应与麻醉师共同商定处理方法,并及时执行。如有疑难,应及时向上级医师报告或请上级医师上台共同处理。

4. 在不影响手术及不违背保护性医疗制度的前提下,可对下级医师及参观人员扼要说明手术情况。对实习医师应有计划、有目的地进行讲解。

5. 在不影响手术的前提下,有责任指导下级医师完成一些手术步骤,逐步提高下级医师的手术技术。

6. 缝合手术切口前,应在器械护士、巡回护士清点纱布、器械无误后,方可结束手术。否则应重新清理伤口,直到查点无误为止。

7. 术后指导第一助手书写医嘱。术后检查病人情况,向有关医护人员交代注意事项。24 小时内完成手术记录。

8. 手术者往往接受上级医师委托,完成手术后,及时向上级医师报告术中术后进展、意外和处理。

（二）第一助手职责

1. 参与制订手术方案,在手术者指导下完成各项术前准备工作。

2. 负责将所需药品、X 线片带入手术室内,协助手术者核对病人与手术部位,检查病人体位,做好切口标志。

3. 带领其他助手先于手术者 20 分钟刷手,进行手术区皮肤的消毒和铺无菌手术单。

4. 熟悉整个手术过程,协助手术者进行手术区的显露、止血、结扎、缝合等工作或在手术者指导下手术。手术中可及时向手术者提供意见和提醒手术者疏漏的事项。如手术者有特殊情况提前下台,第一助手应负责清点纱布、器械无误。术后负责伤口敷料的包扎。

5. 在手术开始和结束阶段,在手术情况允许的前提下,可指导进修医师或实习医师进行一些皮肤切开、止血、结扎、缝合等基本手术技术操作。

6. 术后检查病人情况,书写术后医嘱及病理检查单。病人回病房后,及时写术后首次病程记录。

（三）第二助手职责

1. 协助第一助手进行术前准备,熟悉手术步骤,配合手术者,负责显露手术野、拉钩、吸引、剪线以及维持病人体位及肢体位置等工作。

2. 在手术开始和结束阶段,在上级医师指导下做一些切开、结扎、缝合等基本技术操作。

3. 术后协助第一助手包扎伤口,维持术后体位或肢体位置以及引流器具等。协助麻醉师护送病人回病房,向当班护士交代病情及注意事项。书写病理检查单、化验单等。

（四）第三助手

较复杂的大手术才用第三助手,主要职责与第二助手相同。必要时传递器械,暂时不用的器械要立即送还器械护士。

（五）实习医师职责

1. 实习医师在手术中一般担任第二助手,在重大手术中可担任第三助手。具体职责与前面的第二助手职责相同。

2. 为完成教学大纲所规定的教学任务,在浅表肿瘤切除术、阑尾切除术、疝修补术、大隐静脉高位结扎术、膀胱切开取石术、常见骨折内固定术及胸腔闭式引流术等小手术中,实习医师在上级医师指导下完成切开、结扎、缝合等基本手术操作,并逐步完成主要手术操作步骤。

（六）器械护士

负责准备和布置器械台,供给手术过程中所需要的器械和敷料。术中送回器械要及时擦干净备用,保持手术台面整洁。手术开始前应与巡回护士一起清点器械、敷料整理及清洁工作,同时负责登记和处理手术标本。器械护士要熟悉手术步骤,术中密切观察手术进程及手术的具体步骤。预见每一操作步骤所需的器械、敷料,做好准备,及时将术中所需的物品递给术者。

（七）巡回护士

术中密切观察病人病情及生命体征变化,及时供给所需物品,调节手术室设备。观察病人输液和尿量。与器械护士共同管理好切下的标本、皮和软骨等,病理及时送检。准确执行术中医嘱,做到三查七对二人核对,口头医嘱应复述一遍再执行,提醒麻醉医生记录。认真书写护理记录单、部位确认单和记账单等,录入耗材。维持手术间的干净整洁,维持室内适宜温湿度。监督术中无菌技术执行情况,对违反者及时纠正,严格管理参观人员。

二、手术人员位置、交换及器械、敷料的传递

手术人员所采取的位置,取决于手术部位和病人体位。一般上腹部手术时,手术者在病人的右侧,第一助手在对面,第二助手在手术者的同侧左手位,第三助手在第一助手的同侧右手位。下腹部手术时,手术者在病人的左侧,第一助手仍在对侧,第二助手在手术者的右手位(图 3-6)。

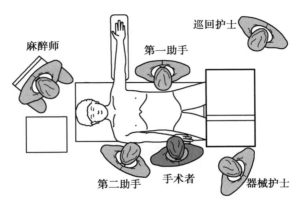

图 3-6　手术人员站位

手术人员进行手术时,多为站立位。在特殊手术区如头部、肛门、会阴、肢体等处,可采取坐位。

在手术中需要更换位置时,要严格遵守无菌原则。第二助手与手术者交换位置时,助手应退后一步,并向后转位,与手术者背对背交换位置。如向对侧换位,不能绕过麻醉桌侧,而应绕过器械桌侧,面对无菌器械桌,注意不要碰撞他人及有菌物品。手术人员在手术进行中,如非必要,不要更换位置,不经上级医师同意不许擅自离开手术台。

手术中器械和敷料传递应严格无菌要求,各手术人员应熟练配合,动作准确、迅速。要保持手术区的整洁。手术者和助手一般不须自己拿取器械。手术者伸手后,由器械护士负责递送器械到术者或助手的手上。用完后要放在离开伤口而靠近器械台的地方,由器械护士负责清洁整理。助手不可随意伸臂横过手术区取器械或敷料,也不允许从手术人员的背后传递任何手术中使用的物品。助手应从手术者手臂下接取器械和敷料。器械或敷料传递不应高于胸部,也不应低于手术台平面,如器械或敷料失落手术台平面以下或高过口罩高度应视为已污染,不准取回再用,如果有的器械手术过程中需要再使用应重新灭菌。

第四章

外科常用手术器械

第一节 学习手术器械的目的和要求

任何外科手术无论大小都必须用到手术器械,所以只有正确掌握各种手术器械的结构特点和基本性能并能熟练运用,才能顺利完成一台手术。对于医学院校的学生而言,必须熟练掌握常用手术器械的名称和用法,能根据手术术式和组织特点灵活选择和使用手术器械。一般来讲,常用的手术器械常利用杠杆原理,对于手术器械的命名常见的有三种命名方式:①根据手术器械的形状特点命名,如牙镊、S 形拉钩;②根据手术器械的用途来命名,如持针器、皮肤拉钩;③根据英语音译命名,如艾丽斯(Allis)钳。

在开始学习阶段,需要通过手术器械的形状联想记忆名称和用途,重点记忆手术器械的握持手法和使用方法。对于形似的器械要注意区分,像平镊和牙镊长相类似,但是应用时是有很大区别的。下一节主要讲述普外科常用的手术器械,骨科、口腔科、眼科等科室使用的器械因较为特殊,就不做介绍了。

第二节 外科常用手术器械简介

一、手 术 刀

手术刀主要用于切割、锐性分离组织,也可用刀柄尾端钝性分离组织。现在电刀、激光刀、微波刀、等离子刀等先进手术刀已经得到了广泛的应用,但设备操作复杂,在外科学总论实验中我们一般还是使用传统手术刀进行动物实验。

(一) 手术刀柄和刀片

手术刀(scalpel,surgical blade)由刀柄和可装卸的刀片两部分组成。刀柄一般根据其长短及大小来区分型号(图 4-1),一把刀柄可以安装几种不同型号的刀片(表 4-1)。刀片可分为不同型号,种类较多,按其形状可分为圆刀片、弯刀片及三角刀片等,按刀片大小可分为大刀片、中刀片和小刀片,具体刀片规格如图 4-2 所示。在手术中,我们应选用合适的手术刀柄和手术刀片进行操作。安装和取下刀片时,我们应使用持针器进行安装,切不可用手直接拿取手术刀片安装,防止切伤手指,也不可使用其他手术器械安装例如镊子等。安装刀片时

（图 4-3），左手拿手术刀柄，右手拿持针器夹住刀片前端背部，使刀片的缺口对准刀柄前部的刀棱，稍用力向后拉动即可装上，注意用力不可过大以防折断刀片。取下时（图 4-3），左手拿手术刀，右手拿持针器夹住刀片尾端背部，稍用力提起刀片向前推即可卸下，同样注意用力适当。

表 4-1　不同型号的刀柄及刀片的匹配和用途

型号	全长	惯称	配刀片	用途
3 号	12.5cm	小号刀柄	10,11,12,15 号	浅小部割切
4 号	14cm	普通刀柄	20,21,22,23,24,25 号	浅部割切
7 号	16cm	细长刀柄	10,11,12,15 号	深部割切

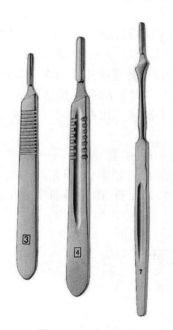

图 4-1　手术刀柄

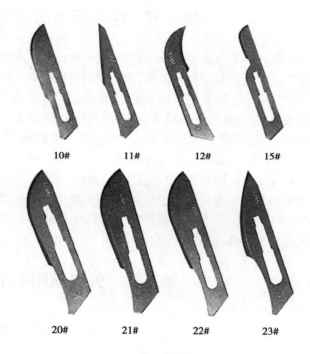

图 4-2　手术刀片

（二）执刀方式

具体执刀方式如图 4-4 所示。

1. **执弓式**　是外科手术中最为常用的一种执刀方式，用力主要在腕部，动作幅度大、灵活。用于较长的皮肤切口和腹直肌前鞘的切开等。

2. **执笔式**　用力轻柔，操作灵活准确，便于控制用刀的力量，非常适合初学者，其动作和力量主要在手指。用于短小切口及精细手术，如解剖血管、神经及切开腹膜等。在动物实验中对于精细部位操作推荐这种方法。

3. **握持式**　全手握持刀柄，类似"满把抓"。拇指与示指紧捏刀柄刻痕处。这种持刀方

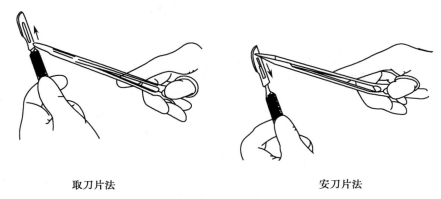

取刀片法　　　　　　　　　安刀片法

图 4-3　手术刀片安装与拆卸

法比较稳定,切割力量比较大。操作的主要用力部位是手臂。用于切割范围广、组织坚厚、用力较大的切开。如截肢、肌腱切开、较长的皮肤切口等。

4. 反挑式　和执笔式的握持动作较为类似,刀刃向上挑开从而避免损伤深部组织。操作时注意刺入力量,用力在手指。用于切开脓肿、血管、气管、胆总管或输尿管等空腔脏器,切断钳夹的组织或扩大皮肤切口等。

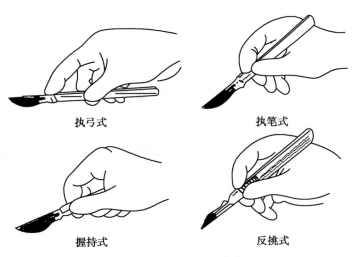

执弓式　　　　　　　　　　执笔式

握持式　　　　　　　　　　反挑式

图 4-4　手术刀使用方法

（三）传递手术刀

当传递手术刀时,传递者应握住刀柄与刀片衔接处的背部,刀片刃向外将刀柄尾端送至术者的手里。注意不要让手术刀切伤自己,不可将刀刃向着术者手的方向传递以免造成术者受伤(图 4-5)。

（四）高频电刀

高频电刀有两种主要的工作模式:单极和双极。在单极模式中,用一完整的电路来切割和凝固

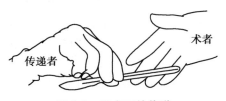

图 4-5　手术刀的传递

组织,该电路由高频电刀内的高频发生器、病人极板、接连导线和电极组成。在大多数的应用中,电流通过有效导线和电极穿过病人,再由病人极板及其导线返回高频电刀的发生器。能摧毁病变组织的高频电刀的加热效应,并不是由加热电极或刀头造成的,像电烧灼器那样。它是将高电流密度的高频电流聚集起来,直接摧毁处于与有效电极尖端相接触点下的组织。当与有效电极相接触或相邻近的组织或细胞的温度上升到细胞中的蛋白质变性的时候,便产生凝血,这种精确的外科效果是由波形、电压、电流、组织的类型和电极的形状及大小来决定的。为避免在电流离开病人返回高频电刀时继续对组织加热以致灼伤病人,单极装置中的病人极板必须具有相对大的和病人相接触的面积,以提供低阻抗和低电流密度的通道。某些用于医生诊所的高频电刀电流较小、密度较低,可不用病人极板,但大多数通用型高频电刀所用的电流较大,因而需用病人极板。与地隔离的输出系统使得高频电刀的电流不再需要和病人、大地之间的辅助通道,从而减少了可能和接地物相接触的体部被灼烧的危险性。而采用以地为基准的系统,灼伤的危险性要比绝缘输出系统大。

高频电刀产生的高频高压电流通过高阻抗的组织时,会在组织中产生热,导致组织气化或凝固。在外科使用过程中,电阻从 $100\sim2000\Omega$ 不等。随着组织的凝固,细胞中的水会发生气化,使组织干燥,导致电阻不断增加,最后电流完全停止。

二、手 术 剪

手术剪(scissors)外科手术剪刀分为线剪和组织剪两大类(图 4-6)。线剪多为直剪刀,分为剪线剪和拆线剪两类,剪线剪用于剪断缝线、敷料、引流物等,拆线剪用于拆除缝线。组织剪常分为直弯两种,主要用于分离和剪开组织,通常浅部手术操作用直组织剪,深部手术操作一般使用中号或长号弯组织剪。线剪和组织剪的区别如表 4-2 所示。

表 4-2 线剪和组织剪的区别

名称	区别	用途
线剪	两头为尖头(剪线剪)或一头为尖头一头为圆头(拆线剪),刃较组织剪钝厚,多为直剪刀	剪断缝线、敷料、引流物(拆线剪),拆除缝线(拆线剪)
组织剪	两头为圆头(防止损伤组织),刃锋利(减少创伤),有直弯两种	用于分离和剪开组织

因线剪和组织剪的结构和用途不同,在外科手术中两者不能混用,用线剪剪组织会加重组织创伤,而用组织剪剪线会损伤组织剪的剪刃从而造成组织剪的损毁、减少组织剪的寿命,这一点在手术和实验中应高度重视。

正确的拿剪姿势为右手拇指和环指分别扣入剪刀柄的两环中。中指放在剪刀环和剪刀柄的连接处,示指压在剪刀轴节处起稳定和导向作用(图 4-7)。学生在执剪时常犯错误是将中指扣入柄环(图 4-8),环指和小拇指并在一起,这种错误的执剪方法不能有效地保证拿剪刀时的稳定性。

剪割组织时,常采用正剪法,也可采用反剪法、扶剪法或其他操作,对于剪刀使用方法应根据操作部位不同灵活运用(图 4-9)。

剪刀的传递如图 4-10 所示。

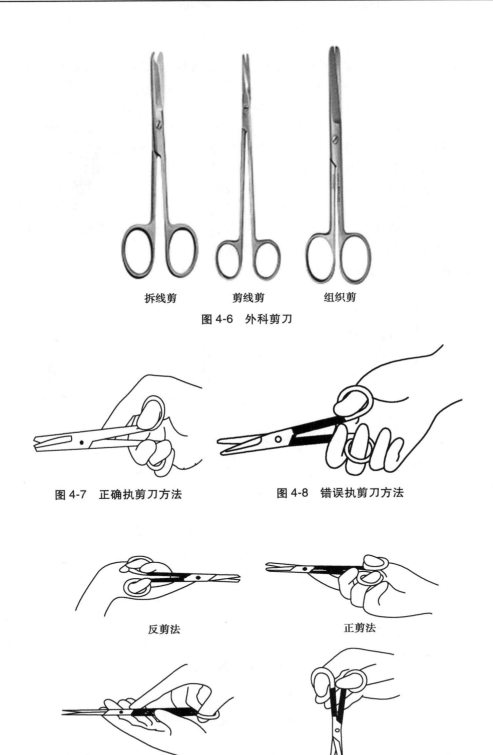

拆线剪　　　剪线剪　　　组织剪

图 4-6　外科剪刀

图 4-7　正确执剪刀方法　　　　　图 4-8　错误执剪刀方法

反剪法　　　　　　　　正剪法

扶剪法　　　　　　　　垂剪法

图 4-9　手术剪刀使用方法

三、血　管　钳

血管钳(hemostat)是外科手术中最常用到的手术器械,它常用来钳夹血管止血,因此也常称为止血钳,除了上述用途也可用于分离、解剖、夹持组织;也可用于牵引缝线,拔出缝针或替代镊子使用。止血钳有大、小、半齿、全齿、直形、弯形之分。直止血钳和无齿止血钳用于手术部位的浅部止血和组织分离,有齿止血钳主要用于强韧组织的止血、提拉切除的组织等。弯止血钳用于手术深部组织或内脏的止血,有齿止血钳不宜夹持血管、神经等组织。蚊式止血钳较细小,适于分离小血管及神经周围的结缔组织,用于小血管的止血,不适合夹持大块或较硬的组织。临床上常用者有以下几种(图4-11)。

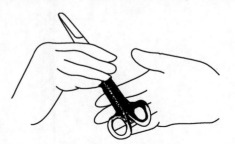

图 4-10　手术剪刀的传递

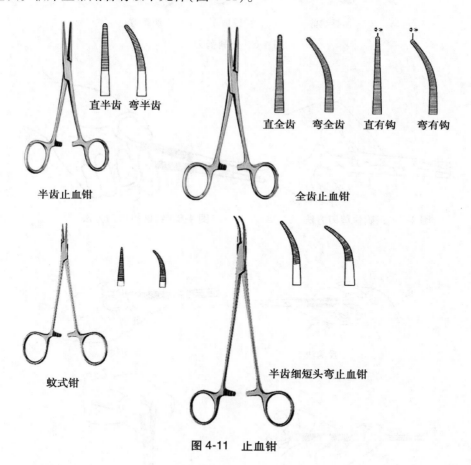

图 4-11　止血钳

1. 蚊式血管钳(mosquito clamp)　有弯、直两种。外形非常小巧,常用于微细解剖或钳夹小血管,用于脏器、面部及整形等手术的止血,不能钳夹大块组织。

2. 直血管钳(straight clamp)　用以钳夹皮下及浅层组织出血,协助拔针等。

3. 弯血管钳(kelly clamp)　用以夹持深部组织或内脏血管出血。

4. 有齿血管钳(kocher clamp)　用以夹持较厚组织及易滑脱组织内的血管出血,如肠系膜、大网膜等,也可用于切除组织的夹持牵引。注意前端钩齿可防止滑脱,但对组织的损伤非常大,不能用作一般的止血。

血管钳的正确执法拿法和手术剪拿法基本相同,常见的错误拿法也和手术剪相同。止血钳使用基本同手术剪,但放开时用拇指和示指持住血管钳一个环口,中指和环指挡住另一环口,将拇指和环指轻轻用力对顶即可。止血钳不得夹持皮肤、肠管等,以免组织坏死。止血时只扣上一、二齿即可,要检查扣锁是否失灵,有时钳柄会自动松开,造成出血,应警惕。使用前应检查前端横形齿槽两边是否吻合,如果不吻合则不能使用,以防止血管钳夹持组织滑脱。在手术操作过程中,对可能出血的部位或已出现出血部位,首先进行钳夹。钳夹出血点时要求准确,最好一次成功,不要过多夹入健康组织,结扎线的粗细要根据钳夹的组织多少以及血管粗细进行选择,血管粗时应单独游离结扎。结扎时,上血管钳的钳尖一定要旋转提出,扎线要将所需结扎组织完全套住,在收紧第一结时将提的血管钳放下逐渐慢慢松开,第一结完全扎紧时再松钳移去。

止血钳的传递方法和手术剪刀类似,这里就不再赘述了。

四、手　术　镊

手术镊(forceps)用以夹持或提取组织,便于分离、剪开和缝合,也可用来夹持缝针或敷料等。其种类较多,有不同的长度。镊的尖端分为有齿镊(图 4-12)和无齿镊(图 4-13),还有为专科设计的特殊手术镊。

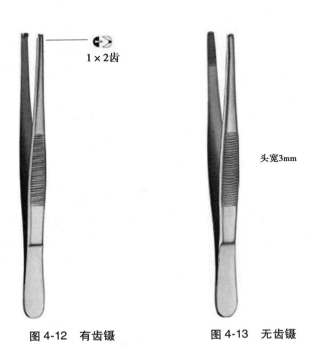

1×2齿

头宽3mm

图 4-12　有齿镊　　　　图 4-13　无齿镊

（一）有齿镊

有齿镊（teeth forceps）也称为组织镊、牙镊、皮镊。镊子前端有齿,前端的齿有 1 齿×2 齿、2 齿×3 齿、3 齿×4 齿等,齿又分为粗齿与细齿,粗齿镊用于夹持较硬的组织,损伤性较大,细齿镊用于精细手术,如肌腱缝合、整形手术等。因尖端有钩齿,夹持牢固,但对组织有一定损伤。在外科学总论实验中,我们应使用有齿镊缝合皮肤。

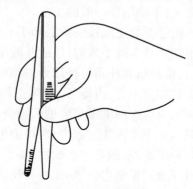

图 4-14　镊子的正确执法

（二）无齿镊

无齿镊（smooth forceps）也称为平镊、敷料镊。镊子前端平,其尖端无钩齿,分尖头和平头两种,用于夹持组织、脏器及敷料。浅部操作时用短镊。深部操作时用长柄镊。无齿镊对组织的损伤较轻,用于脆弱组织、脏器的夹持。尖头平镊用于神经、血管等精细组织的夹持。

正确的持镊姿势是拇指对示指与中指,把持两镊脚的中部。稳而适度地夹住组织（图 4-14）。错误执镊（图 4-15）既影响操作的灵活性,又不易控制夹持力度大小。注意镊子使用时也不可拿得太靠上和靠下,也不可满把抓,不利于用力,在缝合组织取针线时也不可用镊子夹针和缝线。因在缝合实验课和考试中镊子经常用到,所以一定注意持镊方法。

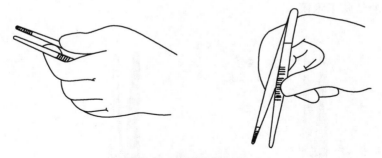

图 4-15　镊子的错误执法

五、持　针　钳

持针钳（needle holder）也叫持针器,主要用于夹持缝针缝合各种组织（图 4-16）。有时也用于器械打结。用持针器的尖夹住缝针的中、后 1/3 交界处,多数情况下夹持的针尖应向左,特殊情况可向右,缝线应重叠 1/3,将两线重叠部分也放于持针器头部缝隙以利于操作,不可将针夹在持针器中间,容易将针折断。

（一）执持针钳方法

1. 掌握法　也叫一把抓或满把握,即用右手手掌握拿持针钳。钳环紧贴大鱼际肌上,拇指、中指、环指和小指分别压在钳柄上,后三指并拢起固定作用,示指压在持针钳前部近轴节处。利用拇指及大鱼际肌和掌指关节活动推展,张开持针钳柄环上的齿扣,松开齿扣及控制持针钳的张口大小来持针。合拢时,拇指及大鱼际肌与其余掌指部分对握即将扣锁住。此法缝合稳健容易改变缝合针的方向,缝合顺利,操作方便。

2. 指套法　为传统执法。用右手拇指、环指套入钳环内,示指放于持针器中间连接处,以手指活动力量来控制持针钳的开闭,并控制其张开与合拢时的动作范围。用中指套入钳环内的执钳法,因距支点远而稳定性差,所以是错误的执法。

3. 掌指法　拇指套入钳环内,示指压在钳的前半部做支撑引导,其他三指压钳环固定于掌中。拇指可以上下开闭活动,控制持针钳的张开与合拢。

持针器的握持方法有多种,在实验教学中因学生初次接触,运用起来不很熟练,我们推荐学生先学习指套法。虽然这种方法在使用时不如掌握法力量大,但是对于持针器的开闭操作简单易控,等学生去临床实习后再练习掌握法进行手术。

持针器为外科手术常见器械,使用频率很高,但是绝不推荐使用任何器械(即使该器械前端的结构与持针器相似)对其进行功能上的代替。除非情况万分紧急,可使用直血管钳进行相同操作,但须小心。因为可能出现夹持不牢固导致弯针滑脱或方向改变,以及损坏持针器及弯针的情况,从而伤及病人组织或术者手部。

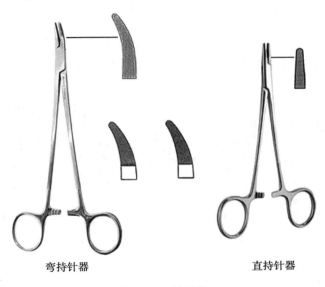

弯持针器　　　　　　　　直持针器

图 4-16　持针器

(二)持针钳的传递

传递者握住持针钳中部,将柄端递给术者。在持针器的传递和使用过程中切不可让缝合针刺伤其他手术人员。如果将夹针的持针器放置在无菌敷料上时,必须将针孔位置向下针尖向上放置,防止针尖刺破无菌敷料接触到有菌物品。

(三)持针钳的执握方法

持针器的常用执握方法如图 4-17 所示。在实验中同学们常犯的握持错误和剪刀握持出现的错误类似。持针器在整个外科学总论课程学习期间经常用到,所以同学们一定要重视持针器的使用方法。

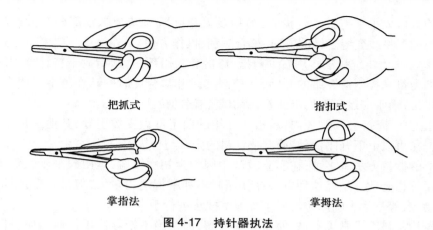

把抓式　　　　　　　指扣式

掌指法　　　　　　　掌拇法

图 4-17　持针器执法

六、卵 圆 钳

卵圆钳又称作海绵钳(sponge forceps),钳的前部呈环状,分有齿和无齿两种(图 4-18)。有齿卵圆钳主要用以夹持、传递已消毒的器械、缝线、缝合针及引流管等,也用于夹持敷料和手术区域皮肤的消毒;无齿卵圆钳主要用于夹提肠管、阑尾、网膜等脏器组织,我们在胃修补术和肠吻合术时将用它寻找胃和肠管。在使用中有齿和无齿卵圆钳注意区分使用,不可混用。

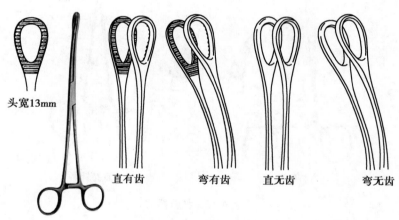

头宽13mm　　　　直有齿　　　弯有齿　　　直无齿　　　弯无齿

图 4-18　卵圆钳

七、布 巾 钳

布巾钳又可叫做巾钳(towel clips),钳子尖端锐利(图 4-19),用于固定铺盖于手术切口周围的手术巾,有时也用来牵拉骨或其他坚韧组织。注意不可用来钳夹皮肤和脆弱组织,防止损伤组织。正确持法和其他钳类器械类似,用拇指和环指分别插入布巾钳的两个环中,中指放在第四指环的布巾钳柄上,示指压在钳的轴节处起稳定和向导的作用,便于操作。

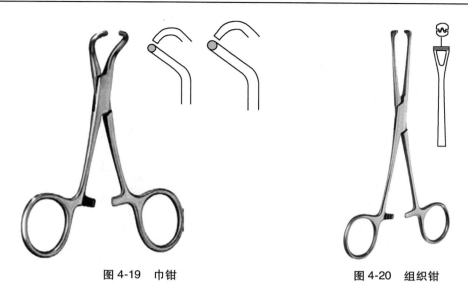

图 4-19　巾钳　　　　　　　　图 4-20　组织钳

八、组 织 钳

组织钳又称为鼠齿钳或 Allis 钳,前端为一排小齿,因形状类似与鼠牙而得名(图 4-20)。主要钳夹人体组织,钳夹时闭合紧密对组织创伤较小,广泛应用与外科手术。在胃修补和肠吻合实验中,我们常用它钳夹腹膜和护皮巾进行护皮,注意组织钳不可钳夹神经、血管等脆弱组织。

九、肠 钳

肠钳(intestine clamp)有直、弯两种(图 4-21),钳叶扁平有弹性,咬合面有细纹,无齿,其臂较薄,轻夹时两钳叶间有一定的空隙,钳夹的损伤作用很小,可用以暂时阻止胃肠壁的血管出血和肠内容物流动,常用于夹持肠管。注意在钳夹肠管时不可钳夹太紧,防止造成肠管缺血坏死,使用时可外套乳胶管,以减少对肠壁的损伤。

十、阑 尾 钳

阑尾钳(图 4-22)常用来钳夹阑尾系膜,不可直接钳夹阑尾。

十一、舌 钳

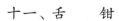

直　　　弯

图 4-21　肠钳

舌钳(图 4-23)一般是为了防止舌后坠影响操作,用于拉出舌头的手术钳。

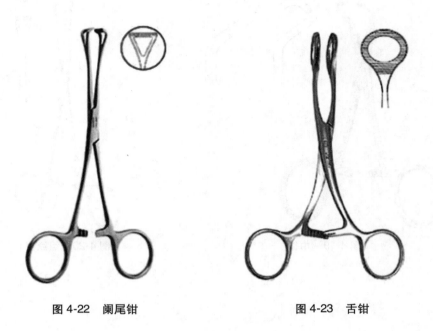

图 4-22　阑尾钳　　　　　　　　图 4-23　舌钳

十二、牵 开 器

牵开器(retractors)又称拉钩,用以牵开组织,显露需手术范围,便于探查和操作,可分为手持拉钩和自动拉钩两类,也可分为单头或者双头拉钩。有各种不同形状和大小的规格,可根据手术需要选择合适的拉钩。外科手术中常用的有以下几种牵开器。

1. 甲状腺拉钩　也叫直角拉钩,为平钩状(图 4-24),常用于甲状腺部位牵拉暴露,也常用于其他手术,可牵开皮肤、皮下组织、肌肉和筋膜等。

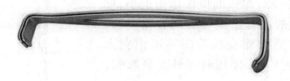

图 4-24　甲状腺拉钩

2. 腹腔拉钩　也叫方钩,为较宽大的平滑钩状(图 4-25),用于腹腔较大的手术。

3. 皮肤拉钩　也叫爪形拉钩,外形如耙状(图 4-26),用于浅部手术的皮肤牵开。

4. S 形拉钩　也叫弯钩(图 4-27),是一种 S 形腹腔深部拉钩,用于胸腹腔深部手术,有大、中、小、宽、窄之分。注意 S 拉钩的正确使用方法。

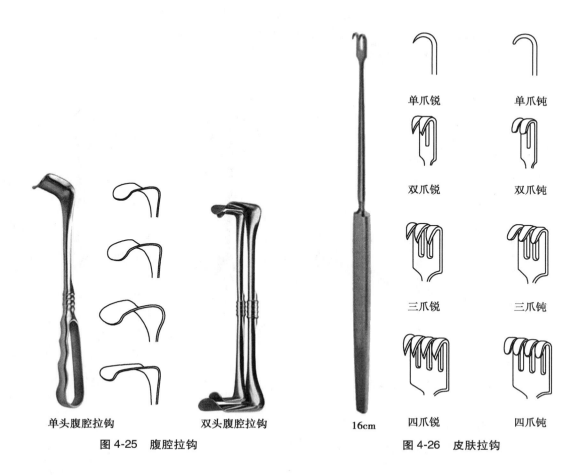

图 4-25　腹腔拉钩

单头腹腔拉钩　　双头腹腔拉钩

16cm

单爪锐　　单爪钝

双爪锐　　双爪钝

三爪锐　　三爪钝

四爪锐　　四爪钝

图 4-26　皮肤拉钩

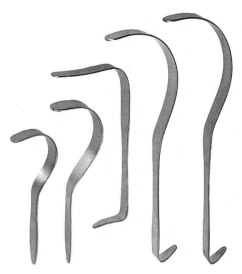

图 4-27　S 形拉钩

5. 自动拉钩 为自行固定牵开器,也称自持性拉钩,如二叶式(图 4-28)、三叶式(图 4-29)自动牵开器,腹腔、胸腔、盆腔、腰部、颅脑等部位的手术均可使用,优点是可以大大节省使用者体力,暴露手术视野更充分。

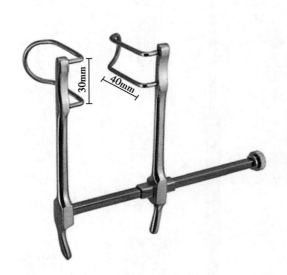

图 4-28 二叶式自动拉钩

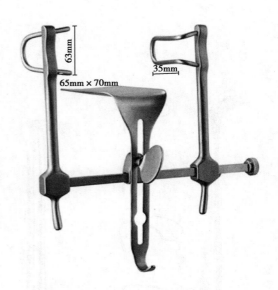

图 4-29 三页式自动拉钩

牵开器(拉钩)的使用方法如图 4-30 所示。

十三、缝合针与手术用线

(一)缝合针

缝合针(needle)简称缝针(图 4-31),主要用途是缝合各种组织,它由针尖、针体和针尾三部分组成。针尖形状有圆头、三角头;针体的形状有近圆形、三角形,还有一种铲头针临床很少应用。一般针体前半部分为三角形或圆形,后半部分为扁形,以便于持针钳牢固夹紧;针尾的针眼是供引线所用的孔,分普通孔和弹机孔。目前有许多医院采用针线一体的无损伤缝合针,其针尾嵌有与针体粗细相似的线,这种针线一体的缝合针对组织所造成的损伤较小(缝合时普通针线穿

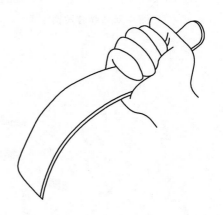

图 4-30 牵开器(拉钩)的正确拿法

过组织后,针眼处因两根缝线的宽度与针体不同容易造成二次损伤),并可防止在缝合时缝线脱针。临床上根据针尖与针尾两点间有无弧度,将缝针分为直针、半弯针和弯针;按针尖横断面的形状分为角针和圆针。

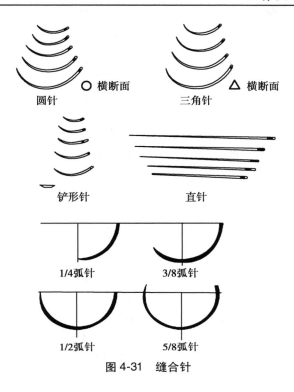

图 4-31　缝合针

1. 直针　适合于宽敞或浅部操作时的缝合,如皮肤及胃肠道黏膜的缝合,有时也用于肝脏的缝合,现在临床已经很少应用。

2. 弯针　临床应用最广,适于狭小或深部组织的缝合。根据弧弯度不同分为 1/2 弧度、1/4 弧度、3/8 弧度、5/8 弧度等。几乎所有组织和器官均可选用不同大小、弧度的弯针做缝合。

3. 无损伤缝针　主要用于小血管、神经外膜等纤细组织的吻合。

4. 三角针　针尖横截面呈三角形(三菱形)也称为皮针,能穿透较坚硬的组织,用于缝合皮肤、韧带、软骨和瘢痕等坚韧组织的缝合,因损伤非常大不宜用于颜面部皮肤和脆弱组织的缝合。

5. 圆针　针尖及针体的截面均为圆形,用于缝合一般软组织,如胃肠壁、血管、筋膜、腹膜和神经等。

临床上应根据需要合理选择缝针,原则上应选用针径较细、损伤较小者。

(二)手术用线

手术用线(suture)用于外科手术时缝合组织和结扎血管。手术所用的线为手术专用线应具有下列条件:有一定的张力,易打结、组织反应小,无毒,不致敏,无致癌性,易灭菌和保存。手术用线分为可吸收线和不可吸收线两大类。

根据缝线是否能被人体分解,可以把缝线分为可吸收线和不可吸收线。可吸收性指的是随时间延长能够被人体分解的能力。可吸收线常用来指能够在进入人体 60~90 天可被人体吸收的缝合线。缝线的吸收是通过组织对缝线的反应实现的。需埋进人体内部、伤口深部的缝线一般选择可吸收线,而不可吸收线则用来缝合伤口外层并最终会被拆除。在极少数情况下,如需在深部组织维持较长时间抗张强度时,也会使用不可吸收线。

选用缝线最基本的原则为:尽量使用细而拉力大、对组织反应最小的缝线。各种缝线的粗细以号数与零数表明,号数越大表示缝线越粗;缝线的直径单位是毫米,常以几个 0 来表示。缝线越细,0 的个数越多。例如,6 个 0 的丝线要比 4 个 0 的丝线细。但实际粗细取决于缝线的材料。比如同样 5 个 0 的肠线要比聚丙烯合成线(prolene)粗。关于粗细方面选择的原则是,在能够承受伤口张力的条件下,选择尽可能细的缝线,因为线越细对组织刺激越少。美国药典(United States Pharmacopoeia,USP)对抗张强度的定义是能够将单根缝线拉断的最小气力。因此抗张强度指的是一个特定的拉力值,而非线性的区间。有效抗张强度指的是缝线绕圈或打结后的抗张强度。同一类缝线其打结后的抗张强度是其未打结的 1/3。一般来说,合成材料缝线较羊肠缝线抗张强度大。结构指的是缝线是单股(单丝)还是多股(编织线)。多股缝线都是经过编织的。这种缝线易于操作,但是会增加感染和组织反应几率。容易引起感染是由于其具有虹吸作用使细菌和异物渗进。细菌深藏于编织线内部能够逃避宿主巨噬细胞吞噬。因此单丝线(尼龙或聚丙烯)更适用于缝合污染的伤口。但是,单丝线不易操作。缝线的摩擦系数决定缝线是否易于穿过组织。摩擦系数低的缝线(如聚丙烯缝线)能够很轻易地滑过组织,因此常被用来做皮内缝合。摩擦系数越低,缝线越光滑,线结也越容易松脱。因此,当使用聚丙烯缝线时,常需多打几个结。线结强度是指使线结松脱的最小拉力,与缝线的摩擦系数成正比。线结强度越大,伤口裂开的可能性就越小。摩擦系数高的缝线线结牢固性好,但穿过皮肤时阻力大,不易使用。弹性是指缝线在被伤口肿胀将其拉长后能够回复原来长度和形态的能力。弹性较好的缝线在组织水肿的时候不易对组织产生切割,而水肿消退后也不松脱,伤口不易裂开。

1. 不可吸收缝线(non-absorbable suture)　有桑蚕丝线、棉线、不锈钢丝、尼龙线、钽丝、银丝、亚麻线等数十种。根据缝线张力强度及粗细的不同亦分为不同型号。

2. 可吸收缝合线(absorbable suture)　根据材质及吸收程度不同又分为:羊肠线、化学合成线(PGA)、纯天然胶原蛋白缝合线。肠线可用以缝合不能有异物长期存留的组织,以免形成硬结、结石等;也用于感染的深部创口的缝合。临床上肠线主要用于内脏如胃、肠、膀胱、输尿管、胆道等黏膜层缝合,一般用 1-0~4-0 的铬制肠线。

3. 羊肠线　取材于健康羊的肠衣所制成,含有胶原成分,所以缝合以后不需要进行拆线。医用肠线分:普通肠线和铬制肠线两种,均可吸收。吸收所需时间的长短,依肠线的粗细及组织的情况而定,一般 6~20 天可吸收,但病人个体差异性影响吸收过程,甚至不吸收。目前肠线均采用一次性无菌包装,使用方便。

(1)普通肠线:用羊肠或牛肠黏膜下层组织制作的易吸收缝线。吸收快,但组织对肠线的反应稍大。多用于愈合较快的组织或皮下组织结扎血管和缝合感染伤口等。一般常用于子宫、膀胱等黏膜层。

(2)铬制肠线:此肠线系铬酸处理制成,可减慢组织吸收速度,它造成的炎症反应比普通肠线少。一般多用于妇科及泌尿系统手术,是肾脏及输尿管手术常常选用的缝线,因为丝线会促进形成结石。使用时用盐水浸泡,待软化后拉直,以便于手术操作。

使用肠线时应注意:①肠线质地较硬,使用前应用盐水浸泡,待变软后再用,但不能用热水浸泡或浸泡时间过长,以免肠线肿胀易折,影响质量。②不能用持针钳或血管钳钳夹肠线,也不可将肠线扭折,以免撕裂易断。③肠线一般较硬、较粗、较滑,结扎时需要三重结。剪线时留的线头应长一些,否则线结易松脱。一般多用连续缝合,以免线结太多,致术后异物反应较严重。④胰腺手术时,不用肠线结扎或缝合,因肠线可被胰腺消化吸收,从而引起继发出血或吻合口破裂。⑤尽量选用细肠线。⑥肠线价格比丝线价格贵。

4. 化学合成线(PGA、PGLA、PLA)　采用现代化学技术制成的一种高分子线型材料,经抽线、涂层等工艺制成,一般60~90天内吸收,吸收稳定。如果是生产工艺的原因,有其他不可降解的化学成分,则吸收不完全。

5. 纯天然胶原蛋白缝合线　取材于特种动物獭狸肌腱部位,纯天然胶原蛋白含量高,生产工艺不经化学成分参与,具备了胶原蛋白应有的特性;为目前真正意义上的第四代缝合线,具有吸收完全、抗拉强度高、生物相容性好、促进细胞生长等优点。根据线体粗细一般8~15天完全吸收,且吸收稳定可靠,无明显个体差异。

(三) 医用黏合剂

医用胶水是代替缝针用的新兴医用产品,医用胶水的主要成分是α-氰基丙稀酸酯,其在生物体组织的聚合速度最快。医用胶水在创面血液和组织液中阴离子的作用下,能快速聚合固化成膜并与创面镶嵌紧密,可牢固地保持伤口的对合状态,且胶膜可阻止血细胞、血小板通过,在凝血酶和纤维蛋白原的共同作用下,封闭创面断裂的小血管可以有效止血,同时胶膜将组织和细菌隔离,还具有抗感染和保护创面的作用。聚合物中的醚链还具有止痛作用,因此医用胶水具有黏合、止血、止痛、消炎、护创、促进愈合等综合功效。

医用胶黏合法与传统的缝合法相比具有以下优点:

1. 快速止血,黏合过程没有痛苦,不需要麻醉。

2. 伤口呈线性愈合,无缝针缝线等异物对皮肤的刺激,减少炎症的发生,形成的瘢痕很小,具有良好的美容效果。

3. 不用拆线,大大缩短就医时间,节省就医费用。

4. 在腹股沟疝平片无张力修补术中,应用化学性医用胶黏合固定补片和创面止血的效果良好,不增加术后复发率,可节省手术时间和减轻术后疼痛,还可减少术后慢性疼痛和局部血肿的发生。

正是由于以上优点,医用胶黏合法特别适用于儿童和年轻女性,尤其是头面部的伤口。

医用胶水使用也有缺点,例如抗冲击能力差、降解速度慢、黏结力强度不够等。

(四) 外科缝合器

吻合器用于胃肠吻合已近一个世纪,直到1978年管型吻合器才广泛用于胃肠手术。一般分为一次性或多次使用的吻合器,以及进口或国产吻合器。它是医学上使用的替代传统手工缝合的设备,由于现代科技的发展和制作技术的改进,目前临床上使用的吻合器质量可靠,使用方便,严密、松紧合适,尤其是其缝合快速、操作简便及很少有副作用和手术并发症等优点,还使得过去无法切除的肿瘤得以切除,很受国内外临床外科医生的青睐和推崇。

吻合器是医学上使用的替代手工缝合的设备,主要工作原理是利用钛钉对组织进行离断或吻合,类似于订书机。根据适用范围不同,主要可分为皮肤吻合器、消化道(食管、胃肠等)圆形吻合器、直肠吻合器、圆形痔吻合器、包皮环切吻合器、血管吻合器、疝气吻合器、肺切割缝合器等。相对于传统的手工缝合,器械缝合有以下优势:

1. 操作简单方便,节省手术时间。

2. 一次性使用,避免交叉感染。

3. 利用钛钉或不锈钢钉(皮肤缝合器)缝合严密、松紧适中,有的需用专用起钉器拆除缝合钉。

4. 具有很少的副作用和有效减少手术并发症等。

使用吻合器应注意以下几点：

1. 操作前检查标尺与 0 刻度是否对齐,装配是否正确,是否有遗失。抵针座内要安好塑料垫圈。

2. 准备吻合的肠管断端应充分游离并剥光至少 2cm。

3. 荷包缝合针距不超过 0.5cm、边距 2~3mm,过多组织易嵌入吻合口妨碍吻合,注意不要遗漏黏膜。

4. 根据肠壁厚度调节间距,以 1~2cm 为宜。

5. 击发前检查胃、食管及邻近其他组织,防止夹入吻合口。

6. 切割要快,终末加压使缝钉成"B"形,争取一次成功,如认为不确切可二次重切。

7. 退出吻合器要轻柔,并检查被切下组织是否为一完整的环形。

在外科手术中使用吻合器虽然快捷方便、对合较为整齐、金属钉的反应较轻,但是因为解剖层次和手术部位等因素,各种吻合器不能混用,操作起来要求一定技巧和熟练度,而且价格较为昂贵,所以学生在学习过程中切不可因为使用吻合器先进而忽视了传统缝合方法的学习。外科手术基本技能操作是成为一名合格外科医生的基础,只有学好了外科手术基本技能操作才可能举一反三,掌握更多的先进手术方法。

十四、吸　引　器

吸引器(suction)用于吸除手术中出血、渗出物、脓液、胸腔脏器中的内容物,使手术清楚,减少污染机会。吸引器的原理非常简单,就是通过一定方法制造吸引头的负压状态,这样大气压就会将吸引头外的物质向吸引头挤压,从而完成"吸引"的效果。吸引器头一般可分为腹腔吸引器头(图 4-32)和胸腔吸引器头(图 4-33)两类,腹腔吸引器头孔比较多而且分散,主要目的是防止腹腔网膜堵塞吸引器头,影响吸引效果。将吸引器头连接吸引器即可进行操作。

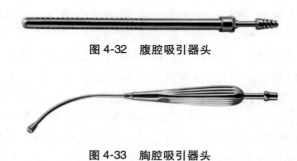

图 4-32　腹腔吸引器头

图 4-33　胸腔吸引器头

十五、探针和刮匙

普通的探针(图 4-34)为实心金属条,主要用来探查窦道、瘘管、管腔和伤口。探针的头圆钝,主要为了避免损伤组织。

刮匙(图 4-35)主要是为了刮除组织上的碎片、残渣、肉芽组织和囊肿等。

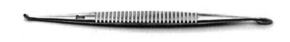

图 4-34　探针　　　　　　　　　　　　图 4-35　刮匙

十六、引流条和引流管

引流是使器官组织腔隙或体腔内容物引出体外的方法,主要作用是:①排除体内不适当蓄积的炎性渗出液、消化液、血液和坏死组织;②促使脓腔或手术野无效腔缩小或闭合。而引流条正是完成引流的中介,其要求是柔软、表面光滑、易于拔除、刺激性小。

（一）常用引流方法

1. 乳胶片　用于表浅伤口的引流。

2. 管状乳胶片　光滑、柔软、可曲折、富于虹吸作用、刺激小、可用于腹腔或盆腔引流。

3. 引流管　质韧、多孔、以硅胶管较好,根据用途可制成 Y 形管、T 形管、双套管、三套管等。

（二）引流方式

引流方式可分为被动引流和主动引流两种。

1. 被动引流　利用虹吸原理引流。

2. 主动引流　用负压(轻度抽吸)吸引。

（三）常用的引流条

1. 普通生理盐水引流条　适用于一般浆液性渗出(引流积液、液化切口,或防止皮肤过早闭合而残腔仍存在的情况)。

2. 呋喃西林引流条　作用同普通生理盐水引流条。

3. 优锁儿引流条　由于优锁儿从成分上可以看出含氯,所以有一定的腐蚀性,可以用于清除感染切口的坏死组织,有去腐生肌的作用。

4. 碘仿纱条　作用类似于优锁儿,可以用于感染切口。

5. 高盐纱条　由于渗透压高,可以刺激肉芽脱水、新鲜,还具有杀菌作用,可以用于感染切口及长时间换药造成的肉芽组织老化水肿。

6. 凡士林纱条　不能起到引流作用,主要用于脓肿切开,各分腔沟通后的残腔渗血。可用于填塞后止血。由于起不到引流作用,止血后尽早更换为其他种类引流条。

7. 碘伏纱条　一般用于覆盖切口。

8. 乙醇纱条　一般用于覆盖切口,由于乙醇具有刺激性,可以造成病人疼痛,一般不用于引流条填塞创口。

9. 利凡诺尔引流条　利凡诺尔属于一种抗生素(临床上一般不主张局部使用抗生素)。利凡诺尔引流条用途同普通生理盐水引流条。

十七、医　用　敷　料

医用敷料是覆盖伤口的物品,用以覆盖疮、伤口或其他损害的医用材料。随着对创面愈合过程病理生理的深入研究,人们对创面愈合过程的理解也越来越深刻,从而使得医用创面敷料的不断改进与发展。今天,新型的创面护理用敷料相对于早期而言,已经发生了革命性的变化,而且多种不同性能的医用敷料可供临床护理人员选用。

(一)纯棉纱布

这是使用最早、最为广泛的一类敷料。

优点:①强大而快速吸收伤口创面渗出液;②生产加工过程比较简单。

缺点:①通透性太高,容易使创面脱水;②黏着创面,更换时会造成再次性机械性损伤;③外界环境微生物容易通过,交叉感染的机会较高;④用量多、更换频繁、费时,且病人痛苦。

由于自然资源的减少,纱布的成本也在逐渐增加,因此为了避免过度利用自然资源,出现了应用高分子材料(合成纤维)加工成医用敷料,这就是合成纤维类敷料。

(二)合成纤维类敷料

这类敷料具有纱布一样的优点,如经济、吸收性能好等,有些产品还具有自黏性,使其使用起来很方便。然而这类产品同样具有纱布一样的缺点,如通透性高、对外界环境颗粒性污染物无阻隔等。

第三节　手术器械的灭菌与消毒

一、灭　菌　法

详细见第三章无菌术灭菌部分。

二、消　毒　法

(一)药液浸泡消毒法

锋利器械、内腔镜等不适于热力灭菌的器械,可用化学药液浸泡消毒。常用的化学消毒剂有下列几种:

1. 1:1000 苯扎溴铵溶液　浸泡时间为 30 分钟,常用于刀片、剪刀、缝针的消毒。1000ml 中加医用亚硝酸钠 5g 配成"防锈苯扎溴铵溶液",有避免金属器械生锈的效果。药液应每周替换 1 次。

2. 70%(重量计)或 75%(容量计)乙醇　浸泡 30 分钟,用法与苯扎溴铵溶液一样。乙醇应每周过滤,并核对浓度 1 次。

3. 10%甲醛溶液　浸泡时间为 30 分钟,适用于输尿管导管、塑料类、有机玻璃的消毒。

4. 2%戊二醛水溶液　浸泡 10~30 分钟,用法与苯扎溴铵溶液一样。

5. 1:1000 氯己定溶液　抗菌效果较苯扎溴铵强,浸泡时刻为 30 分钟。

注重事项:①浸泡前要擦净器械上的油脂;②要让消毒的物品完全浸入溶液中;③对于有轴节的器械(如持针器),轴节应打开,管瓶类物品的表里均应浸泡在消毒液中;④浸泡后需用灭菌盐水将药液冲刷洁净,避免残留药物对病人造成危害。

(二)甲醛蒸汽熏蒸法

用 24cm 有蒸格的铝锅,蒸格下放一量杯,量杯内加入高锰酸钾 2.5g,再放入 40%甲醛溶液 5ml,蒸格上放丝线,熏蒸 1 小时即可达消毒目的,这种方法处理丝线不会变脆。

清洗、保管和处理:所有器械、敷料和用品在使用后,都应进行相应的处理,进行消毒或灭菌后供下次手术运用。其处理方法随物品种类、污染性质和程度而不一样。所有金属器械、玻璃等物品,在使用后都需用清水洗净,格外需注重沟、槽、轴节等处的去污,金属器械还须擦油防锈;各种橡胶管还需注重冲刷内腔,然后擦干。曾接触过脓液或乙肝表面抗原阳性,尤其是乙肝 e 抗原阳性病人血液的手术用品,应特殊处理后用清水冲刷干净,擦干或晒干。

第四节　手术器械的清洗与保养

随着医学技术的提高和科学技术的发展,临床手术器械的品种也越来越多。手术器械属于高度风险物品,频繁接触病人的体液和组织,在使用、清洗、消毒等过程中又极易发生锈斑很难清除,这样既影响手术器械的使用寿命,又很难达到良好的灭菌效果,不能确保手术器械的使用质量,极易形成医源性感染。

一、医疗器械防锈和保养不当所形成的危害

医疗器械的防锈和保养措施做得不到位,会形成一定的危害,其形成的危害主要有以下几点:

1. 影响伤口愈合和造成感染　生锈的器械如接触伤口,会导致伤口愈合率降低,病程延伸,严重时能够形成深部伤口的破伤风感染。

2. 增加病人痛苦　生锈的器械功能差,如刀片、组织剪变钝,增加了对组织的损伤,使得病人更加痛苦。

3. 形成医疗纠纷　如发生医源性感染,给病人添加不必要的痛苦和经济担负,导致医疗纠纷,影响医生和医院名誉。

二、器械生锈的原因

1. 清洗不彻底　手术器械每次使用后都会沾染少量的血液或组织液,其中所含的酸、碱、盐类以及消毒皮肤时的碘类对铬层均有腐蚀毁坏作用。

2. 器械清洗办法不正确　在清洗器械的过程中应防止损伤铬层,应使用专用的工具和试剂,并且应严格按规程操作。而在现实操作中,违规操作十分普遍,如擦洗器时使用钢丝球或硬毛刷,导致器械铬层被损伤。在运用除锈剂除锈后,又未进行防锈处置,使器械发生更严重二次锈蚀乃至报废。

三、作为医护人员要做好医疗器械的防锈与保养

1. 首先是做好器械使用后的清洗任务　将使用后的手术器械及时(2 小时以内)回收,先进行初步冲洗,然后将器械浸泡于碱性液内 30 分钟,放置于全自动清洗机内清洗,不能放入全自动清洗机的器械用超声清洗机清洗,彻底去除器械上的各种污物。如不能及时清洗,可将器械浸泡在多酶清洗液或碱性液中,应保湿放置,避免污物干后添加清洗难度和对器械的锈蚀。

2. 清洗办法　在清洗器械时用损伤性小的软毛刷,并留意清洗操作的力度,在清洗的

最初漂洗环节用纯化水清洗。

四、正确的运用清洗工具很重要

光滑防锈剂首先要正确配制光滑剂浓度（全自动清洗机不需此步骤），将清洗后的器械浸泡在光滑防锈剂中 30 秒，可在其外表构成一层保护膜，避免空气中的氧气与器械外表接触，在高压灭菌时此保护膜可被蒸汽彻底穿透，从而具有光滑、防锈、作用，运用光滑防锈剂后的手术器械外表润滑、关节灵敏、功能佳，并能避免器械生锈、降低器械损耗成本，还可延长使用寿命。

第五章

手术基本操作

对于外科医生来说,动手能力是一项重要的衡量标准。正确的临床分析诊断,最终都要通过手术操作来落实。即使再复杂再困难的手术,都是通过切开、分离、结扎、缝合等一系列的外科基本操作来实现的。因此想要完成一台手术,就必须学好各项手术基本操作技术。

第一节　组织切开

一、实验目的和要求

1. 强化正确使用常用手术刀的方法。
2. 掌握组织切开基本操作方法。
3. 了解选择皮肤切口的基本原则。

切开(incision)是外科手术的第一步,也是外科手术最基本的操作之一。正确的切口是做好手术的重要因素之一。多年来外科医生们不断探索,对很多外科手术设计了许多典型的手术切口,这对手术成功起了重要作用。

二、皮肤切口选择的基本原则

1. 切口应选择在最有利于手术的位置,大小不应妨碍手术进行。位置选择应便于显露和通过最短距离到达病变位置而又不会损伤其他部位,愈合后不影响正常功能。选择时还应考虑手术中必要时延长切口。

2. 组织切开应逐层进行。切开时应尽量与切开部位神经、血管走行相平行。在切开各种组织时,应顺着组织纤维方向,使局部组织功能在术后得到充分恢复。

3. 应综合病人体型、手术深浅、手术难度及麻醉条件等各种因素来计划切口的大小。

4. 愈合后不影响生理功能,在操作时应注意:①避开负重部位,以防负重时引起瘢痕疼痛;②颜面及颈部切口须考虑与皮纹是否一致,以减少愈合后的瘢痕;③避免纵形切口超过关节,以免瘢痕挛缩而影响关节活动。

5. 切口应简单易行,经过的组织层次少,缝合切口所需时间短。

三、皮肤及软组织切开

1. 皮肤切开前,应设计好切口的部位、形态和长度,必要时在皮肤表面用刀背尖端作一划痕或用甲紫作标记。

2. 皮肤切开时,首先固定并绷紧切口两侧的皮肤。对于较小切口,手术者左手拇指和示指分开固定皮肤;对于较大的切口,由手术者与助手分别用左手压在切口两旁,将皮肤固定。操作时,手术者右手执刀,垂直下刀,水平走行,垂直出刀,用力均匀(图 5-1)。

3. 切开时要掌握用刀力量,尽量一次切开全层皮肤。使切口呈线状,切口边缘整齐,避免多次切割导致切口边缘参差不齐而影响愈合。按照解剖学层次逐层切开,并保持切口从外到内同一长度。

切开时不可用力过猛,以免误伤深部重要组织如神经、血管等。为了防止损伤内脏和大网膜,切开腹膜时,术者和助手交替提起腹膜,用刀柄或手指检查确认后,在两钳之间切开小口,然后在术者左手示指、中指或术者和助手的示指深入腹腔引导下,向上、下切开腹膜(图 5-2)。

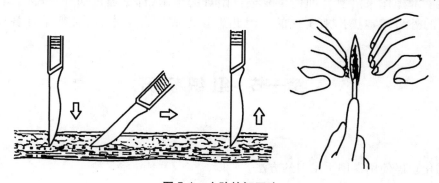

图 5-1　皮肤的切开法

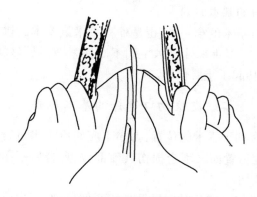

图 5-2　腹膜的切开

4. 用高频电刀作皮肤及软组织切开,要先用手术刀切至皮肤真皮层,擦去血液,术者和助手提起组织后,逐层切开皮肤和软组织。

四、管 腔 切 开

作胃、肠、胆管和输尿管等管腔切开时,须用纱布保护准备切开脏器或组织部位的四周,在拟作切口的两侧用细线悬吊，在两线之间切开，避免直接切开伤及管道后壁（图5-3）。

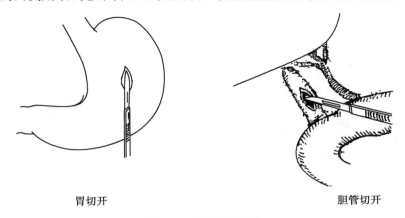

胃切开　　　　　　　　　　　　　　胆管切开

图5-3　管腔的切开法

第二节　组织分离

一、实验目的和要求

1. 强化正确使用手术刀、手术剪、血管钳等器械的方法。
2. 掌握组织切分离基本操作方法。
3. 了解选择组织分离的注意事项。

分离（dissection）是将组织或器官与周围组织分开和离断，是外科手术必不可少的手段。一般按照正常组织层解剖和逐层分离，避免过多和不必要的分离，并力求不留残腔，以免渗血、渗液积存、并发感染，影响组织愈合。常用分离方法有锐性分离和钝性分离两种。

二、锐性分离

锐性分离（sharp dissection）是在直视下利用手术刀或组织剪的切割作用将组织切开或分离。此法对组织损伤较小，切缘整齐，适用于精细的解剖和分离致密组织（图5-4）。用刀分离时，一般先将组织牵拉或固定，以刀刃向组织作垂直的切开；用剪分离时，先将剪尖伸入组织间隙内，不宜过深，然后张开剪柄分离组织，看清楚后再予以剪开。

三、钝性分离

钝性分离（blunt dissection）是用血管钳、手术刀柄等钝性器械或手指对疏松组织进行推离或分开（图5-5），防止损伤周围重要的血管和神经。有时可在非直视情况下用手指进行分离，借助于手指的"感觉"来分离病变周围的组织。我们做腹部手术时，有时要分离腹直肌，借助血管钳和手指深入腹直肌纤维间隙，顺着肌纤维的方向向两侧拉开腹直肌对其进行分离，可以减轻肌肉的损伤，减少出血量，关腹时不必缝合腹直肌。用此法切忌粗暴，以免引起重要组织结构的损伤和撕裂。

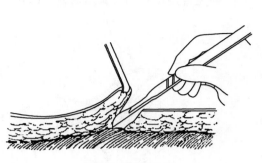

图 5-4　锐性分离

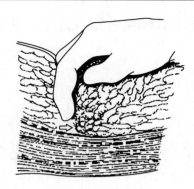

图 5-5　钝性分离

钝性分离与锐性分离方法的实施,应建立在了解这两种方法的特点、熟悉局部解剖和认清病理性质的基础上,才能取得良好效果。实际手术中也是两种方法结合达到显露、游离和切除的目的。

四、电刀、激光分离

和传统手术刀相比,优点是分离速度快,止血效果好,手术野显露清楚;缺点是电刀分离易发生意外损伤,激光分离器械体积大,价格贵,需要严格防护措施。

五、组织分离的注意事项

分离是外科手术中的一个重要技术,操作熟练程度与组织器官的损害程度、出血多少、手术时间长短等紧密相关。无论采用哪一种方法和哪一种器械进行分离,在操作时都应注意如下几点:

1. 精确的分离关键在于迅速地识别神经、血管、输尿管、胆总管等重要组织和结构,特别是当这些组织还没有被完全分离之前。所以想要熟练掌握组织分离技巧,那就必须学好解剖学,掌握各部位的人体解剖结构。

2. 锐性和钝性分离应根据情况结合使用,在进行分离时必须弄清分离部位与周围的关系,操作必须小心谨慎,以防发生意外。

3. 操作要轻柔细致准确,用钝性分离方法让某些疏松的粘连组织自然分离,露出间隙。当有炎症等原因发生粘连并使正常解剖界限不清楚时,要格外注意。

第三节　手术视野显露

手术野的显露是手术能否顺利进行的重要条件。如果显露不充分,不仅增加手术的困难,还可能造成手术中发生意外。手术野是否能充分显露和下列因素相关。

一、麻醉的选择及效果

手术野的充分显露依靠良好的麻醉。腹部手术大多要求腹肌松弛,如果腹肌太紧张,使腹腔肠管外涌,很难有良好的视野。麻醉效果差,手术操作对机体的刺激可引起病人不适,不仅影响显露,还可能损伤组织器官。

二、体位的选择

合适的体位有利于手术野的显露。为使手术部位暴露更充分,可在某部分躯体或肢体下面用枕袋垫高,或用支架抬起或使病人取特殊的卧位姿势。行右半结肠手术时,常将手术台面略向左侧倾斜,使大部小肠移向左侧,便于显露右侧结肠;胆囊或胆管手术时,常将右侧腰部垫高;行膀胱或盆腔内手术时,常将臀部垫高,使大网膜及小肠等腹内脏器坠向上腹,盆腔内部组织结构位置变浅。选择各种体位时,不仅要考虑显露良好,还要顾及病人的耐受性和安全性。

三、切口的选择

切口位置的选择与切口长度是否合适对于手术野的显露极为重要。应尽量选择操作简单方便、解剖层次少、创伤小的部位为手术切口。切口过长可造成额外的组织损伤,但若过短,显露深部组织时常要向两侧强行牵拉,可以造成切口边缘或两端的挤压伤或撕裂伤,并且不能取得希望的手术视野效果。

四、术者的配合与器材的使用

充分显露手术野还需要正确使用拉钩和纱布或纱布垫。除了一部分体表的手术外,大多数手术在切开皮肤和皮下组织后,需用各式拉钩显露。拉钩的选择和定位一般由术者决定,由助手负责拉钩维持视野显露。长时间使用拉钩对组织有压迫作用,甚至有可能引起缺血和挫伤。所以除了一般应用纱布包绕钩端,还可用纱布垫衬在器官与钩端之间。用力一定要适当,不可使用蛮力,要避免直接压迫血管和神经。手术操作时间较长者,每隔一定时间放松 1～2 分钟。纱布垫常用于腹腔内阻隔外周器官组织,有时可以垫入深处使操作的器官抬起用于显露手术操作部位。

第四节　局部止血法

一、实验目的和要求

1. 强化正确使用手术器械的方法。
2. 掌握组织压迫止血法、结扎止血法基本操作方法。
3. 了解其他止血方法。

手术过程中的组织切开、分离等操作都会引起出血。及时彻底的止血能减少血液的流失,保证手术野清晰,还能避免术后出血与继发感染,是非常重要的手术操作技术。

二、压迫填塞止血法

压迫止血是手术中常用止血方法之一。毛细血管出血或渗血时,可用纱布或温盐水纱布压迫止血。垂直加压需有足够的时间,垂直移去纱布,必要时重复 2～3 次。此处请同学们注意:千万不可用纱布擦拭出血部位,反复擦拭反而加重出血。当较大血管出血,一时又无法显露出血血管时,也可用纱布暂时压迫止血,然后在找到出血的血管后,再采用其他方法止血。当术中有大量出血而病人又处于危急状态,用其他止血方法不能奏效时,可用热盐水纱布条或纱布垫填塞压迫止血。

<h3 style="text-align:center">三、结扎止血法</h3>

结扎止血是手术中最为常用,也是最有效的止血方法。

结扎止血中最常用的钳夹结扎法,多用于皮下及组织深部的小血管出血。钳夹结扎法是用血管钳等夹住出血部位的血管,然后予以结扎(图5-6)。钳夹时不能盲目乱夹,须看清出血的血管,出血血管难以显露时,可用纱布暂时压迫后再用血管钳钳夹,尽可能一次夹住,不宜钳夹血管以外过多组织。结扎时,助手轻轻提起血管钳环,尖端向下,手术者将结扎线绕过血管钳,然后将血管钳放平、侧立,尖端稍上挑,在血管钳下面结扎。打完第一个单结后,等助手将血管钳松开撤掉后,手术者将第一个单结进一步拉紧后再打第二个单结。结扎时避免过分牵拉结扎线,以防组织撕脱,将结扎线拉断,或线结滑脱。

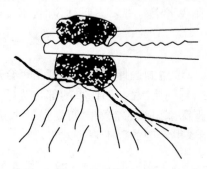

图5-6 单纯结扎止血

单纯结扎有困难或较大血管的止血单纯结扎不牢靠易脱落时,使用缝扎止血,此时常用"8"字缝合或贯穿缝合的方法(图5-7)。

较合适的方法是在切断血管之前预先结扎血管,然后再切断。例如在处理大、中血管时,可先游离一小段,用两把血管钳夹住要切断血管的两端,然后在两把血管钳之间切断,血管两断端分别结扎(图5-8)。在处理重要部位的血管时,也可以在游离血管后用血管钳或直角钳绕血管后壁两次带线结扎要切断血管的两端,再从两结扎线之间剪断血管(图5-9)。

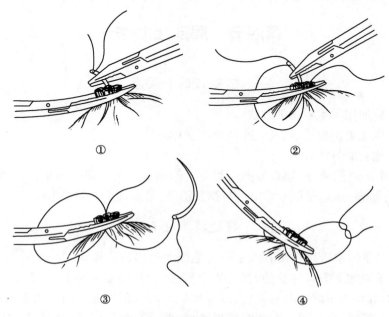

①   ②

③   ④

图5-7 贯穿缝合结扎止血法

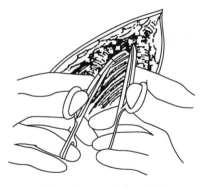

图 5-8　血管钳夹、切断、结扎

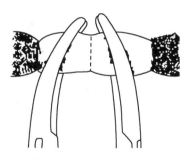

图 5-9　血管带线结扎、钳夹、切断

四、止血带止血法

其作用是暂时阻断血流,创造干净的手术野,可减少手术出血并有利于精细的操作,有时可作为外伤病人的紧急止血。利用止血带的原理用手指、血管阻断带或无损伤血管钳、阻断主要的供血血管。如肝切除时第一肝门阻断术(图 5-10),可在手术中临时制止大出血或预防大出血。注意用止血带时间不宜过长,过长可导致肢体缺血坏死。

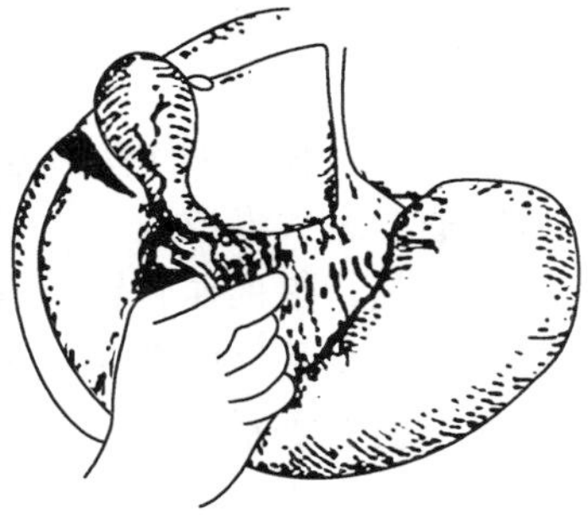

五、止血材料局部止血法

止血材料局部止血法是指用局部止血材料覆盖一般方法难以止血的创面,如肝脏、骨质等的渗血,起到局部止血的作用。常用促凝物质如明胶海绵、纤维蛋白泡沫体、氧化纤维素、胶原丝等均为局部止血剂的基本成分。可吸收止血材料是一种用于伤口出血部位,能够快速止血,并且在一定时间内能被人体吸收的生物医用材料。其最大特点在于:应用于人体或动物体内局部止血,在实现快速止血的同时,可在体内降解、无需取出,从而避免止血完成后去除敷料的二次伤害。其作用原理是为促进血液凝固和提供凝血块支架。这些物质能逐渐分解吸收,损伤的血管还可能恢复通畅。对于骨髓腔出血,可用骨蜡封闭出血处止血。

图 5-10　用手指法阻断第一肝门血管

六、电凝止血法

常用于浅表部位较广泛的小出血点,有时也可用于深部止血。使用时,用血管钳钳夹出血点,上提起血管钳,使之不与周围组织接触。擦净血管钳端周围的血液。将电凝器与血管钳接触,待所钳夹组织出现烟雾,即可停止电凝,松开血管钳。

以上是外科手术中止血操作常用的方法。现代外科手术操作技术在继承以上传统方法的基础上,还利用激光、微波、放射介入、内镜下注入硬化剂、控制性降压等方法的实施,使止血操作在微创和损害控制方面得到了进一步提高。止血技术已经发展为现代外科手术下的一个复杂的技术体系,等待同学在日后的临床工作中实践和发展。

第五节 外科打结与剪线

一、实验目的和要求

1. 学会外科手术中的三种打结法。
2. 掌握正确外科打结法和打结时的注意事项。

二、外科打结法

打结法是外科手术中最常用和最基本的操作技术,打结的速度和质量对手术时间的长短、手术的效果以及病人的恢复都会产生重要的影响。结打得不正确有可能松动滑脱,导致出血或缝合的组织裂开,给病人带来痛苦甚至危及生命。熟练地掌握正确的外科打结法是外科医生所必备的基本技能。打结法的学习是一个操作动作熟练的过程,所以同学们在课上一定认真学习打结方法并且在课下勤加练习,以便能标准和熟练地掌握正确的打结方法。

(一)打结递线

术中打结递线(图5-11)有手递线法和器械递线法两种方法。表浅部位的组织结扎一般用手递线法,通常将线卷或线头直接用手绕钳夹组织的血管钳传递;器械递线法则适用于深部组织的结扎,是指借助血管钳传递线头,从而使双手握住线的两端打结。

递线后,根据结扎线的两端是否相交而分为交叉递线和非交叉递线。对于交叉递线来说,第一个单结为右手示指结,作结后双手可直接拉紧结扎线,无需交叉;如果是非交叉递线,第一个单结为右手中指结,作结后双手需交叉以后才能拉紧结扎线。

遵循打结的交叉原则:线交叉手不交叉,线不交叉手交叉。

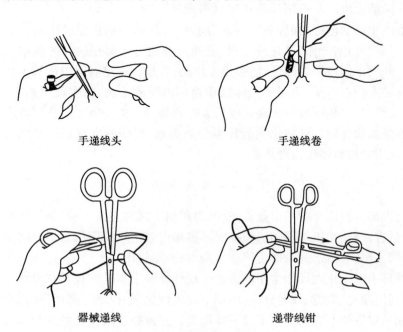

手递线头 手递线卷

器械递线 递带线钳

图5-11 打结递线

（二）结的种类

临床上一般根据结的形态，将结分为以下几类正确的结（图5-12）和错误的结（图5-13）。

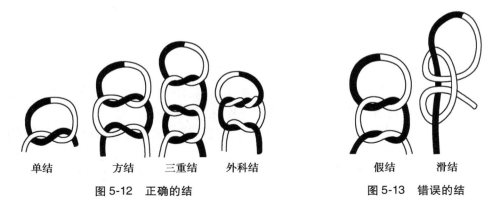

| 单结 | 方结 | 三重结 | 外科结 | | 假结 | 滑结 |

图5-12　正确的结　　　　　　　　　　　图5-13　错误的结

1. 单结（half hitch）　外科结扣的基本组成部分，仅绕一圈，易松脱，仅用于暂时阻断，如胆囊逆行切除暂时阻断胆囊管。单结是构成其他结的基础，但是不牢固，很容易开，所以临床上一般不单独使用。

2. 方结（square knot）　由两个相反方向的单结重叠而成，适用于较少的组织或较小的血管以及各种缝合的结扎。因其结扎后较为牢固而成为外科手术中最常使用的结。此结在外科手术中最为常用，要求同学必须熟练掌握。

3. 三重结或多重结（extra half hitch on reef knot）　三重结是方结的基础上再增加一个单结或多个单结，其中每相邻的两个单结方向均相反，加强结扎线间的摩擦力，防止线结松散滑脱，使结扣更加牢固。假设方结由 A、B 两个单结组成，那么三重结则为 A、B、A 三个单结组成。四重结则为两个方结构成。三重结适用于直径较大或重要的血管、张力较大的组织间缝合后的结扎。多重结在使用化学合成线等易于松脱的线或结扎特别重要的大血管时使用。

4. 外科结（surgeon's or friction knot）　在打第一个结时，结扎线穿绕两次以增加线间的接触面积与摩擦力，再打第二结时不易松动或滑脱，结扎大血管或有张力缝合后的结扎强调使用此结。

5. 假结（granny knot）　由同一方向的两个单结组成，结扎后易于滑脱而不应采用，此结为错误的结。同学们在打结时一定注意前后两个结方向相反就可以预防打出假结。

6. 滑结（slip knot）　尽管其结的构成类似于方结，但是由于操作者在打结拉线时双手用力不均，一紧一松甚至只拉紧一侧线头而用另外一侧线头打结，所以完成的结并非方结而是极易松脱的滑结，此结为错误的结，危害极大，术中尤其要注意避免。在初学打结时，应随时注意在打结过程中双手持线位置到结扎点打结线的长度是否等长，如果等长则为正确的结，如果出现一根线越来越长，另一根线越来越短的情况，则意味着打出了滑结。

（三）打结方法

术中打结可用徒手或借助器械两种方式来完成。徒手打结在术中较为常用，可分为双手打结法和单手打结法。器械打结是借助于持针钳或血管钳打结，又称为持钳打结法。

1. 单手打结法　打结时，一只手为主操作手，另一只手为辅助手进行打结。它是最常用的打结方法。优点是操作简单、迅速，左右两手均可为主手进行，适合于各部位的结扎。我们在初学时一般以右手为主操作手，左手为辅助手进行打结。单手打结法是同学们必须熟练掌握的打结方法。

打结时，一手持线，另一手动作打结，主要动作在拇、示、中三指。凡持线、挑线、钩钱等动作必须运用于手指近指端处，才能做到迅速有效。一手持线端打结时，需要另一手持另一线端进行配合，否则用力不匀或紧线方向错误而出现滑结。如用右手打结，右手持短线端，左手持较长线端或线轴。若结扎线之游离短头在结扎点之右侧，可依次先打第一个单结，然后再打第二个单结（图5-14）。若游离短头在结扎点之左侧则应先打第二个单结，然后再打第一单结。

单手打结法打方结：由两个方向相反的单结组成。

第一个单结：短线头结扎线在下，长线头结扎线在上，两线不交叉。左手捏住结扎点上侧结扎线任意位置，右手拇指与示指捏住位于结扎点下侧的短头，右手线头方向向上（图5-14①），右手环指自上而下放在右手所持打结线上，然后把左手所持打结线放在右手中指上（图5-14②）。向内弯曲右手中指去挑右手所持打结线（图5-14③），用右手中指挑起右手所持打结线后，用右手中指与环指夹住右手所持打结线，马上松开右手拇指与示指（图5-14④）。右手中指与环指及两指间所夹持的短线头穿过两根打结线形成的线圈。穿出后右手掌心向下，立即用右手拇指、示指和环指指端部捏住右手所持打结线靠近线结部位。右手在左手之上，右手向上，左手向下，将两线端拉紧（两线有时向上下方向拉紧，有时向左右方向拉紧，视结扎的方向而定，但是拉线方向必须与结扎部位尽量垂直）完成第一单结（图5-14⑤）。由于打此结用中指挑线，所以我们称它为中指结。

第二个单结：右手拇指、示指、中指、环指、捏住右手所持打结线线头，右手示指沿右手所持打结线前伸，将左手所持打结线放到右手示指右侧，使左手所持打结线和右手所持打结线交叉，右手示指位于交叉所形成的线圈内（图5-14⑥）。弯曲右手示指，自下而上将右手所持打结线从线圈内挑出（图5-14⑦）。出线圈后，立刻用右手拇指与示指指端捏住（图5-14⑧）。右手向下，左手向上将线拉紧，完成方结（图5-14⑨）。此结用示指勾线，所以我们称它为示指结。也可先打第二个单结再打第一个单结。

2. 双手打结法　较单手打结法更为可靠，但操作较为复杂，不易成滑结，对深部或组织张力较大的缝合结扎较为可靠、方便。此法主要适用于深部组织的结扎。一般以左手为主手，双手都参与打结。第一、第二两个单结的顺序可以颠倒。但双手打结法过于复杂，打结速度较慢，手术中也不常使用。

双手打结法（图5-15）：屈左手中指、环指及小指握住线之长头，左手的掌心面向前，右手持短头放在左手拇指和示指间（图5-15①）。左手拇指压住短线头，伸至长线头之下（图5-15②）。向后伸左拇指挑起长头在短头之上形成线环（图5-15③）。右手将短头向上反折交与左手拇指（图5-15④）。用左手拇指与示指捏住短头（图5-15⑤）。将短头由线环上到线环下穿过线环（图5-15⑥）。交与右手拇指与示指捏住短头（图

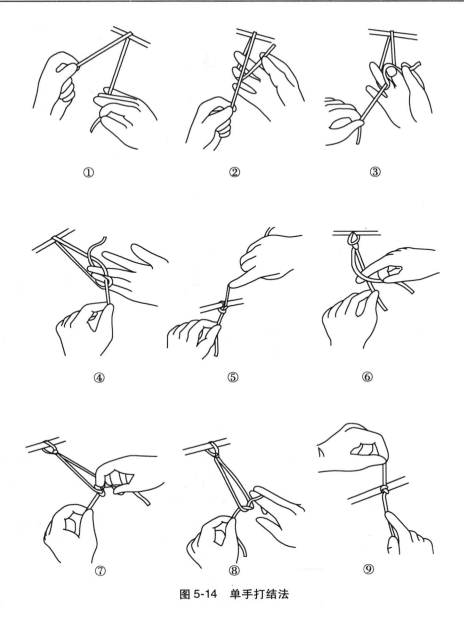

图 5-14 单手打结法

5-15⑦）。右手在左手上双手交叉（图 5-15⑧）。注意，在开始结扎时，长头原在结扎点左侧，打完第一单结后，则位于结扎点右侧，但仍握在左手中。

开始打第二个单结时，两手回至正常位置，左手中指、环指及小指继续握住长头，右手拇指与示指仍捏住短头（图 5-15⑨）。左手拇指经长头的右侧将长头挑起（图 5-15⑩）。将右手所持短头放在左手拇指与示指间，与长头形成一线环（图 5-15⑪）。将左手拇指与示指对合（图 5-15⑫）。拇指向下退出线环，示指伸入线环内。右手将短头向下反折递于左手拇指与示指间（图 5-15⑬）。左手示指退出，拇指，将短头从线环下穿过线环移到线环上（图 5-15⑭）。右手再次捏住短头（图 5-15⑮）。左右手分别向左、右拉紧（图 5-15⑯），完成第二个单结。

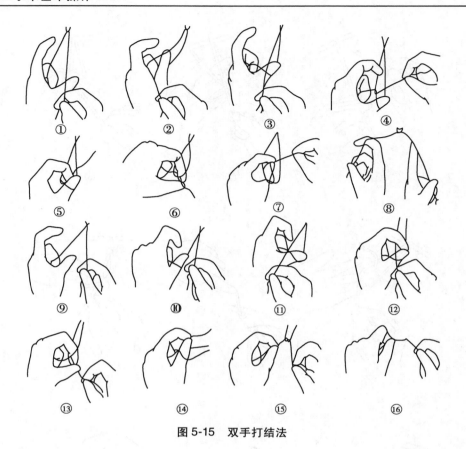

图 5-15　双手打结法

3. 器械打结法　借助血管钳或持针钳打结,也称持钳打结法(图 5-16)。可用于体表小手术或线头短、徒手打结困难的结扎。优点是可节省缝线,节约穿线时间及不妨碍视线。其缺点是,当有张力缝合时,第一结易松滑,需助手辅助才能扎紧。

器械打结法:左手执结扎线之长头(或带线的缝合针),右手执持针器。先将持针器放在长线之上(即长短线之间),左手将长头以逆时针方向缠绕持针器一周。此时右手之持针器也以相同方向动作进行配合(图 5-16①)。用持针器夹住短头(图 5-16②),左手向右前方,右手向左后方交叉拉紧,完成第一个单结(图 5-16③)。打第二个单结时,持针器放在结扎线长头之下(此时位置也为长短线之间)。以顺时针方向将长头缠绕持针器一周(图 5-16④)。夹住位于结扎点左侧的结扎线短头(图 5-16⑤)。左、右手分别向两侧拉紧,完成第二个单结(图 5-16⑥)。

4. 打结注意事项

(1)无论用何种方法打结,相邻两个单结的方向必须相反,否则易打成假结而松动;在收紧线结时,两手用力要均匀,如果一手紧一手松,则易成滑结而滑脱。遇张力较大的组织结扎时,往往在打第二结时第一结扣已松开,此时可在收紧第一结扣以后,助手用一把无齿镊夹住结扣,待收紧第二结扣时,再移除镊子。

(2)打结时,两手用力点和结扎点三点应在一条直线上,也就是说每一个结应放平后再拉紧,如果没有放平,可将线尾交换位置。当然在实际打结的过程中,打结的方向可因术野

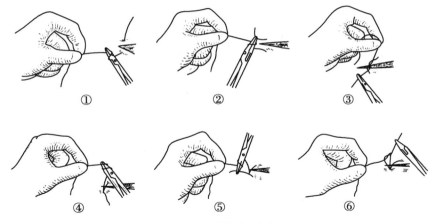

图 5-16　持钳打结法

及操作部位的要求而有范围较小的方向性改变。但是这种改变,应在小于 90° 的范围内,如果大于 90° 或接近 180°,就会有可能造成滑结或割线折断线。

(3)打结时,两手的距离不宜离线结处太远,特别是深部打结时,最好用一个手指按线结慢慢拉紧。用力应缓慢、均匀,用力过猛或突然用力,都容易将线扯断或因未扎紧而滑脱。

(4)根据具体的结扎部位及所结扎的组织,掌握结扎的松紧度。打结尽量在直视下进行,便于术者或其他手术人员了解结扎的确切情况。但有时深部打结看不清,就要凭手的感觉打结,但这需要相当好的功底。

(5)脆弱的组织或细小血管的结扎,如果用力牵拉结扎线,组织非常容易被结扎线切割或拉断。这时最好打"无张力结",即打结时不要提拉结扎线,两侧线段处于完全松弛的状态,在最后将结扎线拉紧。

(6)根据打结处的深度和结扎对象,选择适当长短和粗细的结扎线,打结前用生理盐水浸湿可增加线的韧性及摩擦力,容易拉紧又不易折断。

(7)深部打结时,因空间狭小而使两手难以同时靠近结扎处,此时可以在打结后以一手拉住线的一端,另一线端可用另外一只手的示指在近结扣处反向推移,均匀用力收紧结扣。

(8)注意养成良好的打结姿势和习惯。打结时多用手指和手腕的动作,动作不能过大,不能抬肩扬肘。正确的打结姿势和习惯会使手术者和助手间配合得更加协调和默契。

三、术 中 剪 线

将缝合或结扎打结后残余的缝线剪除时,遗留线头长度适宜,线头过短的线结易于滑脱,而线头过长就会增加组织对线头的异物反应。

操作一般由助手完成。具体操作如下:在打结完成后,打结者将双线尾并拢提取稍偏向左侧,助手用左手托住微微张开的线剪,开小口、"靠、滑、斜、剪":将剪刀前端靠着缝线向下滑至线结处,再将剪刀向上倾斜 45°,然后将缝线剪断(图 5-17),此时遗留的线头约为 1mm。倾斜的角度越大,遗留线头越长。角度越小,遗留的线头越短。

留线头的原则:细线留短些,粗线留长些;浅部留短些,深部留长些;结扎次数多时留短些,结扎次数少时留长;组织量多或张力大时留线应稍长;有重要部位及血管时留长些。线的性质不同,线头长短则不同。一般情况下,丝线留 1~2mm,羊肠线留 3~4mm,钢丝线留

5~6mm 并将钢丝两断端拧紧。线头留长时,不必行"靠、滑、斜、剪"步骤,如皮肤缝合要求线头留 5~10mm,剪刀直接在需要剪线处间断即可。线头过短的线结易于滑脱,而线头过长就会导致组织对线头的异物反应。注意:"靠、滑、斜、剪"顺序不可颠倒。皮肤缝合要求线头长度长,所以不需要"靠、滑、斜、剪",直接剪线即可。

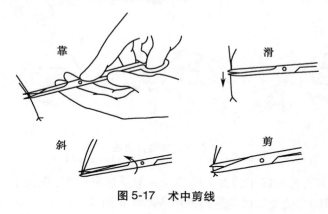

图 5-17　术中剪线

第六节　手　术　缝　合

一、实验目的和要求

1. 强化正确使用手术缝合的方法。
2. 掌握组织缝合手术基本操作方法。
3. 了解选择组织缝合的注意事项。

缝合(suture)是对合已经切开或创伤裂开的组织,恢复组织连续性及功能,是保证良好愈合的基本条件,也是重要的外科手术基本操作技术之一。

二、缝合的基本步骤

不管是进行哪种缝合,术者都需要完成持针、进针、出针和打结等基本步骤。以皮肤缝合为例,说明缝合的基本步骤:

持针器夹针中上 1/3 处,穿线后右手握持持针器(用右手拇指与环指分别扣入持针器的两环,中指放在环指的持针器柄上,示指压在轴节处起稳定和导向作用)。左手执有齿镊(拇指对示指与中指,把持两镊脚的中部)提起一侧皮肤边缘。右手执持针钳,距切口 5mm 处用腕臂力垂直皮肤由外旋进,顺针的弧度刺入皮肤,经皮下距切口对侧相同距离垂直皮缘穿出。用左手镊子固定针的穿出部分,右手握持持针器手心向下,夹住针的穿出部分,顺针的弧度外拔(图 5-18)。在尾线未完全穿过皮肤时,左手将镊子放在左手中,用左手拇指和示指捏住针孔位置,拉线穿过切口。用器械打结法打一方结(第一个结左手持线在持针器下方绕持针器一周,右手持针器钳夹尾线线头,第二个结左手持线在持针器上方绕持针器一周,右手持针器钳夹尾线线头,拉线方向第一个结与第二个结相反,拉线用力均匀,遵守三点一线原则)。打完结后助手协助剪线。

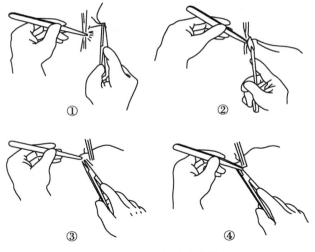

① ② ③ ④

图 5-18 缝合基本步骤

三、常用缝合方法

临床上使用的缝合方法有多种,根据缝合后切口两侧的对合状态,可将基本缝合方法分为单纯对合缝合、内翻缝合和外翻缝合,其中每一类又分为间断和连续缝合两种形式。使切口两侧组织直接平行对合的缝合方法称为单纯对合缝合;使切口两侧部分组织呈内翻状态以保持切口表面光滑的缝合方法称为内翻缝合;而外翻缝合则是使切口两侧部分组织呈外翻状态,被缝合或吻合的管腔结构内面保持光滑。

间断缝合是指每缝一针打一个结,切口以多个独立的线结按照一定的针距完成。此法的优点是操作简单、易于掌握,伤口缝合牢固可靠,切口的张力由每个独立的结扣分担,一针拆开后,不影响整个切口。缺点是操作费时,所用缝线较多。连续缝合是指用一根缝线缝合整个伤口,在缝合起针和末针各打一结。此法的优点是缝合操作省时、节省缝线、创缘对合严密、止血彻底。缺点是缝线的一处断开可使整个切口全部裂开,所以不适合张力大的部位的缝合;用于管腔吻合时可能引起吻合口狭窄。

(一) 单纯对合缝合

1. 单纯间断缝合 应用最多,可缝合多种组织,如皮肤、皮下组织、肌肉、腱膜和内脏器官等。皮肤缝合边距 3~8mm,相邻针距 10mm(边距、针距依缝合组织类别、部位而定),缝稍厚组织时,要尽量垂直方向进针与出针,否则将形成两侧边缘内翻或外翻(图 5-19)。

2. 双间断缝合("8"字缝合) 由两个相连的间断缝合组成,增加缝合的张力。常用于腱膜、肌腱、韧带与腹直肌前鞘的缝合或较大血管的止血缝扎。缝扎牢靠、不易滑

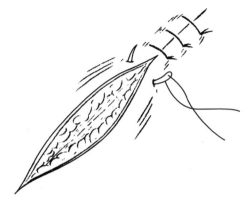

图 5-19 单纯间断缝合

67

脱。有两种方法：①外"8"字缝合（图 5-20）：由两个相连的单纯间断缝合组成，因 8 字形交叉在切口的表面得名；②内"8"字缝合（图 5-21）：以对角线方向斜向对侧穿出，越过切口与第一针出针处对应位置再刺入，同样以对角线方向斜向对侧，由开始刺入点平齐处穿出。缝线在切口的深面交叉，所以称为内"8"字缝合。

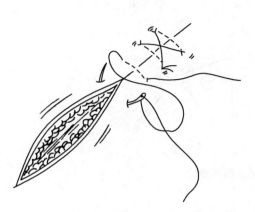

图 5-20 外"8"字缝合

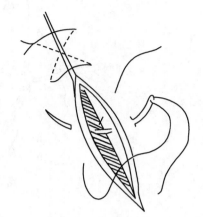

图 5-21 内"8"字缝合

3. 单纯连续缝合法 可用于张力较小的胸膜或腹膜的关闭缝合。先作单纯间断缝合打结后剪去缝线短头，用其长头缝合整个创口。结束时，将线尾拉出预留在对侧，与缝针所带双线打结（图 5-22）。为了使切缘对合严密，缝合过程中需要助手配合始终将缝线拉紧。

4. 连续锁边缝合 还叫做毯边缝合，开始与结束的方法与单纯连续缝合相同，中间的缝合过程中每一针从前一针的线袢内穿出，多用于胃肠道断端的关闭，皮肤移植缝合的边缘固定（图 5-23）。

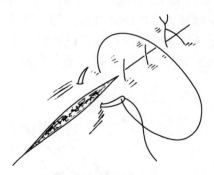

图 5-22 单纯连续缝合

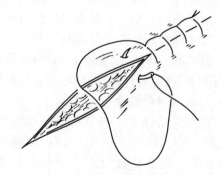

图 5-23 连续锁边缝合

5. 贯穿缝扎 此法多用于钳夹的组织较多和较大血管的结扎，单纯结扎困难或线结易滑脱导致严重并发症。缝合时将钳夹组织的血管钳平放，从血管钳深面的组织穿过缝针，依次绕进针点两侧的钳夹组织后收紧结扎（图 5-24）。

6. 皮内缝合 用于外露皮肤切口的缝合，如颜面部、颈部手术切口。皮肤表面不留针眼、切口瘢痕小、整齐美观。有皮内间断缝合（图 5-25）和皮内连续缝合（图 5-26）两种。皮内连续缝合缝针与切缘平行方向交替穿过切缘两侧的真皮层，最后抽紧，两端以蝴蝶结或纱

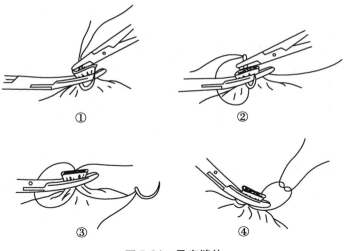

① ②

③ ④

图 5-24 贯穿缝扎

布小球垫固定,用可吸收线时,两端线结可埋藏于皮下。

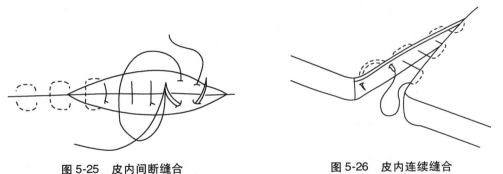

图 5-25 皮内间断缝合   图 5-26 皮内连续缝合

（二）内翻缝合法

常用于胃肠道和膀胱的缝合或吻合。内翻缝合主要为了防止黏膜外翻导致切口不愈、术后与邻近组织器官粘连或胃肠液、尿液外漏。

1. 单纯间断全层内翻缝合　在胃肠道缝合时,一侧浆膜层与边缘 3~5mm 处进针,穿透全层,黏膜层距深边缘 2mm 处出针,对侧等距离黏膜进针浆膜层出针,肠腔外结扎（图 5-27）,即所谓"浆膜层多缝,黏膜层少缝"。从胃肠道内进行缝合时,自肠腔内进针,肠腔外出针,再由对侧肠腔外进入肠腔内,肠腔内结扎,线结打在腔内形成内翻（图 5-28）。

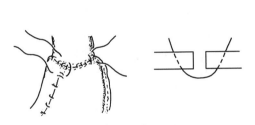

图 5-27 前壁间断全层内翻缝合法

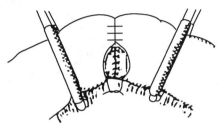

图 5-28 后壁间断全层内翻缝合法

2. 间断垂直褥式内翻缝合（Lembert 缝合）　最常用的胃肠道浆肌层内翻缝合法，缝线不经过胃肠壁的黏膜层，缝线走行方向与切缘垂直。缝合时在距一侧切缘 0.4～0.5cm 处浆膜进针，缝针穿透浆肌层经黏膜下层，自同侧浆膜距切缘 0.2cm 处出针，跨吻合口于对侧距切缘 0.2cm 处浆膜进针，缝针穿透浆肌层经黏膜下层自距切缘 0.4～0.5cm 处浆膜引出，打结后吻合口肠壁自然内翻包埋。"远进近出，近进远出"（图 5-29）。

在动物实验教学中，所用实验动物（如羊、家兔）的肠壁菲薄弹性差，造成浆肌层的包埋困难，学生易缝透全层引起吻合口漏，解决的方法是用细缝针细丝线，用针尖"漂着缝"，避免有"落空感"。

3. 单纯连续全层内翻缝合　可用于胃肠道的吻合，每一针缝合方式同单纯间断全层内翻缝合，中间不剪线用一根缝线完成吻合口前后壁的缝合（图 5-30）。因可引起吻合口狭窄，现已很少使用。

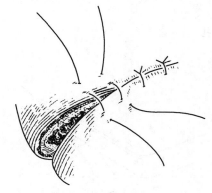

图 5-29　间断垂直褥式内翻缝合（Lembert 缝合）

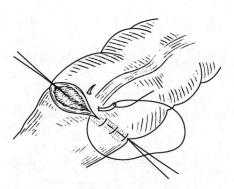

图 5-30　单纯连续全层内翻缝合

4. 连续全层平行褥式内翻缝合（Connell 缝合）　适用于胃肠道前壁全层的吻合。其第一针单纯间断全层内翻缝合，第二针开始距切缘 0.2cm 一侧浆膜进针垂直穿过肠壁全层，距进针点 0.3cm～0.4cm 同侧浆膜垂直出针，垂直越过吻合口达对侧肠壁，同法进针和出针，如此连续缝合整个前壁后打结。进、出针点连线应与切缘平行（图 5-31）。

5. 外荷包缝合　又称全荷包或袋口缝合。常用于阑尾残端的包埋、胃肠道穿孔的关闭、造瘘管在器官的固定等。每一针按照间断浆肌层内翻缝合方法，连续缝合一周，将组织或残端向内翻入，同时收紧缝扎（图 5-32）。

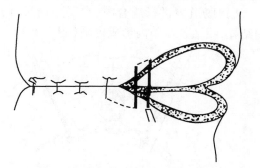

图 5-31　连续全层水平褥式内翻缝合（Connell 缝合）

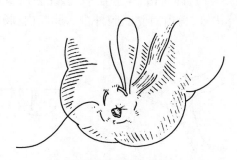

图 5-32　外荷包缝合

6. 半荷包缝合　用于包埋十二指肠残端角部或胃残端小弯侧角部,围绕包埋组织半环形或多半环形缝合(图5-33)。

7. U字叠瓦褥式缝合　用于实质脏器的断面如肝、胰腺、脾的缝合,从创缘一侧包膜进针,穿脏器实质达对侧包膜出针;再从出针同侧包膜进针,穿脏器实质达对侧包膜出针,缝线两端在创缘的一侧打结。缝下一针时,进针点应在上一针结扎的范围以内,使相邻的两针重叠,通过结扎后组织之间的挤压,达到止血或防止液体漏出(图5-34)。

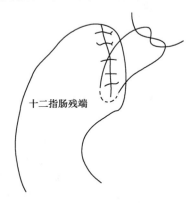

十二指肠残端

图5-33　半荷包缝合

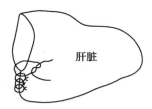

肝脏

图5-34　U字缝合

(三) 外翻缝合法

用此法吻合的血管,血管内壁光滑,线结留在血管外,可避免血栓形成;用于缝合腹膜或胸膜,减少内脏与腹或胸壁的粘连;用于松弛的皮肤缝合,皮缘对合良好,避免外翻或重叠,利于皮肤切口的愈合。

1. 间断垂直褥式外翻缝合　用于松弛皮肤的缝合。距切缘约1cm处进针,穿过皮肤全层,经皮下组织垂直横过切口于对侧对称点穿出,接着再从出针侧1~2mm处进针,对侧1~2mm处穿出皮肤,结扎后皮缘相合。缝线走行与皮肤切缘垂直,"远进远出,近进近出"(图5-35)。

2. 间断水平褥式外翻缝合　适用于血管破裂孔的修补、血管吻合口有渗漏处的补针加固。进、出针点连线与切缘平行,故称间断水平褥式外翻缝合(图5-36)。

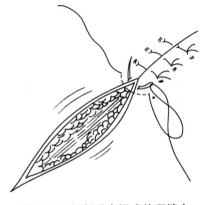

图5-35　间断垂直褥式外翻缝合

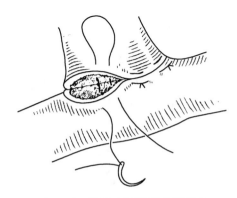

图5-36　间断水平褥式外翻缝合

3. 连续水平褥式外翻缝合　适用于血管吻合或腹膜、胸膜的缝闭。血管吻合的具体方法是除第一针作对合缝合打结,中间缝合同间断水平褥式外翻缝合,如此连续缝合整个吻合口后打结(图 5-37)。"同侧进,对侧出"。

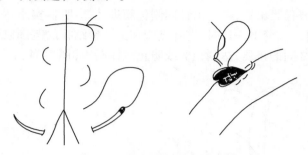

图 5-37　连续水平褥式外翻缝合

4. 减张缝合　病人体弱、腹压高或皮肤切除多造成切口张力过大,按照常规方法缝合后可能发生切口裂开,可以在常规缝合各层组织的同时,附加减张缝合加固。做腹部切口减张缝合,每间隔 2~3 针加缝一针减张缝合,缝合方法同间断水平褥式外翻缝合,不同的地方是边距和针距大:边距 2cm 左右,针距 3cm 左右,穿过层次多(缝针须经过除腹膜外的腹壁各层)。为避免缝线割裂皮肤,在两侧缝线套以橡皮管或硅胶管(图 5-38)。

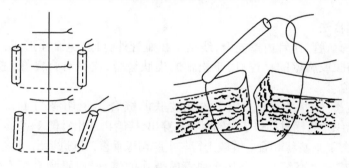

图 5-38　减张缝合

（四）钉合

随着医疗设备的飞速发展,外科缝合技术产生了巨大的突破,钉合技术就是其中之一。它是指不用缝线而是借助于特殊器械即钉合器来完成缝合或吻合的操作方法。例如肠吻合手术用到的肠吻合器(图 5-39)。钉合器的使用简化了手术操作,节省了手术时间,钉合后的伤口对合整齐,组织反应轻微。但是现阶段钉合器仅使用于有限的手术部位。钉合器发生故障时可能导致严重并发症,限制了钉合器在临床上的应用。

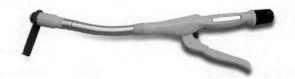

图 5-39　肠吻合器

临床手术过程中主要用手工缝合,可见手工缝合是外科必要的基本功之一,同学们应重点掌握。

钉合器的使用详见第四章外科缝合器部分。

四、各种组织常用的缝合要领

1. 皮肤缝合　使用三角针,4 号线,一般使用单纯间断缝合。缝合要点:针距 10 ~ 12mm、边距 3~8mm。松弛皮肤可用垂直褥式外翻缝合,要求缝合深度适宜、层次正确、剪线线头 5~10mm 等长。

2. 浅筋膜缝合　大多数切口要单独缝合浅筋膜,以减少皮肤张力并消灭无效腔。用细丝线,弯圆针单纯间断缝合。

3. 深筋膜和肌膜、肌肉缝合　深筋膜用细丝线或中丝线,小圆针行单纯间断缝合或 8 字缝合。

肌肉顺肌纤维分离后,只缝合其表面的肌膜。对于横断的肌肉,作水平褥式缝合,如用单纯间断缝合易撕脱。

4. 胃肠道缝合与吻合　应采用内翻缝合,一般缝两层,内层作间断或连续内翻全层缝合,外层用浆肌层内翻缝合法遮盖。

5. 血管缝合与吻合　用带缝线的无损伤缝合针以连续外翻缝合吻合后壁,其前壁可用间断或连续水平褥式外翻缝合,遇有出血处加作一针单纯间断缝合。

6. 胸、腹膜缝合　一般用 7 号丝线或 0 号、1 号铬制肠线,弯针进行单纯间断或单纯连续缝合。如果腹膜张力较大,可用间断平行或连续平行褥式外翻缝合。若腹膜对合不齐或个别针距较大,可补加 1~2 针单纯间断缝合。

7. 神经吻合　以缝合神经外膜而接合健康的神经纤维为原则,一定要避免过度牵引神经。吻合时应进行端端对合,不可旋转。神经外膜应修剪少许,并轻微外翻缝合以免影响神经轴生长,术后保持神经干松弛位。

8. 肌腱吻合　必须做到肌腱断端确切对合,严格无菌操作,并避免吻合过程中再损伤。可视具体情况而选择吻合方法。常用 8 字交叉缝合对合断面,再作数针间断缝合,以增强拉力。

9. 实质器官断面缝合　肝、胰腺等实质器官既富含血管又组织脆弱,为避免缝合和打结撕裂,需选用较粗的缝线,用特制的"肝针"或大号弯针作创面间断褥式缝合或间断对合缝合,缝针应穿过创伤口底部,不能在深部遗留无效腔,打结时用力均匀、缓慢、松紧适度。

五、缝合的注意事项

1. 缝合应按组织的解剖层次由深入浅进行,保证缝合创面或切口的严密对合,不要卷入或缝入其他组织,此为伤口良好愈合的前提。

2. 勿留残腔,防止形成积液、积血及感染。

3. 缝合的边距及针距必须均匀一致,受力及分担的张力一致并且缝合严密,不至于发生泄漏。缝合过稀过密均不利于愈合。

4. 缝合线的结扎松紧度应以切口两侧边缘靠拢对合为准,不宜过紧或过松。线圈过紧,组织缺血,妨碍愈合,甚至坏死。线圈过松,使组织对合不良,遗留无效腔,影响愈合。

5. 缝线骑跨的组织应尽量少,残留在组织内的线头应尽量短,手术中大多用间断缝合。然而,连续缝合有增加组织对合的严密性、止血效果好和节省时间等优点,故可适当使用。

6. 根据组织和器官的特点,以及病人具体情况,选择适宜的缝针、缝线和缝合方法。

第七节 外科手术操作的基本原则

在外科手术操作过程中,必须遵守无菌、无瘤和微创等基本原则,应尽可能避免手术后的感染、肿瘤的播散或病人机体组织不必要的损伤,以利于病人术后康复,提高手术治疗的效果。外科手术基本操作要求:对每一项手术操作,要求术者要做到稳、准、轻、快、细。

1. 稳 手术者进行手术操作时,情绪上一定要稳定,不管发生什么情况都要保持冷静与沉着,不可手忙脚乱。动作要稳健,手术中的每一步都要扎扎实实、由浅至深、循序渐进,切记不可着急和省略手术步骤。

2. 准 手术中的每一个操作动作,例如切开、分离、止血、结扎、缝合等都要做到准确无误。特别是对于血管、神经、肌腱等脆弱组织的处理,不可反复多次的重复操作,不可把多余动作用到操作中,尽可能一次完成。

3. 轻 操作时动作要尽可能轻柔,不可动作粗暴、用力过猛。对脆弱的重要组织,更要注意操作轻巧,用力适度,以免造成不可逆的损伤。

4. 快 为了减少手术暴露时间及麻醉状态下对病人所造成的危险,应在保证质量的前提下尽量加速手术。要求手术者思维迅速、动作熟练。手术者在手术外时间要多进行基本功的训练,台上各个参加手术人员密切配合、明确分工、各司其职、各负其责。

5. 细 要求手术操作必须仔细、止血彻底、防止操作粗糙,不可误伤其他正常组织。操作精细程度往往直接影响手术的质量和病人术后恢复。

第六章

外科学总论实验动物和动物麻醉

第一节　实验目的和要求

【掌握】实验动物麻醉的具体操作方法。

【了解】实验动物基本知识、动物实验常用的麻醉方法。

无论施行任何形式的动物手术或有创伤性的实验,必须在麻醉下才能完成。因此学习和掌握实验动物的麻醉选择及操作方法也是学习实验外科的重要环节。

在麻醉选择及操作中应注意的问题:

1. 根据实验要求及动物种类不同,选择最为合适的麻醉方法与麻醉药物。

2. 麻醉必须保持合适的深度,在整个操作过程中应保持稳定。

第二节　外科学总论实验常用动物简介

一、实验动物的分级与分类

(一) 按照微生物控制标准分级

按照微生物控制标准,将实验动物分成 4 级:

Ⅰ级普通动物(conventional animal,CV):指未经积极的微生物学控制,普遍地饲养在开放卫生环境里的动物。它们必须不带有人兽共患病原体,如结核分枝杆菌、痢疾志贺菌、伤寒沙门菌、沙门菌、皮肤真菌及体外寄生虫等。此种动物只能用于教学实验和科研工作的预实验。

Ⅱ级清洁动物(clean animal,CL):在 CV 的基础上,还须不携带动物传染病病原体,即是无传染病的健康动物。通常饲养在一般的动物饲养室内,其种系清楚、不杂乱。此类动物可用于大多数科研实验。

Ⅲ级无特定病原体动物(specific pathogen free animal,SPF):要求在 CL 基础上还须不带有干扰实验的微生物。动物按纯系要求繁殖。该种动物需饲养在隔离器内或层流室内。其垫料、饲料、用具均需经过高压消毒,饮用水 pH 维持在 4.5~8.0。工作人员需穿干净服装操作。适用于所有的科学实验,是国际标准级的实验动物。

Ⅳ级无菌动物(germfree animal,GF):要求不带有任何用现有的方法可以检出的微生物。此种动物不可能存在于自然界中,必须用人工的方法培育。无菌动物是母体在即将分娩时,在无菌屏障系统中剖腹取出胎儿,饲养繁育在无菌隔离器中,饲料、饮水经过消毒,定期检验。此种动物的要求及花费均较高,它们属于非常规动物,仅用于特殊课题。

(二)实验动物的分类

随着实验动物在医学研究及医疗教学的应用,对动物的分类也愈来愈细和愈来愈科学化。这是因为不同的研究和使用目的,常需应用不同类别的动物才能满足需要。按照实际的用途,通常将实验用的动物分为以下几类:

1. 实验动物　为人工专门培育供实验用的动物,从遗传学、微生物学、营养学和环境生态学上对实验动物严格控制。用于科学实验,同品系的实验动物具有可比性和可重复性,例如各种实验用的专门品种的大鼠、小鼠和地鼠类、豚鼠等。

2. 经济动物、野生动物、观赏动物　经济动物又称家畜家禽。这三类动物经过驯养、繁殖和培育,其中也有一部分可转为实验用。转为实验用的动物虽经过专门培育,但其品质规格尚不能和实验动物相比,只能用于一般的验证性实验。

二、外科实验常用动物

外科实验教学实验中最常用和用量最大的是家兔,可用于外科学总论的各种实验训练,并且比较经济,适于大批量的实验教学。犬和猪也是十分合适的外科实验动物,但因为犬类凶猛,价格较贵,不适合大批量使用。猪的效果最好,缺点也是价格较贵,有条件的学校可用于外科实验教学。虽然非人灵长类动物在生物进化及解剖结构等方面都与人十分接近,是医学研究领域中理想的实验动物,但是由于其数量有限、繁殖较慢、价格昂贵以及饲养管理费用高,所以在使用中受到一定限制。

(一)家兔

腹壁较薄,剖腹术时不宜用力过猛,以免切伤内脏。兔的腹壁肌肉主要由三层腹肌构成,由外到内依次为腹外斜肌、腹直肌、腹横肌。正中线上两侧腹肌的腱膜彼此融合形成腹白线,腹膜薄而结构疏松,提拉和牵开操作注意动作轻柔,避免撕裂。家兔的胃为单室胃,胃底较大,横卧于腹腔的前部。兔胃内壁有发达的胃黏膜。胃壁可以练习切开及两层吻合法。家兔的肠管较长,但肠壁菲薄。家兔的盲肠较发达,粗大呈袋状,末端类似人体的阑尾的蚓突管壁较厚,部分切除时可以作荷包缝合。

(二)犬

腹壁结构与人体的基本相似,尤其适合于练习剖腹术。腹壁层次分明,依次为皮肤、皮下组织、腹部肌肉(由腹外斜肌、腹内斜肌、腹横肌和腹直肌组成)、腹膜。腹膜较厚而致密。犬胃与人胃的解剖相似,犬胃的容积较大,胃大弯的长度约为胃小弯的4倍。故在进行胃穿孔修补或胃肠吻合时,宜在胃大弯侧操作。犬的肠壁厚度与人体肠管相似,适合于模拟人体肠道切开或吻合手术。其盲肠末端内径较粗,可切除此段盲肠模拟人体阑尾切除术。

(三)猪

由于猪为杂食性动物,其消化系统与人类极为相似,2~3个月龄小猪皮肤接近于人的皮肤,其心血管系统结构和血液学各项指标与人近似,所以常选用适龄体重20kg左右小型猪做动物实验研究。猪的某些离体器官可用于练习手术基本操作,如猪肠管适用于练习切开、吻合等操作。

第三节　动物实验常用麻醉药物

1. 氨基甲酸乙酯　此药是比较温和的麻醉药,安全度大。多数实验动物都可使用,更适合于小动物。一般用作基础麻醉,外科麻醉深度,呼吸循环均无明显抑制。使用时常配成20%水溶液,每公斤体重静脉注射5ml。

2. 戊巴比妥钠　此药一次给药的有效时间可延续3~5小时,所以能满足一般动物实验使用要求。此药随麻醉程度加深,对循环和呼吸系统抑制作用加大,尤其是用于较大的动物,例如犬。必要时须辅助呼吸。使用时配成3%生理盐水溶液,静脉或腹腔注射后很快就进入麻醉期,使用剂量及方法为:犬、兔静脉注射30mg/kg体重,腹腔注射45mg/kg体重。用于大规模外科学总论实验教学花费较高。

3. 硫喷妥钠　药品为黄色粉末,其水溶液不稳定,故必须现用现配,常用浓度为2.5%。此药作静脉注射时,诱导快,动物很快被麻醉。但苏醒也很快,一次给药的麻醉时效仅维持45分钟左右。在时间较长的实验过程中,可分次注药,以维持一定的麻醉深度。此药对呼吸有一定抑制作用,由于其抑制交感神经较副交感神经为强,常有喉头痉挛,因此注射时速度必须缓慢。实验剂量和方法:犬静脉注射25mg/kg体重;兔静脉注射10mg/kg体重。静脉注射速度以15秒注射2ml左右进行。

4. 氯胺酮　本药因镇痛效果显著在动物实验麻醉中备受青睐,一次给药维持10~20分钟的麻醉,适用于短时间的手术或作为弱麻醉剂的辅助用药。静脉注射5~10mg/kg体重。

5. 恩氟烷、异氟烷　此类吸入麻醉药物皆可用于哺乳动物,其用法与优缺点与临床近似,使用带正规蒸发器的麻醉机便于控制药物蒸发浓度。缺点是麻醉设备复杂,操作繁琐。

第四节　实验动物麻醉

一、动物麻醉方法的选择

进行动物手术时,必须选择合适的麻醉方法。在选择麻醉方法时,应根据实验要求、动物的种属特性及客观条件,选择安全、有效、简便、经济又便于管理的方法。由于动物不能配合手术,所以实际操作中常常选择动物全身麻醉,包括静脉麻醉、腹腔或肌内注射麻醉等。有时复合以局部麻醉药或其他静脉麻醉药。

二、麻醉前准备和麻醉前用药

根据手术要求,选择麻醉方法和准备麻醉用药。用犬作为手术对象时,手术前一定要将犬嘴捆绑以免伤人。

(一)实验前禁饮食

实验动物一般要求禁食12~24小时,禁饮4~6小时,以免手术时实验动物发生呕吐和误吸。

（二）实验用动物及动物的捕捉与固定

1. 家兔的捕捉和固定　家兔性情温驯，但捕捉时也应小心，以免被其抓伤或造成兔的损伤。捕捉时，左手迅速抓住其颈项或背部皮肤向上提起前肢，右手托起其臀部及后肢，双手轻轻用力将兔托起。不可抓兔耳或使用暴力。称量体重后，将家兔轻放在手术台上，四肢套上布带，然后同时提取四条布带，让其仰卧在手术台上，布带分别固定于手术台的四个角上，即可进行麻醉和手术。

2. 犬的捕捉和固定　外科实验使用犬一般是本地杂种犬，很难将其驯服。我们要借助一些特殊工具将犬捕捉固定，以免被犬咬伤。常用的捕捉工具为犬钳、犬嘴网套、犬颈套杆等。应根据实验所用犬的大小而选用不同型号的捕捉工具。犬颈被套住后还应给犬戴上网套或用布带捆扎犬嘴和固定犬的四肢。犬嘴的捆扎方法是先扎紧犬嘴在其颌下打结，再将布带绕耳后打结固定。四肢固定的方法同家兔。

3. 根据手术要求而选择麻醉方法和准备手术器械、药品等。

（三）麻醉前用药

在手术前 30 分钟以内适当使用抗胆碱类药物及镇静镇痛药物，可以减少呼吸道的分泌物和防止呕吐，使动物安静以保证麻醉诱导的平稳和减少麻醉药物的用量。常用药物：安定镇静药，如地西泮；抗胆碱药，如阿托品 0.02~0.05mg/kg。

三、常用的麻醉方法

（一）静脉麻醉

1. 家兔的静脉选择和穿刺　家兔耳缘静脉清晰、固定，最适合穿刺。兔耳缘静脉沿耳背两侧向后走行。助手双臂夹持固定兔蹲伏于手术台，一手抓住兔颈、背部皮肤，另一手拇指和示指指紧兔耳缘静脉近心端，使远心段鼓起，麻醉者一手拉住兔耳，一手进行穿刺。

2. 犬的静脉选择和穿刺　犬前肢、后肢小隐静脉均粗大、表浅、固定，便于穿刺。头静脉位于前肢内侧皮下，沿前肢内侧外缘上行；小隐静脉位于后肢胫部下 1/3 外侧皮下，由前侧向后走行。助手一手握紧犬前肢或后肢，另一手拇指按压静脉近心端，使远心段饱涨，即可进行穿刺。

可选择以下麻醉方案：3% 戊巴比妥钠溶液 1ml/kg；2.5% 硫喷妥钠 1ml/kg；20% 氨基甲酸乙酯 5ml/kg。

（二）腹腔麻醉

用可注射麻醉药物注入腹腔，经腹膜吸收而产生的全身麻醉。这种方法具有使用方便、呼吸抑制较静脉麻醉轻的优点。常用的药物有戊巴比妥钠或硫喷妥钠，用量相当于静脉麻醉剂量。注射药物的部位是在动物的后腹部，腹股沟韧带中点前方两横指处。注射时必须回抽以避免注入肠腔或膀胱。

（三）肌内注射麻醉

操作更为简便，麻醉诱导时间长，安全性较大，所用药物种类、剂量与静脉麻醉相同。

（四）吸入麻醉

麻醉剂经呼吸道进入机体后导致的可逆性全身痛觉和意识消失的状态，诱导和苏醒快，可控性较好。这种方法因对设备技术有较高要求及污染环境而不便广泛使用。

四、麻醉的观察与管理

（一）全麻深度的判断

临床上描述以乙醚为代表药物的"四期模式"，为典型麻醉分期，以对意识、痛觉、反射活动、肌肉松弛度、呼吸及循环的抑制程度为指标。虽然由于新药的开展和复合麻醉的应用，实际手术中麻醉分期不似乙醚麻醉分期那么明显，带来麻醉深度的判断困难，但是"四期模式"现仍可以作为麻醉深度的判断和掌握麻醉深度的参考。实验动物由于与人类之间有差异以及它们彼此的种属差异，分期更为困难，在实验教学中，粗略将动物全麻分成下列四期：

1. 诱导期　动物有自主动作、体表反射存在，呼吸心跳加快。此期不能耐受任何手术刺激。

2. 浅麻醉期　对非疼痛刺激不引起肢体动作反应，钳夹趾间组织引起缩肢反应（趾蹼反射）。呼吸心率规则，肌肉中等松弛，眼睑角膜反射存在。可耐受一般手术的刺激。

3. 深麻醉期　趾蹼反射变弱，呼吸由浅快变深慢，肌肉进一步松弛直至完全松弛，眼睑发射消失，角膜反射微弱。适用于开腹或探查等较严重的刺激，注意此期不要长时间维持，以防进入过深期。

4. 过深期　一切反射消失，呼吸心跳微弱至停止。需要立刻进行复苏。

（二）麻醉期间的观察与处理

动物自麻醉诱导期至动物清醒之前对动物的呼吸、心率和体温密切观察，在这些指标发生改变时作出相应的处理，例如：动物出现呼吸抑制时应立即停止使用麻醉药，减浅麻醉并给予呼吸兴奋剂或辅助胸部挤压。术中动物心搏骤停时应立即胸外心脏按压并给予肾上腺素抢救。

五、麻醉时的注意事项

1. 在麻醉选择及操作中应注意问题

（1）根据实验要求及动物种类不同而选择不同的麻醉方法。

（2）麻醉必须深度适当，在整个操作过程中保持恒定。

2. 注意不同动物个体麻醉差异性　不同种属动物对同一麻醉药物敏感性不同，同种属不同个体因年龄、性别、体质等也存在麻醉用量的差异。麻醉过程中除参照一般药物用量标准外，还必须密切注意动物的状态，增减麻醉药的用量。观察呼吸、反射、肌松度、对疼痛的反应等，对麻醉深度综合判断和作出相应处理。静脉注射药物时坚持先快后慢的原则，既要使实验动物较快进入麻醉状态，也要避免因注药过快导致麻醉过快过深不及时观察、处理而死亡。

3. 动物在麻醉期体温容易下降，要注意保温。

第七章

手 术 麻 醉

用药物和非药物的方法使机体或机体的一部分暂时失去对外界刺激反应称为麻醉。其目的是消除外界刺激所致的疼痛和不适感觉,保障病人围术期生命体征平稳,使肌肉适当松弛,为手术或诊断性有创检查创造良好的诊治条件。现代麻醉学在抢救危重病人以及疼痛诊疗工作中也发挥了极其重要的作用。

根据临床麻醉方法不同,我们可将其分为药物麻醉和非药物麻醉两大类。药物麻醉又可分为三类:①全身麻醉:作用于中枢神经系统,以意识和感觉的消失为特征,使机体对强烈的刺激不产生感觉和反应。根据麻醉给药方法不同,又可分为吸入麻醉、静脉麻醉及静脉吸入复合麻醉等。②局部麻醉:作用于周围神经系统,局限于机体某一部位的麻醉,包括表面麻醉、浸润麻醉和神经传导阻滞麻醉。③复合麻醉。非药物麻醉又可分为针刺麻醉、电麻醉、冷冻麻醉等。

第一节 麻醉前准备和麻醉前用药

充分的麻醉前准备和正确的麻醉前用药可有效提高麻醉效果、保证病人围术期安全、减少麻醉并发症。

一、麻醉前准备

(一)麻醉术前评估

1. 临床医师应充分了解手术病人的病情,依据病人年龄、疾病部位、手术部位和切口等,择定麻醉方法,送出手术通知单。

2. 麻醉医师接到手术通知后,要对病人病情做全面了解,根据手术的性质、范围以及诊治需要,最终择定麻醉方式与术中管理措施,估计麻醉手术中可能发生的变化及意外可能。

3. 麻醉医师术前要认真访视病人,询问病史,了解既往疾病史及手术麻醉史,平时使用镇静、催眠、镇痛药物和心血管药物的情况。参照各种检查、检验结果,重点了解心、肝、肺、肾和中枢神经系统等重要脏器的功能状态,充分了解并全面掌握病情。

4. 美国麻醉医师协会(ASA)将麻醉前病情分为五级,对病情的判断有重要参考价值。

5. ASA 病情分级

(1) Ⅰ级:体格健康,发育、营养良好,各器官功能正常。

(2) Ⅱ级:除外科疾病外,有轻度合并症,功能代偿健全。

(3) Ⅲ级:并存疾病较严重,体力活动受限,但尚能应付日常活动。

(4) Ⅳ级:并存疾病严重,丧失日常活动能力,经常面临生命威胁。

(5) Ⅴ级:无论手术与否,生命难以维持的濒死病人。

一般认为,Ⅰ~Ⅱ级病人对麻醉和手术的耐受性良好,风险性较小。Ⅲ级病人的器官功能虽在代偿范围内,但对麻醉和手术的耐受能力减弱,风险性较大,如术前准备充分,尚能耐受麻醉。Ⅳ级病人因器官功能代偿不全,麻醉和手术的风险性很大,即使术前准备充分,围术期的死亡率仍很高。Ⅴ级者为濒死病人,麻醉和手术都异常危险,不宜行择期手术。

急症手术的危险性大于同类择期手术病人,判断和评估时要给予重视。

(二)麻醉前病人准备

1. 纠正或改善病理生理状态　改善饮食和营养状况,增强体质和对麻醉、手术的耐受力,纠正紊乱的生理功能和潜在的疾病,如糖尿病、呼吸道感染、高血压、贫血、泌尿系感染及心、肝、肺、肾功能不全等,使各脏器功能恢复到最佳状态。对脱水、电解质紊乱、酸中毒、休克病人,应积极采取措施加以治疗,尽最大可能充分准备,以防发生意外。

2. 精神状态的准备　手术是一种有创治疗措施,麻醉对病人来说更加陌生,因此病人术前难免紧张和焦虑,甚至恐惧,这种心理状态对整个围术期生理都会产生影响,所以认真访视病人,深入细致地了解病情,耐心向病人及家属介绍麻醉和手术的必要性及安全措施,认真听取和解答病人提出的问题,以取得病人的信任,消除病人的思想顾虑,使之主动配合,从而提高麻醉安全。

3. 胃肠道的准备　择期手术前应常规排空胃,以免手术期间发生胃内容物的反流、呕吐或误吸而导致窒息和吸入性肺炎。成人择期手术术前应禁食8~12小时,禁饮4小时,以保证胃排空。小儿术前应禁食(奶)4~8小时,禁水2~3小时。急症病人也应充分考虑胃排空问题。饱胃又需立即手术者,即使是区域阻滞或椎管内麻醉,也有发生呕吐和误吸的危险。选用全麻时可考虑行清醒气管插管,可避免或减少呕吐和误吸的发生。

4. 麻醉设备及药品的准备　麻醉前必须认真检查各种监测设备、麻醉用具是否处于完好备用状态,各种药品是否齐全,有无过期失效及不安全的因素存在,同时还要准备好各种抢救器械和药品。麻醉期间除必须监测病人生命体征,如血压、呼吸、ECG、脉搏、血氧饱和度(SpO_2)和体温外,还应根据病情和条件选择适当的监测项目,如呼气末 CO_2 分压($ETCO_2$)、直接动脉压、中心静脉压(CVP)等。

二、麻醉前用药

麻醉前用药的目的:①消除病人紧张、焦虑及恐惧的心理,使病人在麻醉前能够情绪稳定,充分合作。同时也可增强全身麻醉药的效果,减少全麻药用量及其副作用。对一些不良刺激也可产生遗忘作用,这也是对病人的一种保护性措施。②提高病人的痛阈,缓和或解除原发疾病或麻醉前有创操作引起的疼痛,以便病人在麻醉过程中能够充分合作。③抑制呼吸道腺体的分泌功能,减少唾液分泌,保持口腔内的干燥,以防发生误吸。④消除因手术或麻醉引起的不良反射,特别是迷走神经反射,抑制因激动或疼痛引起的交感神经兴奋,以维持血流动力学的稳定。

（一）药物选择

麻醉前用药应根据麻醉方法和病情来选择用药的种类、用量、给药途径和时间。一般来说，全麻病人以镇静药和抗胆碱药为主，有剧痛者加用麻醉性镇痛药不仅可缓解疼痛，并可增强全麻药的作用。腰麻病人以镇静药为主。硬膜外麻醉的穿刺比腰麻较为困难，非常紧张或不能合作者，穿破蛛网膜及损伤脊神经的可能性明显增加，有必要给予镇痛药。准备选用丙泊酚或硫喷妥钠行全麻者、椎管内麻醉者、术前心动过缓者、行上腹部或盆腔手术者，除有使用阿托品禁忌外，均应选用阿托品。冠心病及高血压病人的镇静药剂量可适当增加，而心脏瓣膜病、心功能差及病情严重者，镇静及镇痛药的剂量应酌减，抗胆碱药以东莨菪碱为宜。一般状况差、年老体弱、恶病质及甲状腺功能低下者，对催眠镇静药及镇痛药都敏感，用药量应减少；年轻体壮或甲亢病人，用药量应酌增。麻醉前用药一般在麻醉前 30～60 分钟肌内注射。精神紧张者，可于手术前夜口服催眠药或安定镇静药，以消除病人的紧张情绪。

（二）常用药物

1. 安定镇静药　具有安定镇静、催眠、抗焦虑、抗惊厥作用，如地西泮、咪达唑仑等。
2. 催眠药　具有镇静、催眠和抗惊厥作用，如苯巴比妥、戊巴比妥等。
3. 镇痛药　具有镇痛、镇静作用，如吗啡、哌替啶、芬太尼等。
4. 抗胆碱药　具有抑制腺体分泌、解除平滑肌痉挛和迷走神经兴奋的作用，如阿托品、东莨菪碱、戊乙奎醚等。

第二节　全身麻醉

麻醉药经呼吸道吸入或经静脉、肌内注射进入人体内，产生中枢神经系统的抑制，临床表现为神志消失、遗忘、全身的痛觉丧失、反射抑制和一定程度的肌肉松弛，这种方法称为全身麻醉。但是其痛觉消失、肌肉松弛、反射活动减弱、神志消失是可以控制和可逆的，清醒后不留任何后遗症。

一、吸入性全身麻醉

吸入性全身麻醉是指经呼吸道进入人体内并产生全身麻醉作用的药物。一般用于全身麻醉维持，有时也用于麻醉诱导。

（一）氧化亚氮吸入麻醉

氧化亚氮（nitrous oxide），即笑气（laughing gas），为麻醉性能较弱的气体麻醉药，推算其最低肺泡有效浓度（minimum alveolar concentration，MAC）为 105%。麻醉诱导及苏醒迅速，因麻醉作用较弱，常与其他全麻药复合应用于麻醉维持，吸入浓度为 50%～70%。因有一定镇痛作用，可用于牙科或产科镇痛。此外，氧化亚氮可使体内封闭腔内压升高，如中耳、肠腔等，因此肠梗阻病人禁用。并且流量计不准确时禁止使用。

（二）恩氟烷吸入麻醉

恩氟烷（enflurane）麻醉性能较强，成人的 MAC 为 1.7%。恩氟烷对中枢神经系统有抑制作用，随着吸入浓度逐渐升高，脑电图可出现癫痫样棘波和爆发性抑制。该药对心肌收缩力有抑制作用，引起血压、心输出量和心肌氧耗量降低。对外周血管有轻度舒张作用，导致血压下降和反射性心率增快。恩氟烷对呼吸的抑制作用较强,表现为潮气量降低和呼吸频率增快。可增强非去极化肌松药的作用。临床一般用于麻醉维持,麻醉维持期的常用吸入浓度为0.5%~2%。恩氟烷可使眼内压降低,对眼内手术有利。因深麻醉时脑电图显示癫痫样发作,临床表现为面部及肌肉抽搐,因此有癫痫病史者应慎用。

(三)异氟烷吸入麻醉

异氟烷(isoflurane)麻醉性能强。异氟烷在低浓度时对脑血流无影响,高浓度时可使脑血管扩张,脑血流增加和颅内压升高。对心肌收缩力的抑制作用较轻,对心输出量的影响较小,但可明显降低外周血管阻力而降低动脉压。对冠状动脉有扩张作用,并有引起冠状动脉窃流的可能。不增加心肌对外源性儿茶酚胺的敏感性。对呼吸有轻度抑制作用,对支气管平滑肌有舒张作用,对呼吸道有刺激性。可增强非去极化肌松药的作用。代谢率很低,最终代谢产物为三氟乙酸。其对肝、肾功能无明显影响。临床应一般在静脉诱导后吸入异氟烷维持麻醉;常用吸入浓度为0.5%~2%,用于麻醉维持时,易维持循环功能稳定;停药后苏醒较快。因其对心肌收缩力抑制轻微,而对外周血管扩张明显,因而可用于控制性降压。

(四)七氟烷吸入麻醉

七氟烷(sevoflurane)麻醉性能较强。成人MAC为2%。七氟烷对中枢神经系统有抑制作用,对脑血管有舒张作用,可引起颅内压升高。对心肌收缩力有轻度抑制,可降低外周血管阻力,引起动脉压和心输出量降低。对心肌传导系统无影响,不增加心肌对外源性儿茶酚胺的敏感性。在1.5MAC以上时,对冠状动脉有明显舒张作用,有引起冠状动脉窃流的可能。对呼吸道无刺激性,不增加呼吸道的分泌物。对呼吸的抑制作用比较强,对气管平滑肌有舒张作用。可增强非去极化肌松药的作用,并延长其作用时间。主要在肝脏代谢。临床可用于麻醉诱导和维持。用面罩诱导时,呛咳和屏气的发生率很低。维持麻醉浓度为1.5%~2.5%时,循环稳定。麻醉后清醒迅速。苏醒过程平稳,恶心、呕吐的发生几率较低。但在钠石灰中和温度升高时可发生分解。

(五)地氟烷吸入麻醉

地氟烷(desflurane)麻醉性能较弱。可抑制大脑皮质的电活动,降低脑氧代谢率,低浓度时不抑制中枢对CO_2的反应,过度通气时也不使颅内压降低,高浓度时可使脑血管舒张,并降低其自身调节能力。对心肌有轻度抑制作用,对心率、血压影响较轻。当浓度增加时可引起外周血管阻为降低和血压下降。对呼吸有轻度抑制作用,可抑制机体对$PaCO_2$升高的反应,对呼吸道也有轻度刺激作用。对神经-肌肉接头有抑制作用,增强肌松药的效应。临床可用于麻醉诱导和维持,麻醉诱导和苏醒都非常迅速。可单独以面罩诱导,浓度低于6%时呛咳和屏气的发生率低,浓度大于7%可引起呛咳、屏气、分泌物增多,甚至发生喉痉挛。吸入浓度达12%~15%时,不用其他肌松药即可行气管内插管。可单独或与N_2O合用维持麻醉,麻醉深度可控性强,肌松药用量减少。因对循环功能的影响较小,对心脏手术或心脏病人行非心脏手术的麻醉更为有利。其诱导和苏醒迅速,适用于门诊短小手术的麻醉,而且恶心和呕吐的发生率明显低于其他吸入性麻醉药。

二、静脉全身麻醉

(一)静脉全身麻醉定义和优点

从静脉途径注入麻醉药,经血液循环作用于中枢神经系统而产生全身麻醉的方法称为静脉全身麻醉。其优点是对呼吸道无刺激性、诱导迅速、病人苏醒快、感觉舒适、不燃烧、不爆炸和操作简单。

（二）常用的静脉全身麻醉药

1. 硫喷妥钠（thiopental sodium）　为超短效巴比妥类静脉全麻药。常用浓度为 2.5%，其水溶液呈强碱性。小剂量注射有镇静、催眠作用，剂量稍大（3～5mg/kg）时，20 秒内即可使病人入睡，作用时间 15～20 分钟。主要在肝代谢降解。对于肝功能障碍者，麻醉后清醒时间可能延长。临床应用：①全麻诱导：常用剂量为 4～6mg/kg，辅以肌松药即可完成气管内插管。但不宜单独用于气管插管，易引起严重的喉痉挛。②短小手术的麻醉：脓肿切开引流、血管造影等，静脉注射 2.5% 溶液 3～5mg/kg。③控制惊厥：2.5% 溶液 1～2mg/kg。④小儿基础麻醉：深部肌内注射 1.5%～2% 溶液 15～20mg/kg。但皮下注射可引起组织坏死，动脉内注射可引起动脉痉挛、剧痛及远端肢体坏死。

2. 氯胺酮（ketamine）　为苯环己哌啶的衍生物，易溶于水，水溶液 pH 值为 3.5～5.5。镇痛效果显著。静脉注射后 30～60 秒病人意识消失，作用时间为 15～20 分钟。肌内注射后约 5 分钟起效，15 分钟作用最强。氯胺酮可使唾液和支气管分泌物增加，对支气管平滑肌有松弛作用。主要在肝内代谢，代谢产物去甲氯胺酮仍具有一定生物活性，最终代谢产物由肾排出。临床应用：可用于全麻诱导，剂量为 1～2mg/kg 静脉注射。静脉持续滴注 1% 溶液 0.2mg/kg 可用于麻醉维持。常用于小儿基础麻醉，肌内注射 5～10mg/kg 可维持麻醉 30 分钟左右。静脉注射 0.5～1mg/kg，可加强阻滞麻醉的作用。主要副作用有可引起一过性呼吸暂停，出现幻觉、恶梦及精神症状，可使眼压和颅内压升高。

3. 依托咪酯（etomidate）　为短效催眠药，无镇痛作用。作用方式与巴比妥类似。起效快，静脉注射后约 30 秒病人意识即可消失，1 分钟时脑内浓度达到峰值。对心率、血压及心输出量的影响很小，对呼吸影响明显小于硫喷妥钠，对肝肾功能也无明显影响。临床应用：主要用于全麻诱导，适用于年老体弱和危重病人的麻醉，一般剂量为 0.15～0.3mg/kg。主要副作用有：注射后常可发生肌痉挛，对静脉有刺激性，术后易发生恶心、呕吐、反复用药或持续静脉滴注后可能抑制肾上腺皮质功能。

4. 丙泊酚（propofol）　具有镇静、催眠作用，有轻微镇痛作用。起效快，静脉注射 1.5～2mg/kg 后 30～40 秒病人即入睡，维持时间仅为 3～10 分钟，停药后苏醒快而完全。大剂量或快速注射有引起严重低血压危险。对呼吸有明显抑制作用，表现为潮气量减低和呼吸频率减慢。经肝代谢，代谢产物无生物活性。反复注射或静脉维持时体内有蓄积，但对肝肾功能无明显影响。临床应用：用于全麻静脉诱导，剂量为 1.5～2.5mg/kg，因其对上呼吸道反射的抑制较强，气管内插管的反应也较轻。可静脉持续输注与其他全麻药复合应用于麻醉维持，用量为 6～10mg/(kg·h)。用于门诊手术的麻醉具有较大优越性，用量约 2mg/(kg·h)，停药后 10 分钟，病人即可回答问题，平均 131 分钟后病人可离院，可作为阻滞麻醉的辅助药，剂量为 1～2mg/(kg·h)。副作用为对静脉有刺激作用；对呼吸抑制作用常较硫喷妥钠为强，必要时应行人工辅助呼吸；麻醉后恶心、呕吐的发生率为 2%～5%。

三、肌肉松弛药

简称肌松药，能阻断神经-肌传导功能而使骨骼肌松弛。自从 1942 年筒箭毒碱首次应用于临床后，肌松药就成为全麻用药的重要组成部分。肌松药只能使骨骼肌麻痹，而不产生麻醉作用,不能使病人的神志和感觉消失,也不产生遗忘作用,因此肌松药不能单独使用。肌松药的使用不仅便于手术操作,也有助于避免深麻醉带来的危害。

（一）肌松药分类

1. 去极化类肌松药 以琥珀胆碱为代表。这类肌松药的作用与乙酰胆碱作用相似,能使突触后膜持续性去极化且无法复极,从而没有动作电位向终板两端扩散,肌肉亦即处于静止(松弛)状态。

2. 非去极化类肌松药 这类肌松药能与突触后膜的乙酰胆碱受体相结合,但不引起突触后膜的去极化。常用非去极化肌松药有:泮库溴铵、罗库溴铵、维库溴铵、阿曲库铵、顺阿曲库铵等。

（二）应用肌松药的注意事项

1. 为保持呼吸道通畅,应进行气管内插管,并施行辅助或控制呼吸。

2. 肌松药无镇静、镇痛作用,不能单独应用,应在全麻药作用下应用。

3. 应用琥珀胆碱后可引起短暂的血清钾升高,眼压和颅内压升高。因此,对于严重创伤、烧伤、截瘫、青光眼、颅内压升高者,禁忌使用。

4. 体温降低可延长肌松药的肌松作用;吸入麻醉药、某些抗生素(如链霉素、庆大霉素、多黏菌素)及硫酸镁等,可增强非去极化肌松药的作用。

5. 对于合并有神经-肌肉接头疾病的病人,如重症肌无力,禁忌应用非去极化肌松药。

6. 有的肌松药有组胺释放作用,有哮喘史及过敏体质者慎用。

四、麻醉性镇痛药

1. 吗啡(morphine) 从鸦片中提取出的阿片类药物。作用于大脑边缘系统可消除紧张和焦虑,并引起欣快感,有成瘾性。能提高痛阈,解除疼痛。对呼吸中枢有明显抑制作用,可使小动脉和静脉扩张、外周血管阻力下降及回心血越减少,引起血压降低,但对心肌无明显抑制作用。

2. 哌替啶(pethidine) 具有镇痛、安眠、解除平滑肌痉挛的作用。用药后有欣快感,并有成瘾性。对心肌收缩力有抑制作用,可引起血压下降和心输出量降低,对呼吸有轻度抑制作用。

3. 芬太尼(fentanyl) 对中枢神经系统的作用与其他阿片类药物相似,镇痛作用为吗啡的75~125倍,持续30分钟。对呼吸有抑制作用,芬太尼与咪达唑仑合用时的呼吸抑制更为明显。

4. 瑞芬太尼(remifentanil) 超短效镇痛药。单独应用时对循环的影响不明显,但可使心率明显减慢;与其他全麻药合并使用时可引起血压和心率的降低。

5. 舒芬太尼(sufentanil) 芬太尼的衍生物,镇痛作用是其5~10倍,持续时间约为芬太尼的2倍。对呼吸有抑制作用,程度与等效剂量的芬太尼相似,但持续时间比后者短。

五、麻醉期的管理

麻醉药和手术创伤都可给病人的呼吸、循环、神经系统和全身生理状况造成影响。因此,麻醉期间应严格管理好呼吸、循环系统功能,以减轻病情变化,避免发生意外,取得预期效果。

1. 呼吸管理　必须维持呼吸道通畅,保证供氧,调节好呼吸频率、幅度、潮气量、气道压力。严密观察通气情况、黏膜、皮肤、指甲以及手术野出血的颜色。有条件者可用呼吸末二氧化碳分压监测仪、血气分析仪等进行监测,并及时准确记录。同时要注意观察导管是否漏气、扭曲等。一般呼吸紊乱原因有:舌后坠、分泌物潴留、误吸、喉痉挛、支气管痉挛等所致的呼吸道梗阻,心肺功能障碍,神经系统疾病所致的通气量不足和换气功能障碍,麻醉呼吸机和导管故障,以及供氧异常等。

2. 循环管理　重点观察脉搏、血压及尿量的变化,每5~10分钟监测1次,并记录手术重要步骤、出血量、输液量、输血量及用药等。对于危重病人或复杂手术,应监测中心静脉压、有创动脉压、肺毛细血管楔压,以指导术中输液。常发生的变化有血压下降或升高、心律(率)异常、尿量减少等。对任何一项变化,都应认真观察,正确地分析原因并给予相应的处理。

六、全身麻醉的并发症和意外

麻醉的目的是为施行手术提供安全保障,但麻醉期间可能有意外和并发症发生,处理不当或不及时,将产生严重后果。如何积极防治麻醉期间意外和并发症的发生,是至关重要的任务。常见的全身麻醉并发症有:反流和误吸、呼吸道梗阻、通气量不足、低氧血症、低血压、高血压、心律失常、高热、抽搐和惊厥、苏醒延迟等。

第三节　局部麻醉

局部麻醉药(简称局麻药)暂时阻断某些周围神经的冲动传导,使受这些神经所支配的区域产生麻醉作用,称为局部麻醉(简称局麻)。广义的局麻还包括椎管内麻醉。局麻是一种简便易行、安全有效、并发症较少的麻醉方法,并可保持病人意识清醒,适用于较表浅、局限的手术。但缺点是会干扰重要器官的功能,因此,在局麻时应熟悉局部解剖和局麻药的药理作用,掌握规范的操作技术。

一、局部麻醉药物

(一) 常用局麻药

根据局麻药分子的中间链不同,局麻药分两类:酯类局麻药(如普鲁卡因、丁卡因)和酰胺类局麻药(如利多卡因、布比卡因、罗哌卡因)。详细常见局麻药物如表7-1所示。

表7-1　常用局麻药物

局麻药名称	毒性	麻醉强度	显效时间	作用时间	常用浓度	一次限量
普鲁卡因	1	1	5~10分钟	0.75~1小时	0.5%~2%	1000mg
丁卡因	12	10	10分钟	2~3小时	0.15%~1%	40~80mg
利多卡因	4	4	2分钟	1~2小时	0.25%~2%	100~400mg
布比卡因	10	16	3~5分钟	5~6小时	0.25%~0.5%	150mg
罗哌卡因	8	16	3~5分钟	5~6小时	0.2%~0.75%	150mg

1. 普鲁卡因(procaine)　特点:①亲脂性低,黏膜穿透力弱,不能用于表面麻醉。②常用于浸润麻醉、传导麻醉、腰麻和硬膜外麻醉。药液中常加肾上腺素,只能维持30~45分钟。③本品毒性小,安全范围大。因为普鲁卡因进入血液循环后,很快被血浆假性AcHE水解成氨苯甲酸(PABA)和二乙氨基乙醇。④过敏反应:过敏时发生休克,用药前皮试。⑤避免与琥珀胆碱合用,会增加琥珀胆碱的毒性。因两药物经血浆AcHE代谢,具有竞争血浆AcHE作用。

2. 丁卡因(dicaine)　特点:①作用快、强、持久,用药后1~3分钟起作用,麻醉强度比普鲁卡因强10倍,可维持2~3小时。②黏膜穿透力强,常用于表面麻醉,也可用于传导麻醉、腰麻、硬膜外,不用于浸润麻醉。③本品毒性大,安全范围小,毒性比普鲁卡因大2~4倍。因药物穿透力强,易吸收,而且代谢慢,易发生毒性反应。

3. 利多卡因(lidocaine)　特点:①与普鲁卡因比,作用快、强、持久,黏膜穿透力较强,局麻时间、效应及毒性与药物浓度有关;②全能麻醉药:表面麻醉、浸润麻醉、传导阻滞、腰麻及硬膜外麻醉均有效;③本品毒性较小,安全范围较大,对组织无刺激,无局部血管扩张作用;④无过敏反应,对普鲁卡因过敏者可选用此药;⑤具有抗心律失常作用。

4. 布比卡因(bupivacaine)　特点:①麻醉作用强,持续时间长,局麻作用比利多卡因强3~4倍,可维持5~6小时;②主要用于浸润麻醉、传导阻滞和硬膜外麻醉,不用于表面麻醉和腰麻;③严重心脏毒性。

5. 罗哌卡因(ropivacaine)　特点:①高浓度具有感觉和运动阻滞,强度近似于布比卡因,但相同浓度下,中枢神经系统与心脏毒性低于布比卡因。②具有低浓度时感觉和阻滞和运动阻滞分离的特点,用于术后或分娩镇痛(可行走的分娩镇痛)。③可用于浸润麻醉、传导阻滞和硬膜外麻醉。在局部浸润麻醉,因罗哌卡因的缩血管作用,不推荐肢端手术时采用罗哌卡因局部浸润。

(二)局麻药的不良反应

1. **毒性反应**　如果局麻药从给药部位吸收进入血液循环,血药浓度超过一定的阈值,就会发生局麻药的毒性反应。

(1)引起全身毒性反应的常见原因有:①误入血管;②没有遵循最大剂量原则(剂量或浓度过高);③血液供应丰富;④病人不耐受。

(2)表现:早期出现头晕、耳鸣、口唇麻木、寒战、定向力障碍等,重者出现抽搐或惊厥,呼吸循环衰竭,抢救不及时容易导致死亡。

(3)治疗:①立即停止用药;②保持呼吸道通畅,用面罩吸入高浓度氧;③轻者静脉注射地西泮5~10mg,重者(已发生抽搐或惊厥)静脉注射硫喷妥钠1~2mg/kg,或静脉注射肌松药行气管插管人工呼吸;④使用血管活性药物,维持血流动力学平稳;⑤如出现呼吸心跳停止,立即心肺复苏。

(4)预防:①选用最低有效浓度局麻药,减少用药总量;②严防血管内误注;③局麻药中加入适量肾上腺素;④长短效局麻药混合使用;⑤术前常规使用地西泮类或巴比妥类药物,提高局麻药致惊域值;⑥改善或纠正病人病理生理状态。

2. **过敏反应**　极罕见,多由酯类局麻药引起。

二、局部麻醉方法

（一）表面麻醉

将穿透力强的局麻药施用于黏膜表面，局麻药物穿透黏膜后阻滞位于黏膜下的神经末梢，使黏膜产生麻醉现象，称为表面麻醉。眼、鼻、咽喉、气管、尿道处的浅表手术或内镜检查常用此法，即眼用滴入法、鼻用涂敷法、咽喉气管用喷雾法、尿道用灌入法。常用药物为1%~2%丁卡因或2%~4%利多卡因。滴眼用0.5%~1%丁卡因，气管、尿道、膀胱黏膜吸收较快，应减少剂量。如局部黏膜有破损、炎症或溃疡者，容易发生局麻药吸收过快而引起局麻药中毒，应列为相对禁忌。

（二）局部浸润麻醉

将局麻药注射于手术区的组织内，阻滞神经末梢而达到的麻醉作用，称局部浸润麻醉。基本操作方法：先用空针抽取局麻药物后在手术切口一端进针，针的斜面向上刺入皮内，注药后形成橘皮样隆起，称皮丘。将针拔出，在第一个皮丘的边缘再进针，此时病人已经感觉不到疼痛，像之前同样操作形成第二个皮丘，重复相同操作在切口线上形成皮丘带。再经皮丘向皮下组织注射药物，即可切开皮肤和皮下组织。上述操作法的目的是使病人只在第一针刺入时有痛感，尽量减少病人疼痛。如果手术要达到深层组织，可在肌膜下和肌膜内注射。分开肌肉后如为腹膜，应行腹膜浸润麻醉。如此浸润一层切开一层，注射器和手术刀交替使用，确保麻醉有效。常用药物为0.5%普鲁卡因溶液或0.25%~0.5%利多卡因。前者成人一次总量不超过1g，后者成人一次总量不超过0.5g。

局部浸润麻醉时应注意：①注入组织内的药液要有一定的容积，在组织内形成一定张力，借水压作用使药液与神经末梢广泛接触，从而增强麻醉效果；②为避免用药量超过一次限量，应降低药液浓度，例如用0.25%普鲁卡因；③每次注药前都要回抽，以免误注入血管内，这一点十分重要，如果将麻醉药物注入血管会造成局麻药中毒的严重后果；④实质性脏器和脑组织等无痛觉，不用注药；⑤药液中含肾上腺素浓度1:20万~1:40万可减缓局麻药的吸收，延长作用时间。

（三）区域阻滞麻醉

包围手术区，在其四周和底部注射局麻药，阻滞通入手术区的神经纤维，称区域阻滞麻醉。适用于体表肿物切除，如乳房良性肿瘤的切除术、头皮手术等。麻醉方法同局部浸润麻醉。其优点为：①可避免刺入肿瘤组织；②不致因局部浸润药液后难以触及小的肿块，而增加手术难度；③不会因注药而使手术区的局部难于辨认。

（四）神经阻滞麻醉

在神经干、丛、节的周围注射局麻药，阻滞其冲动传导，使所支配的区域产生麻醉作用，称神经阻滞麻醉。优点是神经阻滞只需注射一处，即可获得较大的麻醉区域。缺点是有引起严重并发症的可能，故操作时必须熟悉局部解剖，了解穿刺针所要经过的组织，以及附近的血管、脏器和体腔等。常用神经阻滞有肋间、眶下、坐骨、指（趾）神经干阻滞，颈丛、臂神经丛阻滞，以及诊疗用的星状神经节和腰交感神经节阻滞等。常用药物为1%~2%利多卡因。

第四节　椎管内阻滞麻醉

椎管内有两个腔隙可以用于麻醉，即蛛网膜下腔和硬脊膜外腔。把麻醉药物注入上述腔隙中能产生下半身或特定部位麻醉。根据麻醉药物注入的腔隙不同,分为蛛网膜下腔阻滞(简称腰麻),硬膜外腔阻滞及腰麻-硬膜外腔联合阻滞,统称椎管内麻醉。

一、蛛网膜下腔阻滞麻醉

(一)适应证

适用于2~3小时以内的下腹部、盆腔、下肢和肛门会阴部手术。如阑尾切除术、疝修补术、半月板摘除、痔切除、肛瘘切除术等。

(二)禁忌证

1. 中枢神经系统疾病。

2. 休克。

3. 穿刺部位有皮肤感染。

4. 脓毒症。

5. 脊柱外伤或结核。

6. 急性心力衰竭或冠心病发作。

对老年人、心脏病、高血压等病人,应严格控制用药量和麻醉平面。不能合作者,如小儿或精神病病人,一般不用蛛网膜下腔麻醉。

(三)腰麻穿刺方法(蛛网膜下腔穿刺术)

病人一般取侧卧位,屈髋屈膝,头颈向胸部屈曲,腰背部尽量向后弓曲,使棘突间隙张开便于穿刺。首先确定穿刺部位,成人一般选用第三、四腰椎间隙($L_{3~4}$),也可酌情上移或下移一个间隙。采用直入法穿刺时,用1%利多卡因作皮肤、皮下组织和棘间韧带浸润麻醉。继以穿刺针垂直背部进针,当针穿过黄韧带时,常有明显"落空感",再进针刺破硬脊膜和蛛网膜,又有第二个"落空感"。拔出针芯见有脑脊液自针内流出,表示穿刺成功。经此穿刺针注入麻醉药液,然后将穿刺针拔出,压迫片刻,无菌纱布覆盖包扎。

(四)并发症及注意事项

1. 血压下降、心率减慢 注入麻醉药液后及时测量血压和心率,严密观察病情变化。血压下降多发生于麻醉平面过高时,一旦下降可先快速静脉输液200~300ml。如无效,再静脉注射麻黄碱15mg。对于心率慢者,可静脉注射阿托品0.3mg。

2. 呼吸抑制 多为麻醉平面过高所致,一旦出现胸闷、气短、说话费力、发绀时,应先吸氧,如无好转,应立即作气管内插管和人工呼吸抢救。

3. 恶心、呕吐 多与麻醉平面过高、迷走神经亢进、牵拉脏器、药物反应引起。处理时,应暂停手术,立即提升血压及镇吐。

4. 头痛 麻醉后2~7天内的常见并发症,年轻女性病人较多见,短者数天消失,个别病人症状可持续半年以上。头痛原因多与脑脊液压力过低有关。因此,预防腰麻后头痛应采用细针穿刺,补足液体。头痛症状明显者,病人宜平卧休息,服用止痛片或地西泮,亦可配合针灸治疗。

5. 尿潴留 比较常见并发症。下腹部或肛门、会阴手术后切口疼痛以及病人不习惯卧床排尿等因素也可引起尿潴留。可以热敷、针灸或肌内注射副交感神经兴奋药治疗,必要时留置导尿管。

6. 化脓性脑脊膜炎 可因直接或间接原因引起,如皮肤感染、脓毒症等,严重者可危及生命,故重在预防。

二、硬脊膜外阻滞麻醉

将局麻药注射到硬脊膜外间隙,阻滞部分脊神经的传导功能,使其所支配区域的感觉和(或)运动功能消失的麻醉方法,称为硬脊膜外腔阻滞,又称硬膜外腔阻滞或硬膜外麻醉。有单次法和连续法两种。禁忌证与腰麻相似。

(一)硬膜外穿刺术

硬膜外穿刺可在颈、胸、腰、骶各段间隙进行。硬膜外穿刺有直入法和侧入法两种。穿刺时的体位、进针的部位和针所经过的层次与腰麻基本相同。但硬膜外穿刺时,当针尖穿过黄韧带即达硬膜外间隙。硬膜外穿刺成功的关键是不能刺破硬脊膜,所以也特别强调针尖刺破黄韧带时的感觉。验证穿刺针是否处于硬膜外腔内的方法有:

1. 阻力消失法 在穿刺过程中,开始阻力较小,继续缓慢进针,当抵达黄韧带时阻力增大,并有韧性感。这时将针芯取下,接上内有生理盐水和小气泡的低阻力注射器。推动注射器芯有回弹阻力感,气泡被压小,说明尚未到达硬膜外腔。继续缓慢进针,一旦刺破黄韧带时出现"落空感",向内注液无阻力,气泡不再缩小,回抽无脑脊液流出,表示针尖已到达硬膜外腔。

2. 毛细管负压法 当穿刺针抵达黄韧带时,取下针芯,同阻力消失法接上内有生理盐水和小气泡的低阻力注射器试验阻力。然后取下注射器并与内有液体的玻璃毛细管连接,继续缓慢进针。当针尖进入硬膜外腔,在出现"落空感"的同时,管内液体被吸入,此现象为硬膜外腔特有的"负压现象"。

确定针尖已在硬膜外腔后,可通过穿刺针向头端或尾端置入硬膜外导管,导管留在硬膜外腔的长度为 $3\sim4cm$,退出穿刺针,然后将露出体外的硬膜外导管沿脊柱用胶布固定于皮肤上以防脱出,从导管远端予以连续注药。

(二)并发症

1. 术中并发症

(1)全脊椎(髓)麻醉:由于硬膜外麻醉所用局麻药物大部分或全部意外进入到蛛网膜下隙,在用药后 $3\sim10$ 分钟内会出现胸闷、紧迫感、说话无力或不能发声,下肢、胸腹肌肉相继麻痹、呼吸困难、微弱、全身发绀、神志消失、血压下降、心跳停止。一旦发现,应立即行气管插管、机械通气、维持循环等。

(2)血压下降:麻醉平面较高,病人一般状况较差,用药量过大者容易出现,应在试验剂量注入后经常测量血压、脉搏等生命体征。处理方法同蛛网膜下腔麻醉。

(3)局麻药中毒:为局麻药注入到静脉丛内或一次用药超过极限量引起。表现为抽搐、虚脱,应及时给予镇静、补液,维持呼吸和循环功能等。

(4)呼吸抑制:硬膜外阻滞可影响肋间肌及膈肌的运动。当阻滞平面低于 T_8 时,呼吸功能基本正常;如达 T_2 以上,通气储备功能明显下降。为了减轻对呼吸的抑制,可降低用药浓度以减轻对运动神经的阻滞。

(5)恶心呕吐:与蛛网膜下腔麻醉相同。

2. 术后并发症 硬膜外阻滞术后并发症一般较蛛网膜下腔阻滞少。少数病人出现腰背疼痛或暂时尿潴留,一般多不严重。但也可发生严重神经并发症,甚至截瘫,其致病原因有神经损伤、硬膜外血肿、感染、脊髓血管病变、硬膜外导管折断等。对于这些并发症,应以预防为主。

三、蛛网膜下腔与硬膜外联合阻滞

蛛网膜下腔与硬脊膜外腔联合阻滞又称腰麻-硬膜外联合阻滞,近年来较广泛用于下腹部及下肢手术。其特点是既可以满足腰麻起效快、镇痛完善与肌肉松弛的优点,又可以有硬膜外阻滞时可以调控麻醉平面、满足长时间手术的需要等长处。腰麻-硬膜外腔联合阻滞的穿刺有两点法和一点法。两点法:病人体位与腰麻相同,先选 $T_{12} \sim L_1$ 作硬膜外腔穿刺并置入导管,然后再于 $L_{3\sim4}$ 或 $L_{4\sim5}$ 间隙行蛛网膜下腔穿刺。一点法:经 $L_{2\sim3}$ 棘突间隙用联合穿刺针作硬膜外腔穿刺,穿刺成功后再用配套的 25G 腰穿针经硬膜外穿刺套管针内行蛛网膜下腔穿刺,见脑脊液流出即可注入局麻药;然后退出腰穿针,再将硬膜外针向头端置入硬膜外导管,并固定导管备用。由于所用腰穿针很细,对硬脊膜损伤很小,术后头痛的发生率明显减少,但注药速度需缓慢。目前临床多采用一点法。

第五节　气管插管术

气管内插管(endotracheal intubation)是将特制的气管导管,经口腔或者鼻腔插入到病人的气管内。它是临床麻醉中不可缺少的一项重要组成部分,是临床医师必须掌握的最基本的操作技能。目前不仅广泛应用于麻醉实施,而且在危重病人的抢救复苏和治疗中也发挥了重要作用。其使用目的在于:①任何手术体位都能保持呼吸道通畅,防止异物进入呼吸道,及时清除气管和支气管内的分泌物;②进行有效的人工或机械通气,防止病人缺氧和二氧化碳积蓄;③便于吸入全身麻醉药的应用。

一、插管前准备及其用具

插管前严格检查插管用具是否完好,并做好充分准备,如气管导管、喉镜(图 7-1)、麻醉回路、导管芯、牙垫、滑润剂、插管钳、呼吸机等。

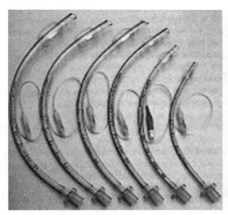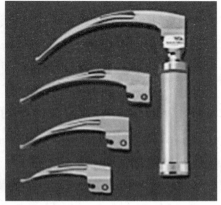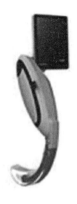

图 7-1　气管导管及麻醉喉镜

（一）气管导管的准备

气管导管材质分为橡胶、聚氯乙烯或硅胶聚乙烯导管,其中硅胶聚乙烯导管刺激性最小,故为临床所常用。导管规格按照法制（F）编号分为 F10、F12、F14~F42 共 17 个型号,按照导管内径（mm）从 3.0 开始每隔 0.5mm 为一个管号。根据病人年龄不同,气管导管选择一般按照新生儿用 F10~F12,1~11 个月婴儿用 F14~F16,1~2 岁用 F16~F20,3~4 岁用 F20~F22,5~6 岁用 F22~F24,7~9 岁用 F24~F28,10~14 岁用 F26~F28,青年人及成年女性用 F30~F36,成年男性用 F34~F38。插管规格对应相应的气管导管内径型号,成人常用 7.0号~8.0 号,男性病人多选用 8.0 号气管导管,女性病人则多选用 7.5 号气管导管。

（二）麻醉喉镜的准备

首先将喉镜片与喉镜柄连接,确认连接稳定,并检查电池电量及光源亮度。随着科技进步发展,可视喉镜（图 7-1）在临床普及应用,其大大减少了困难气道及气管插管的失败率。

（三）病人的准备工作

除心肺复苏紧急气管插管外,都应向病人及家属解释操作过程并签署知情同意书。

（四）气管插管前检查与评估

检查病人口腔、牙齿（有义齿时需取出）、张口度、颈部活动度、咽喉部情况,判断是否为困难气道。

二、气管插管的体位

病人枕部垫一薄枕,将病人头后仰,使口张开,口、咽、气管置于一条轴线上（图 7-2）,操作者站于或坐于病人头侧,病人的头位平插管者剑突水平。

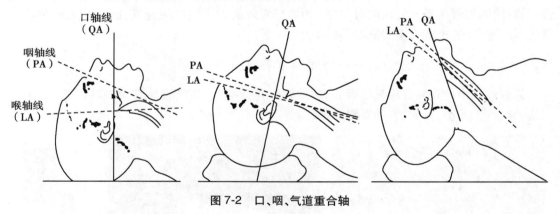

图 7-2 口、咽、气道重合轴

三、气管内插管的方法

气管插管术分为经口腔明视插管和经鼻腔插管两种方式。在进行气管插管操作前,应熟悉并掌握口咽喉部的解剖（图 7-3）。

1. 经口腔明视气管插管 操作者左手持麻醉喉镜自右口角放入口腔,将舌体推向左前方,将喉镜缓缓向前推进,暴露悬雍垂。以右手提起下颌,将喉镜继续向前推进至咽喉部,窥及会厌后,使喉镜窥视片前端进入舌根与会厌交界处（会厌谷）,将喉镜向上、向前提起（切记不可以牙齿为支点,防止损伤牙齿）即可暴露声门。右手持前端已经润滑后的、内有金属管芯的气管导管,使其前端自右口角进入口腔,对准声门,以旋转的力量轻轻地将导管经声门插入气管,当导管管尖进入声门后顺势拔出导管管芯,切忌带导管管芯一起进入气道,以防损伤气管黏膜。关于导管插入气管内的深度,成人为4~5cm,一般导管尖端距中切牙距离为18~22cm(图7-4)。

导管插入后,应立即确定导管是否在气管内,具体方法为:按压胸部时,导管有气流声;在通气时,观察双侧胸廓有无对称起伏;听诊器听诊双侧肺尖、双侧肺底,双肺呼吸音对称;听诊器听诊胃,防止导管插进食管。如有呼吸末 CO_2 分压监测,显示有 $ETCO_2$ 波形则确认无误。调整好导管适宜深度后退出喉镜,将气管导管套囊充气,一般充气量为3~5ml,触摸注气端套囊弹性似鼻尖后,立即连接麻醉机或呼吸机给予机械通气。用胶布将气管导管和牙垫一起固定于颊部,牙垫的侧翼应放于牙齿与嘴唇之间,防止掉入口腔。胶布粘贴要牢靠、不可黏住嘴唇,然后将头部复位,操作动作轻柔。

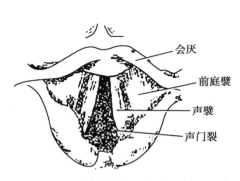

图7-3 口咽部解剖图及喉的侧、正面观

会厌
前庭襞
声襞
声门裂

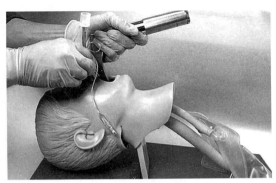

图7-4 经口明视气管插管

2. 经鼻腔气管插管 先检查鼻腔是否通畅、鼻中隔有无偏曲,以及鼻腔、鼻咽部有无增生物等。术前选用合适的气管导管,管外涂润滑油。将导管经鼻腔插入口咽部,调整好头部位置,顺势将导管经喉插入气管。当插入有困难时,可加用麻醉喉镜挑起会厌,在直视下将导管经声门送入。确定导管位置同经口插管法。

四、注意事项及并发症

(一)气管插管注意事项

1. 选用气管导管大小合适。

2. 无菌操作,轻巧准确。

3. 置入导管后立即检查是否位于气管内。

4. 插管深浅合适。

5. 插管留置时间以48~72小时内为宜。应用带气囊插管,不宜充气过多,每小时放气5~10分钟,以防引起局部压迫性坏死。

6. 防止感染。

(二)气管插管并发症

1. 插管操作技术不规范或插管操作技术粗暴,可致唇舌挤伤、牙齿碰落、鼻损伤、后咽壁损伤、气管黏膜破损、声带撕裂,甚至导致出血。

2. 浅麻醉下插管可引起剧烈呛咳、憋气或支气管痉挛,有时造成心率增快及血压剧烈波动导致心肌缺血,甚至因迷走神经过度兴奋而引起心动过缓、心律失常,甚至心搏骤停。

3. 气管插管过粗、插管保留时间过长,易引起喉水肿、喉肉芽肿,严重者可致喉狭窄。气管插管过细过软、通气量不足或因压迫、扭折可导致导管阻塞。

4. 插管过深可误入一侧支气管内,引起通气不足、缺氧或术后肺不张。导管插入太浅时,可因病人体位变动而意外脱出,导致严重意外发生。

5. 消毒不严或管理不善,可致肺部感染。

第八章

心肺脑复苏

第一节 概　述

当代医学飞速发展,复苏的概念和内容也在不断进步。现代医学将有关抢救各种危重病人所采取的措施都称为复苏。过去"复苏"主要是指"心肺复苏",即针对呼吸和循环骤停所采取的抢救措施,以人工呼吸替代病人的自主呼吸,以心脏按压的方式来暂时建立人工循环并诱发心脏的自主搏动。但是心肺复苏成功的关键不仅是自主呼吸和心跳的恢复,更重要的是中枢神经系统功能的恢复,例如大脑功能的恢复。从心脏停搏到细胞坏死的时间以脑细胞最短,因此维持脑组织的灌流是心肺复苏的重点,一开始就应积极防治脑细胞的损伤,力争脑功能的完全恢复。所以现在普遍认为应将心肺复苏(cardio pulmonary resuscitation,CPR)扩展为心肺脑复苏(cardio pulmonary cerebral resuscitation,CPCR),并将其分为三个阶段:初期复苏、后期复苏和复苏后治疗。心肺复苏全球统一的抢救标准由美国心脏协会(American heart Association,AHA)和国际急救与复苏联合会(International Liaison Committee on Resuscitation,ILCOR)共同制订,每5年修订1次,现在最新的标准为《2015心肺复苏指南》。

时间是心肺脑复苏成功与否的关键。在心脏停搏后4分钟内开始初期复苏、8分钟内开始后期复苏的病人预后恢复率最高。因此早期开始复苏是提高成活率和脑功能完全恢复率的基础。有效复苏开始的时间虽仅有分秒之差,却可显著影响复苏的效果。事故发生的时间地点一般都很随机,现阶段医疗资源有限,如果只靠医疗机构的力量来抢救会很难做到及时。即使在医院内抢救,也可能因为一些原因而延误复苏开始的时间。因此动员和组织全社会的力量进行互救,普及复苏基本知识和技术,对于尽早建立复苏措施、抢救病人生命具有重要意义。但我国现阶段心肺复苏培训相比较欧美发达国家还是较弱,许多普通民众乃至医疗工作者都不会基本的心肺复苏抢救知识与技能,造成许多病人因未得到及时有效的抢救而丧失生命,这一点值得我们深思。所以基层医务人员、医疗辅助人员、消防队员、警察、司机及事故易发单位的工作人员等都应接受心肺复苏培训。在公共场所内应建立完善的报警和急救反应系统,每个独立单位都应常备复苏设备(例如自动体外除颤器),并经常检查,以便能高效率高质量完成复苏急救任务。对于发生呼吸心搏骤停的病人,我们作为医学生应当勇于救治,有责任也有义务为拯救他人生命贡献自己的力量。

第二节　初期复苏（心肺复苏）

初期复苏（basic life support，BLS）是呼吸、循环骤停时的现场急救措施，一般都缺乏复苏设备和技术条件。主要任务是迅速有效地恢复生命器官（特别是心和脑）的血液灌流和供氧。根据《2015 心肺复苏指南》要求，初期复苏的任务和步骤可归纳为 CAB：C（circulation）为建立有效的人工循环，A（airway）为保持呼吸道通畅，B（breathing）为进行有效的人工呼吸。心脏按压和人工呼吸是初期复苏时的主要措施。

一、心脏按压

心脏按压是指间接或直接按压心脏以形成暂时人工循环的方法。心脏停搏时丧失其排血能力，使全身血液循环处于停止状态。可表现为三种类型：①心室停顿：心脏完全处于静止状态；②心室纤颤：心室呈不规则蠕动而无排血功能；③电-机械分离：心电图显示有心电活动，但无机械收缩和排血功能。当病人的神志突然丧失，大动脉搏动消失（触诊颈动脉或股动脉）及无自主呼吸，即可诊断为呼吸循环骤停。切忌反复测血压或听心音、等待心电图等，这一定会延迟复苏时间。心脏停搏使全身组织细胞失去血液灌流和缺氧，而脑细胞经受4~6 分钟的完全性缺氧，即可引起不可逆性损伤。因此，尽早建立有效的人工循环对病人的预后产生显著影响。有效的心脏按压能维持心脏的充盈和搏出，诱发心脏的自律性搏动，并可预防生命重要器官因较长时间的缺血缺氧而导致的不可逆损伤。心脏按压分为胸外心脏按压和开胸心脏按压两种方法。

（一）胸外心脏按压

胸外心脏按压（图 8-1）是用胸外按压心脏的形式建立暂时人工循环的方法。主要原理分为心泵机制和胸泵机制。无论机制如何，只要操作正确就可以建立暂时的人工循环，使动脉压达到 80~100mmHg。

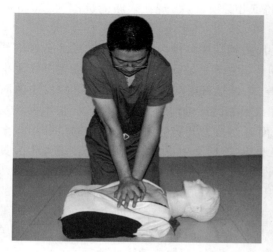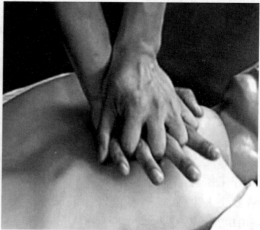

图 8-1　胸外心脏按压

一旦明确心跳停止,必须立刻施行胸外心脏按压,首先病人必须平卧,背部垫一木板或平卧于地板上。术者立于或跪于病人右侧。选择病人两乳头连线中点或剑突以上两横指处,即胸骨下段 1/2 处为按压点。将一手掌根部置于按压点,另一手掌根部覆于前手手背之上,手指与之交叉。前手指向上方翘起,两腿紧贴病人,双臂伸直,使肩、上臂及前臂于病人胸骨垂直,凭自身重力通过双臂和双手掌,垂直向胸骨迅速加压,使胸骨下陷 5~6cm,按压深度不可过浅,如果力量不够则可造成按压无效,为保证抢救有效,必须严格保证按压质量。然后放松,使胸廓自行恢复原位。如此反复操作,按压时心脏排血,松开时心脏再充盈,形成人工循环。按压与松开的时间比为 1:1 时,心输出量最大。这一点十分重要,切不可只重视按压速度而忽视了胸廓的回弹。按压频率 100~120 次/分。复苏时,单人和双人心脏按压与人工呼吸比例均为 30:2。如果已经行气管内插管,人工呼吸频率为 8~10 次/分,可不考虑是否与心脏按压同步的问题。心脏按压有效时可触及颈动脉或股动脉的搏动。操作中手法宜适当,按压部位准确,切勿用力过大或不均匀,以免发生胸骨或肋骨骨折等并发症。

(二)开胸心脏按压

虽然胸外心脏按压可使主动脉压升高,但造成右房压、右室压及颅内压也升高,从而导致冠状动脉的灌注压和血流量并无明显改善,脑灌注压和脑血流量的改善也十分有限。而开胸心脏按压则效果较好,但是开胸心脏按压在条件和技术上的要求都较高,且难以立即实施,可能会延迟复苏时间。因此,对于胸廓严重畸形、胸部外伤引起的张力性气胸、多发性肋骨骨折、心包填塞、胸主动脉瘤破裂需要立即进行体外循环者,以及心脏停搏发生于已进行开胸手术者,应首选开胸心脏按压。胸外心脏按压效果不佳并超过 10 分钟以上者,只要具备开胸条件,一旦准备就绪且胸外心脏按压仍未见效时,应立即行开胸心脏按压。

开胸心脏按压一般在后期复苏进行,并应在无菌条件下操作。其方法是沿左侧第四肋间自胸骨左缘 2~2.5cm 至左腋前线作弧形切口,首先切开皮肤、肋间肌及胸膜,然后切断第四、第五肋软骨进入胸腔,将右手插入肋间,了解心脏情况,以右手四指平放,置于心脏后面,拇指放在心脏前方有节律地挤压心脏。当心脏较大时,可用双手挤压法。忌用指端着力,以免损伤心肌。按压频率以 60~80 次/分为宜。

二、人工呼吸

保持呼吸道通畅是进行人工呼吸的先决条件。首先应保持呼吸道通畅,同时以耳靠近病人的口和鼻,听或感觉是否有气流,并观察病人胸廓是否有起伏,以判断呼吸是否停止,注意无效的自主呼吸也应判定为无自主呼吸。如胸廓无起伏亦无气流,表示呼吸已经停止,应立即进行人工呼吸。昏迷病人很容易因各种原因而发生呼吸道梗阻,其中最常见的原因是舌后坠和呼吸道内的分泌物、呕吐物或其他异物引起呼吸道梗阻。因此,在施行人工呼吸前必须清除呼吸道内的异物或分泌物,利用托下颌和(或)将头部后仰的方法可消除舌后坠引起的呼吸道梗阻,用手指将口腔里的异物清理干净。有条件时(后期复苏)可通过放置口咽或鼻咽通气道或气管内插管等方法来维持呼吸道通畅。

有效的人工呼吸应该能保持病人的 PaO_2 和 $PaCO_2$ 接近正常。人工呼吸方法可分为两类:一类是徒手人工呼吸法,其中以口对口(鼻)人工呼吸最适于现场复苏。另一类是利用器械或特制的呼吸器以求得最佳的人工呼吸,主要用于后期复苏和复苏后处理,应由专业人员使用,使用方法为 EC 法。

口对口人工呼吸

口对口人工呼吸(图 8-2)打开气道可分为仰头抬颏法、托颈法和拉颌法几种。一般仰头抬颏法最为常用,但是如果病人颈椎损伤则只能使用拉颌法。仰头抬颏法:首先保持呼吸道通畅,病人仰卧,头部后仰,并用一手将其下颌向上、后方钩起以保持呼吸道顺畅;另一手按压于病人的前额保持病人头部后仰,同时以拇指和示指将病人的鼻孔捏闭。术者深吸一口气(500~600ml),然后向病人口内用力吹入。施行过程中应观察胸壁是否起伏,吹气时的阻力是否过大,否则应重新调整呼吸道的位置或清除呼吸道内的异物或分泌物。进行 CPR时,通气频率为 8~10 次/分,每做 30 次胸外心脏按压,给予人工呼吸 2 次。口对口人工呼吸是复苏初期首选法,其特点是简便、易行、效果优良。如抢救者对口对口人工呼吸有所顾虑,为了抢救病人生命可仅对病人进行胸外心脏按压,绝不可放弃抢救。

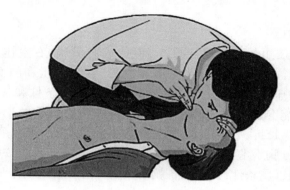

图 8-2　口对口人工呼吸

第三节　后期复苏

后期复苏(advanced life support,ALS)是初期复苏的继续,是借助于器械和设备、先进的复苏技术和知识以争取最佳疗效的复苏阶段。后期复苏的内容包括:继续初期复苏(BLS);借助专用设备和专门技术建立和维持有效的肺泡通气和循环功能;监测心电图,识别和治疗心律失常;建立和维持静脉输液,调整液体、电解质和酸碱平衡失调;采取一切必要措施(药物、电除颤等)维持病人的循环功能稳定。因此承担后期复苏的单位必须具备复苏专用仪器和受过专门训练的专业人员。接诊时应首先检查病人的自主呼吸和循环是否已经恢复,否则应继续进行心肺复苏。然后进行必要的生理功能监测。根据监测结果进行更具针对性的处理,包括药物治疗、电除颤、输液输血以及其他特殊治疗(图 8-3)。

一、呼吸道的管理

需行心肺复苏的病人中,约有 90% 的病人呼吸道都有不同程度的梗阻。托下颌的方法虽可保持呼吸道的通畅,但往往难以持久。放置口咽或鼻咽通气道,对维持呼吸道通畅较为容易也较持久,但更适用于自主呼吸已恢复者。为了获得最佳肺泡通气和供氧,或需要行机械通气治疗者,应施行气管内插管。而对不适宜气管内插管者,可施行气管切开术以保持呼吸道的通畅。

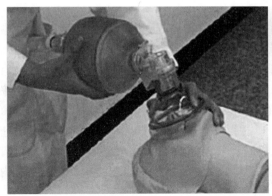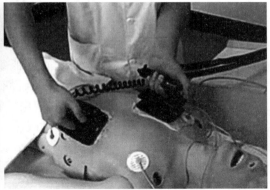

图 8-3　后期复苏

二、呼吸器的应用

利用呼吸器进行人工呼吸的效果较徒手人工呼吸更有效。凡便于携带于现场施行人工呼吸的呼吸器，都属简易呼吸器，或称便携式人工呼吸器。呼吸囊-活瓣-面罩装置为最简单且有效的人工呼吸器，已广泛应用于临床。应用时将面罩紧扣于病人口鼻部，另一手将呼吸囊握于手掌中挤压，将囊内气体吹入病人肺内。当松开呼吸囊时，胸廓和肺被动弹性回缩而将肺内气体"呼"出。由于单向活瓣的导向作用，呼出气体只能经活瓣排入外部。呼吸囊在未加压时能自动膨起，并从另一活瓣吸入新鲜空气，以备下次挤压所用。呼吸囊上还附有供氧的侧管，能与氧气源连接，以提高吸入氧浓度。便携式呼吸器种类较多，有的以高压氧作为动力，也有以蓄电池作为动力驱动呼吸器进行自动机械通气。其供氧和通气效果较好，也可节省人力，尤其适用于有气管内插管者和病人的转运。多功能呼吸器是性能完善、结构精细的自动机械装置，可按要求调节多项参数，并有监测和报警系统。使用这种呼吸器不仅能进行有效的机械通气，而且能纠正病人的某些病理生理状态，起到呼吸治疗的作用。主要在重症监护室或手术室等固定场所使用。

三、监　　测

应尽快监测心电图。因为心脏停搏时的心律可能是心室停顿，也可能是心室纤颤，其临床表现虽然相同，但治疗却不相同。只有心电图（或开胸直视）才能对两者进行鉴别。在复苏过程中还可能出现其他心律失常，心电图监测可以明确其性质，为治疗提供极其重要的依据。在后期复苏期间，尤应重视呼吸、循环和肾功能的监测。在人工呼吸或机械通气时，都应维持 PaO_2 在正常范围内，至少不低于 8kPa（60mmHg）；$PaCO_2$ 在 4.8～5.3kPa（36～40mmHg）之间。应密切监测血压并维持其稳定，在条件允许时应监测直接动脉压，也便于采取动脉血样进行血气分析。留置导尿管监测尿量、尿比重及镜检，有助于判断肾的灌注和肾功能改变，也为输液提供参考。对于循环难以维持稳定者，应放置中心静脉导管监测 CVP，也便于给药和输液。

四、药物治疗

复苏时用药的目的是为了激发心脏复跳并增强心肌收缩力,防治心律失常,调整急性酸碱失衡,补充电解质。复苏时的给药务必做到迅速准确。由于心内注射引起的并发症很多,如张力性气胸、心包填塞、心肌或冠状血管撕裂等,因而首选给药途径为静脉给药。如已有中心静脉置管,则应由中心静脉给药;如果没有中心静脉置管,应由肘静脉穿刺给药。如果已经气管内插管而开放静脉又困难时,应由气管内给药。肾上腺素、利多卡因和阿托品都可经气管内给药。一般先将以上药物的常规用量以注射用水稀释到 10ml,经气管内插管迅速注入。注药后立即行人工呼吸,使药物弥散到两侧支气管系。借助一细导管经气管内导管深入到支气管内注药的效果更好。只有当静脉或气管内注药途径仍未建立时,才采用心内注射肾上腺素。

五、液体治疗

低血容量时可降低心脏充盈压,也严重影响心肌的收缩性。在心肺复苏过程中,低血容量对于自主心跳的恢复和维持循环稳定都是很不利的,对血管活性药也不敏感。由于血液循环停止而引起全身组织的缺血缺氧,无氧代谢增加和酸性代谢产物的蓄积。严重者可使血管平滑肌麻痹和血管扩张引起外周血管阻力降低;使毛细血管壁的通透性增加导致不同程度的血管内液外渗。结果引起相对或绝对的血容量不足。为了防治脑水肿而采取的脱水、利尿措施,则进一步加重低血容量。积极恢复有效循环血容量是复苏工作中一项基本的、也是十分重要的任务。一般来说,心脏停搏后的病人适当扩容才能保持循环功能的稳定。监测 CVP 有一定指导意义。应适当输入胶体,但一般不主张输血,除非有明显的失血。实际上适当的血液稀释可降低血液黏稠度,有利于改善组织灌流。

六、心室纤颤和电除颤

心室纤颤或心室停顿发生时,复苏的第一步都是人工呼吸和心脏按压。但在心脏停搏中以心室纤颤的发生率最高,在医院外发生心脏停搏者,85%以上的病人开始都有室性心动过速,很快转为室颤,而电击除颤是目前治疗室颤的唯一有效方法。对于室颤者,如果除颤延迟,除颤的成功率会明显降低,室颤发生后 4 分钟内给予电除颤可使其预后明显改善。因此,凡具备除颤条件者,应尽快施行电除颤。2015 心肺复苏指南特别强调越早除颤对病人抢救的成功率越高。如有条件应立刻除颤。

电除颤(defibrillation)是以一定量的电流冲击心脏使室颤终止的方法。如果已开胸,可将电极板直接放在心室壁上进行电击,称胸内除颤。将电极板置于胸壁进行电击为胸外除颤。直流电除颤时,先将所需的电能储存于除颤器的电容器内,称为充电。然后将此电能通过导线和电极板导向病人放电,即电击。胸外除颤时将一电极板放在靠近胸骨右缘的第 2 肋间,另一电极板置于左胸壁心尖部。电极下应垫以盐水纱布或涂抹导电糊并紧压于胸壁,以免局部烧伤和降低除颤效果。除颤仪有单相和双相波两种,单相波除颤仪首次电击能量推荐为 360J,重复除颤仍为 360J,双相波电除颤使用 150～200J 即可有效终止院前发生的室颤。小儿电除颤能量一般为 2～4J/kg。操作时首先进行充电,并检查电极板放置无误,令所有人员与病人脱离接触,然后按放电钮即完成一次电除颤。一次除颤未成功者,应立即行胸外心脏按压和人工呼吸。除颤器重新充电,准备重复除颤。在现场急救中大多使用自动体外除颤器(automated external defibrillators,AEDs),具有自动分析、诊断的能力。

七、起　　搏

起搏是利用起搏器(起搏器是以电刺激波激发心肌收缩的一种装置)治疗严重心动过缓、房室传导阻滞的重要手段,既可放置临时起搏器,亦可放置永久性起搏器。起搏对于冲动形成和(或)传导障碍而循环功能仍存在者来说,具有重要意义。心脏停搏后经过心肺复苏亦未能恢复自主心跳者,对人工起搏几乎没有反应,这时放置起搏器可造成不必要的心脏按压中断,所以人工起搏不应作为心肺复苏的常规治疗方法。如果知道病人发生心脏停搏前已存在完全性心脏传导阻滞或心搏虽已恢复但必须以异丙肾上腺素方能勉强维持心率者,则可考虑使用起搏器。

八、2015 心肺复苏指南抢救流程

下面以单人院外心肺复苏抢救为例,讲解抢救流程。

1. 确定周围环境安全后,判断病人有无意识(呼叫病人、轻拍病人肩部:"你怎么了? 你怎么了?"。确认病人意识丧失后,立即呼救:"快来人啊,快来人啊,快拨打 120,快拿电除颤仪")。记录抢救时间。解开病人衣服,暴露胸前区,触摸颈总动脉搏动(操作者示指和中指指尖触及病人气管正中部,相当于喉结的部位,向同侧下方滑动 2~3cm,至胸锁乳突肌前缘凹陷处)的同时,将头部靠近病人面部感觉有无呼吸,观察胸廓有无起伏并大声报数:"1001、1002、1003、1004、1005"。观察时间不能超过 5 秒。

2. 将病人背部垫木板或平卧于硬地上,两乳头连线方法或剑突上两横指方法确定按压部位。

3. 掌根重叠,两臂伸直,手指翘起不触及病人胸壁,手臂与胸骨水平垂直按压胸骨,按压幅度适度(胸骨下陷 5~6cm),按压频率适度(100~120 次/分),按压与放松时间相等,按压有效,操作流畅。

4. 胸外心脏按压 30 次后,立即进行开放气道(松解病人腰带、检查并取下义齿,清除口腔分泌物)。打开病人气道,使用仰头抬颏法,气道完全打开(下颌与耳垂连线与地面垂直),仰头抬颏法操作正确(左手鱼际放于病人额头,左手拇指示指捏住病人鼻翼关闭鼻腔,右手托起病人下颌),准备进行口对口人工呼吸。

5. 操作前深吸气,张口吹气(气量合适,病人胸廓起伏,无漏气连续 2 次),吹气时用眼的余光观察胸廓起伏,动作应迅速准确有效。

6. 建立人工气道前胸外按压与口对口人工呼吸比例正确(30∶2),按压 5 个循环,在 120 秒内完成,5 个循环结束后评估病人(观察胸廓有无起伏,触摸颈总动脉搏动,观察瞳孔变化)。所有操作应在 3 分钟内完成。如果病人恢复自主心跳和自主呼吸,心肺复苏成功,操作完成,等待 120 急救车到来。如果病人没有恢复自主心跳和自主呼吸,则继续进行新的一轮胸外心脏按压和人工呼吸,直到 120 急救车到来。

2015 心肺复苏抢救流程如图 8-4 所示。

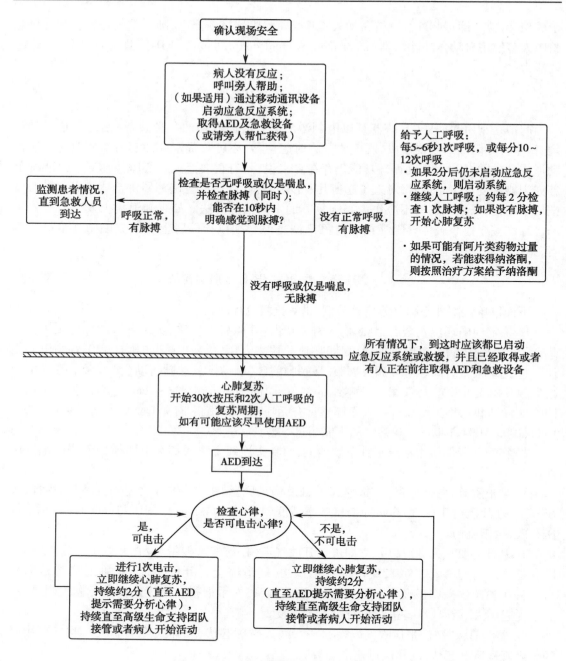

图 8-4　成人心肺复苏流程(2015 年标准)

第四节　复苏后治疗

　　心脏停搏使全身各组织器官立即缺血缺氧。心、脑、肺、肾和肝脏缺氧损伤的程度对于复苏的转归起到决定性意义。防治多器官功能衰竭和缺氧性脑损伤是复苏后治疗的主要内容。而在防治多器官功能衰竭时,首先应保持良好和稳定的呼吸和循环功能。

一、维持良好的呼吸功能

心肺复苏后应对呼吸系统进行详细检查并检查胸肺 X 线片,以判断气管内插管的位置、有无肋骨骨折、气胸及肺水肿。如果自主呼吸未恢复、有通气或氧合功能障碍者,应进行机械通气治疗,并根据血气分析结果调节呼吸机以维持良好的 PaO_2、$PaCO_2$ 及 pH。保持呼吸道通畅,及时清除呼吸道分泌物。对于脑损害严重者,在 48~72 小时内大脑皮层功能尚未恢复,或已做气管插管 2~3 天仍不能拔除,且呼吸道分泌物较多者,行气管切开。

二、确保循环功能的稳定

循环功能的稳定是确保复苏措施能奏效的先决条件,复苏后期必须严密监测循环功能。如果循环功能不稳定,表现为低血压和组织器官灌流不足,应对有效循环血容量及左心室功能进行评估,并及时纠正。血流动力学监测十分必要,重症病人应监测心电图、动脉血压、中心静脉压、尿量及动脉血气,以指导复苏用药。复苏后期仍需要应用某些药物来支持循环功能,其目的是为了给其他更重要的治疗措施创造条件,但不能完全依赖药物,并应及早脱离这些支持。只有在不需要任何药物支持下仍能保持循环功能正常时,才能认为循环功能确已稳定。

三、防治肾衰竭

呼吸循环功能骤停可能损害肾功能,严重者可发生肾衰竭。复苏后肾衰竭常使整个复苏工作陷于徒劳,必须强调预防。最有效的预防方法是维持循环功能稳定,保证肾脏的灌注压。尽量避免应用使肾脏血管严重收缩及损害肾功能的药物,纠正酸中毒及使用肾血管扩张药物等都是保护肾功能的措施。复苏后应监测肾功能,包括每小时尿量、血尿素氮、血肌酐及血、尿电解质浓度等,以便早期发现肾功能的改变和及时进行治疗。

四、脑　复　苏

脑复苏的主要任务是防治脑水肿和颅内压升高,以减轻或避免脑组织的再灌注损伤,保护脑细胞功能。脱水、降温和肾上腺皮质激素治疗是现今较为行之有效的防治急性脑水肿的措施。脑复苏时的脱水应以减少细胞内液和血管外液为主,而血管内液不仅不应减少和浓缩,还应保持正常或高于正常并适当稀释。脱水应以增加排出量来完成,不应使入量低于代谢需要。脱水治疗一般以渗透性利尿为主,快速利尿药(如呋塞米)为辅助措施。甘露醇是最常用的渗透性利尿药,用量为每次 20% 甘露醇 0.5~1g/kg 静脉滴注,每天 4~6 次,必要时可加用呋塞米 20~40mg 以保持利尿有效。一般在第 3~4 天脑水肿达到高峰,因此脱水治疗应持续 5~7 天。

低温是脑复苏综合治疗的重要组成部分。低温可使脑细胞的氧需量降低,从而维持脑氧供需平衡,起到脑保护作用。头部以冰帽降温效果为好。将冰袋置于颈侧、腋窝、腹股沟和腘窝等大血管经过的部位,可达到全身降温的目的。开始降温时宜将体温迅速降至预期水平,一般为 35~33℃,降温可持续到病人神志开始恢复或好转为止。复温时只需逐步减少冰袋使体温缓慢回升即可。

　　肾上腺皮质激素在脑复苏中的应用虽在理论上有很多优点,但在临床应用仍有争议。实验研究中激素能缓解神经胶质细胞的水肿,临床医生依据经验认为激素对于神经组织水肿的预防作用似较明显,但对于已经形成的水肿,其作用则难以肯定。激素的应用宜尽早开始,心脏停搏的即时可静脉滴注氢化可的松 100～200mg,以后用地塞米松 20～30mg/24h。一般使用 3～4 天即可全部停药,以免发生相关并发症。

第九章

外科手术创面

创面的观察及处理是外科医疗工作的重要内容。正确掌握创面处理的原则和操作方法是保证创口愈合的重要条件，创口尽快愈合对疾病的治愈起着主导作用，可以缩短治疗周期，否则不仅达不到治疗目的，反而延误伤口愈合，严重的还导致感染，因此正确的换药是提高手术治疗的关键。

换药包括检查伤口受伤情况、去除创面及创面周围的脓液和分泌物、清洁伤口、覆盖敷料和包扎固定等。通过换药可以有效预防、控制创面感染，消除影响伤口愈合的因素，是促进伤口愈合的重要外科操作。现在的临床观点普遍认为，换药并非在伤口上应用药物。多年临床实践证明，不合理的局部用药，对于创面的愈合并无帮助。如磺胺类药物非但不能降低创面感染率，还有破坏新生组织、妨碍肉芽组织生长的作用；抗生素容易发生过敏反应，并加速耐药菌株的产生。虽有较多外用消毒剂，但因其杀菌能力越强，损毁创面组织也就越多，故对创面真正有效的很少。因此，现代外科对创面的处理，着重于无菌观念和无菌技术，去除影响愈合的因素，促进自然的生理愈合过程。

换药与拆线是外科基本操作技术之一，是外科日常工作的重要部分，对治疗效果和创面愈合起着重要的作用。若创面处理不当，不但使创面愈合时间延长，还可引起交叉感染、感染扩散，甚至危及病人生命等严重后果，对病人造成伤害。换药工作非常重要，学生一定要认真对待。

第一节　手术及手术切口分类与愈合

如果对外科创面进行处理，首先应了解相关外科手术学知识，如手术切口的部位、切口的类型等，现对手术及手术切口的分类及愈合进行简单介绍。

一、手术分类

目前对于手术的分类方法较多，但常用以下几种分类：

（一）按学科分类

可分为普通外科手术、骨科手术、泌尿系手术、胸科手术、心血管手术、脑神经手术、妇产科手术、眼科手术、耳鼻喉科手术及整形外科手术等。由于外科系统科学的不断发展，分工更精细,手术种类也更多而专门化。如普通外科中又分出头颈部、腹部、肿瘤、烧伤和器官移植等手术;整形外科手术也分为以功能为主的整形手术和以美容为主的整容手术,甚至以鼻、眼、乳腺等器官划分专一的手术。

（二）按病情的紧急程度分类

1. 择期手术　施行手术的迟早不致影响手术效果,如腹股沟斜疝的手术。

2. 限期手术　施行手术时间虽然尚可选择,但不宜过久延迟的手术。例如胃癌、乳腺癌等各种癌的根治术。

3. 急症手术　需在最短的时间内迅速施行的手术,如肝或脾破裂出血、绞窄性肠梗阻、硬膜外血肿、开放性骨折等,准备手术的时间应尽量缩短。

（三）按手术治疗完成次数分类

1. 一期手术　即一次完成的手术,绝大多数手术均属此类,如体表肿物切除等。

2. 分期手术　指由于各种条件的限制,需间隔一定时期分次完成的手术。如乙状结肠扭转,肠管已有坏死,切除坏死肠段后,因结肠血液循环不良,细菌较多,一期吻合不易愈合,故可将两断端外置作结肠造瘘(临时性手术),以后再做二期吻合术(永久性手术)。整形外科用分期手术法,可将腹部皮瓣经上肢转移到头颈部。分期手术中,以二期手术为多。

（四）按手术治疗的目的分类

1. 诊断性手术　为明确诊断而做的手术,如活体组织检查等。

2. 根治性手术　一般指肿瘤而言。良性肿瘤完整切除即可;恶性肿瘤根治手术则要求将原发灶与相应区域淋巴结一并整块切除。

3. 姑息性手术　目的是减轻症状。用于因条件限制而不能行根治性手术时,如晚期胃窦癌作胃空肠吻合术,以解除幽门梗阻症状,但肿瘤未能切除。

4. 美容性手术　美容手术的目的是改善外形,如重睑手术、去皱手术等。依病人个人喜爱为其主要实施理由,是它与其他类别手术的主要区别。

（五）按污染情况分类

1. 无菌手术　指不受细菌沾染的手术,如甲状腺切除、疝修补术等,切口多愈合良好。

2. 污染手术　操作中会受到细菌沾染的手术,如胃肠道手术,肠腔内细菌会污染手术区域。经适当处理,如术前肠道准备,术中减少沾染等,多数切口也能获得一期愈合。有的污染伤口可先保持开放 2~3 天,以引流分泌物,待无明显感染时再缝合,常可达到近似一期的愈合,这称为三期愈合。

二、手术切口分类

对于初期完全缝合的伤口,一般分为以下几类:

1. 清洁切口(无菌切口)　用"Ⅰ"代表,系指缝合的无菌手术切口,例如甲状腺大部切除术等。

2. 可能污染切口　用"Ⅱ"代表,系指手术时可能带有污染的缝合切口,例如胃大部切除术、皮肤不容易彻底消毒的部位,以及 6 小时内的伤口经清创术缝合、新缝合的切口再度切开又重新缝合的切口等。

3. 污染切口　用"Ⅲ"代表,是指邻近感染区或组织直接暴露于污染或感染物的切口,例如阑尾穿孔的阑尾切除术、肠梗阻肠坏死的肠切除术、结肠破裂的结肠切除术等。

手术切口分类时，对于个别分类有困难的手术，一般定为下一类，即不确定为Ⅰ类的定为Ⅱ类，以此类推。不同的切口感染率有着明显不同，Ⅰ类切口感染率最小，因此切口分类是决定是否应用抗生素预防的重要依据。

三、切口愈合分级

切口愈合等级如图9-1所示。

1. 甲级愈合　用"甲"字代表，是指愈合优良，无不良反应。

2. 乙级愈合　用"乙"字代表，指愈合欠佳的切口，愈合处有炎症反应，如红肿、硬结、血肿、积液等，但未化脓。

3. 丙级愈合　用"丙"字代表，是指切口化脓，需要做切开引流等处理。

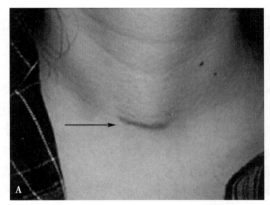
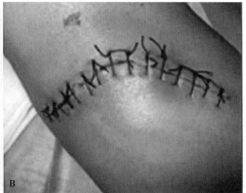
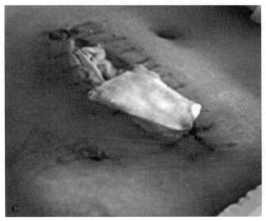

图 9-1　切口愈合等级（由 A 至 C 依次为甲级、乙级、丙级愈合）

4. 应用举例　病人出院时，应按上述分类方法于病例首页记录。例如：腹股沟斜疝修补术后，切口愈合优良，属无菌切口，甲级愈合，则记录为："Ⅰ/甲"；胃大部切除术后，切口曾发生红肿，但完全吸收而愈合，属可能污染切口，乙级愈合，可记录为"Ⅱ/乙"；肠坏死肠切除术后，切口化脓感染，切开引流，切口属污染切口，丙级愈合，可记录为"Ⅲ/丙"。

四、影响切口愈合的不利因素

切口愈合的过程包括三个不同又相互重叠的时相,即炎症反应期、细胞增殖期、成熟和重塑期。因此对三个时期产生影响的因素均为影响切口愈合的不利因素,常见的有以下因素。

（一）局部因素

1. 切口感染　此为最常见的原因之一。切口感染后,细菌的毒素和酶以及中性粒细胞破坏释出的酶可溶解蛋白质和胶原纤维,损害细胞与细胞间质,若不加控制,则切口难以愈合。

2. 血供及氧供不良　切口包扎、缝合过紧、外固定压迫、细菌感染引起的小血管栓塞,以及术后寒冷疼痛引起的小血管收缩等,均可引起切口局部血液灌流量减少,切口愈合延迟。

3. 手术操作不当　手术过程中过分牵拉、剥离导致的切口血肿、缺血甚至坏死,都会严重影响切口愈合。

（二）全身因素

1. 营养状况不良　切口愈合所需要的各种成分以白蛋白为主要来源。术后若出现低蛋白血症、白蛋白减少、组织修复能力降低并且血管内胶体渗透压下降等都可引起组织水肿,不利于切口愈合。微量元素及维生素在切口愈合中十分重要,铁、铜、锌等是构成胶原纤维所必需的成分。手术创伤使维生素 A 的需要量增加,大手术病人必须补充维生素 A 以维持正常的血清水平;维生素 A 能部分逆转长期类固醇治疗病人切口的不良愈合。维生素 C 参与胶原蛋白的合成和转运,缺乏维生素 C 会使切口愈合停留在细胞增殖期;维生素 C 还是胃肠平滑肌愈合过程的基本物质,缺乏维生素 C 可能影响胃肠吻合口的愈合。维生素 B_1、维生素 B_2 和维生素 B_6 缺乏也与切口愈合不良有关。

2. 部分药物应用　部分抗炎药物的大量长期大量应用,如肾上腺皮质激素,可抑制创伤性炎症,干扰纤维细胞形成、蛋白质合成和上皮再生。放疗和化疗对正在分裂的细胞影响极大,接受放疗的组织中,内皮细胞、成纤维细胞和角质细胞的分裂受阻,使切口愈合进程减缓,化疗药物不仅具有免疫抑制作用,还使胶原合成减少,故影响切口的愈合。

3. 其他疾病　糖尿病、血液系统疾病等均可相应地干扰蛋白质代谢,引起异常出血,影响组织修复,延迟切口愈合。

外科医生必须重视与切口愈合有关的各种因素,注重手术技术和围术期处理细节,努力减少切口并发症、促进切口愈合。

五、外科手术部位感染

（一）外科手术感染定义

外科手术部位感染分为切口浅部组织感染、切口深部组织感染、器官/腔隙感染。

1. 切口浅部组织感染　手术后 30 天以内发生的仅累及切口皮肤或者皮下组织的感染,并符合下列条件之一:

（1）切口浅部组织有化脓性液体。

（2）从切口浅部组织的液体或者组织中培养出病原体。

（3）具有感染的症状或者体征,包括局部发红、肿胀、发热、疼痛和触痛,外科医师开放的切口浅层组织。

下列情形不属于切口浅部组织感染:

（1）针眼处脓点(仅限于缝线通过处的轻微炎症和少许分泌物)。

（2）外阴切开术或包皮环切术部位或肛门周围手术部位感染。

（3）感染的烧伤创面及溶痂的Ⅱ、Ⅲ度烧伤创面。

2. 切口深部组织感染　无植入物者手术后30天以内、有植入物者手术后1年以内发生的累及深部软组织(如筋膜和肌层)的感染,并符合下列条件之一:

（1）从切口深部引流或穿刺出脓液,但脓液不是来自器官/腔隙部分。

（2）切口深部组织自行裂开或者由外科医师开放的切口,同时病人具有感染的症状或者体征,包括局部发热、肿胀及疼痛。

（3）经直接检查、再次手术探查、病理学或者影像学检查,发现切口深部组织脓肿或者其他感染证据。

同时累及切口浅部组织和深部组织的感染归为切口深部组织感染;经切口引流所致器官/腔隙感染,无须再次手术归为深部组织感染。

3. 器官/腔隙感染　无植入物者手术后30天以内、有植入物者手术后1年以内发生的累及术中解剖部位(如器官或者腔隙)的感染,并符合下列条件之一:

（1）器官或者腔隙穿刺引流或穿刺出脓液。

（2）从器官或者腔隙的分泌物或组织中培养分离出致病菌。

（3）经直接检查、再次手术、病理学或者影像学检查,发现器官或者腔隙脓肿或者其他器官或者腔隙感染的证据。

（二）外科手术感染预防要点

1. 手术前

（1）尽量缩短病人术前住院时间。对于择期手术病人,应当尽可能待手术部位以外感染治愈后再行手术。

（2）有效控制糖尿病病人的血糖水平。

（3）正确准备手术部位皮肤,彻底清除手术切口部位和周围皮肤的污染。术前备皮应当在手术当天进行,确需去除手术部位毛发时,应当使用不损伤皮肤的方法,避免使用刀片刮除毛发。

（4）消毒前要彻底清除手术切口和周围皮肤的污染,采用卫生行政部门批准的合适的消毒剂以适当的方式消毒手术部位皮肤,皮肤消毒范围应当符合手术要求,如需延长切口、做新切口或放置引流时,应当扩大消毒范围。

（5）如需预防用抗菌药物时,手术病人皮肤切开前30分钟~2小时内或麻醉诱导期给予合理种类和合理剂量的抗菌药物。需要做肠道准备的病人,还需术前一天分次、足剂量给予非吸收性口服抗菌药物。

（6）有明显皮肤感染或者患感冒、流感等呼吸道疾病,以及携带或感染多重耐药菌的医务人员,在未治愈前不应当参加手术。

（7）手术人员要严格按照《医务人员手卫生规范》进行外科手消毒。

（8）重视术前病人的抵抗力,纠正水电解质的不平衡、贫血、低蛋白血症等。

2. 手术中

(1)保证手术室门关闭,尽量保持手术室正压通气,环境表面清洁,最大限度减少人员数量和流动。

(2)保证使用的手术器械、器具及物品等达到灭菌水平。

(3)手术中医务人员要严格遵循无菌技术原则。

(4)若手术时间超过3小时,或者手术时间长于所用抗菌药物半衰期的,以及失血量大于1500ml的,手术中应当对病人追加合理剂量的抗菌药物。

(5)手术人员尽量轻柔地接触组织,保持有效止血,最大限度地减少组织损伤,彻底去除手术部位的坏死组织,避免形成无效腔。

(6)术中保持病人体温正常,防止低体温。对于需要局部降温的特殊手术,执行具体专业要求。

(7)冲洗手术部位时,应当使用温度为37℃的无菌生理盐水等液体。

(8)对于需要引流的手术切口,术中应当首选密闭负压引流,并尽量选择远离手术切口、位置合适的部位进行置管引流,确保引流充分。

3. 手术后

(1)医务人员接触病人手术部位或者更换手术切口敷料前后应洗手。

(2)为病人更换切口敷料时,要严格遵守无菌技术操作原则及换药流程。

(3)术后保持引流通畅,根据病情尽早为病人拔除引流管。

(4)外科医师、护士要定时观察病人手术部位切口情况,出现分泌物时应及时处理并进行微生物培养,结合微生物报告及病人手术情况,对外科手术部位感染及时诊断、治疗和监测。

第二节 换药目的、适应证及换药时机

一、换药目的

1. 观察伤口的情况以及变化,及时给与必要和恰当的处理。

2. 针对各种伤口的清洁或污染程度,通过规范的换药操作(包括Ⅰ、Ⅱ级手术后缝合切口的清洁换药和外伤后污染伤口的清创术等)去除伤口创面的异物、坏死组织和分泌物,保持伤口引流通畅;减少细菌繁殖和分泌物刺激,使炎症局限化,预防及控制伤口继发性感染,为伤口的愈合创造有利条件。

3. 包扎固定,保护伤口,避免再次损伤。

4. 预防及控制伤口继发性感染。

二、适应证

1. 需要拆线的缝合伤口,有出血、渗液及脓性分泌物切口。

2. 有异物存留、引流物松动或需去除引流物的切口。

3. 创面周围或肢体水肿及引流不畅需要扩创者。

4. 瘘管、窦道及胃肠道、涎腺分泌液或便溺污染伤口敷料者。

5. 手术前需要清洁创面,消毒皮肤者。

6. 体温升高,需排除局部感染、积液,积血等因素及处理创面者。

三、换药时机的选择

1. 术后无菌伤口,如无特殊反应,3~5 天后第 1 次换药。

2. 伤口有血液或液体流出,需换药检视并止血。

3. 感染伤口,分泌物较多,需每天换药。

4. 新鲜肉芽创面,隔 1~2 天换药。

5. 严重感染或置引流的伤口及粪瘘等,应根据引流量的多少决定换药的次数。

6. 烟卷引流伤口,每天换药 1~2 次,以保持敷料干燥。

7. 硅胶管引流伤口隔 2~3 天换药 1 次,引流 3~7 天更换或拔除时给予换药。

第三节　换药前准备

一、病人的准备

由于病人多数不具备专业医疗知识,因此需在换药前告知病人换药的目的及意义,消除恐惧厌烦心理;换药时做好相应体位准备,原则上充分暴露创面,光线良好,病人舒适安全,便于医师操作。具体总结如下:

1. 了解换药部位情况,对操作过程可能出现的状况作出充足准备。

2. 告知病人自己身份和换药的目的、操作过程及可能出现的情况。

3. 病人应采取最舒适且伤口暴露最好的体位,注意保护病人隐私,注意爱伤意识。

4. 应注意保暖,避免病人着凉。

5. 伤口较复杂或疼痛较重时,可适当给予镇痛或镇静药物以解除病人的不安及恐惧。

二、医务人员的准备

换药前医务人员应当行相应的换药准备,对病人的精神状态、全身状况及换药过程中可能发生的情况做充分的准备。

1. 情况了解　了解伤口详细情况,协助病人体位摆放。

2. 时间安排　避开病人进食及探望病人时间,操作前半小时勿清扫整理房间。

3. 换药顺序　多个伤口需要换药时,先安排清洁伤口;再处理污染伤口,避免交叉感染。均为污染切口时,感染轻的创面先换,感染重的创面后换;一般感染创面先换(如葡萄球菌、链球菌、大肠埃希菌、变形杆菌感染等),特殊性感染或具有高度传染性的创面后换(如气性坏死、破伤风、铜绿假单胞菌感染等)。

4. 无菌准备　穿工作服、戴帽子、口罩、洗手、剪指甲等。

5. 换药地点　根据用品、人员及伤口大小、复杂情况,选择在换药室或病房进行,优先选择换药室内换药,实在无法去换药室的可在病房换药。一些需要实施麻醉的换药,必要时需进入手术室进行。

门诊病人很难严格施行上述原则,大致上也应尽量遵循。医务人员要经常洗手,换完特殊伤面后,需用消毒溶液处理双手,再处理下一个病人。同一个病人身上有多个伤口时,也应按上述原则进行。

三、常用物品的准备及使用

(一)常用物品及使用方法

根据创面的大小、部位及性质不同,所需物品的种类、数量及方法各异,常用物品及使用方法如下:

1. 持物钳 有持物钳、环形钳、麦粒钳等。主要用于夹取各种换药所需无菌物品,如无菌纱布、棉球等。不可直接接触创面。每周高压蒸汽灭菌 2~3 次,浸泡于装有消毒液的瓶内。消毒液平面应超过持物钳的中轴处或镊子的中上 2/3,每周更换 1~2 次。应用持物钳时,只可握持其未泡入消毒液的部分。从瓶中取出时,注意勿碰及瓶壁或瓶口。持物钳夹持物品时其持物端始终保持钳下,不能持平或持物端朝上(图 9-2)。从持物钳、镊接取无菌物品时,不能用接触过创面的器械,更不能用手。若持物钳、镊无菌部分被污染时,均应停止使用,更换无菌钳、镊或重新消毒后再操作。

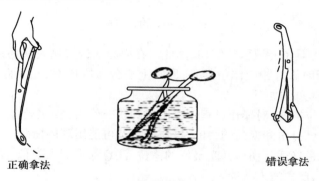

正确拿法　　　　　　　　　　　　　错误拿法

图 9-2　持物钳放置及拿法

2. 镊子 换药操作时用镊子夹取物品,避免相互交叉感染。一般使用两把镊子,左手持有齿镊,用来夹取无菌物品,所夹取的无菌物品由左手有齿镊传递给右手无齿镊,注意两镊子不可接触,右手拿无齿镊,用以对创面进行操作(详见第四章第二节)。

3. 换药碗 是用来盛放换药所需无菌物品。一般在外侧包裹敷料保持其无菌状态。肾形搪瓷或金属小盆,亦称肾形盆(图 9-3),主要用于盛放脓血、置换下来的敷料等污物。

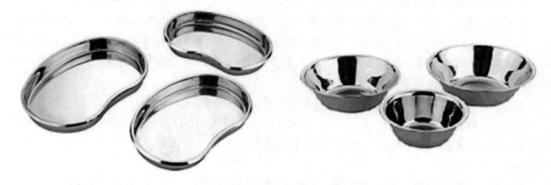

图 9-3　弯盘、换药碗

4. 止血钳 分为直、弯两种类型,型号各异。主要用于处理出血性伤口或进行扩创、取异物等治疗时夹住断裂的血管、撑开创腔、夹除异物等(详见第四章第二节)。

5. 手术剪 有组织剪、线剪及拆线剪等。组织剪锋利,主要用于减除不健康组织,线剪主要用于拆线,线剪主要用于剪胶布、敷料等(详见第四章第二节)。

6. 持针器 夹持缝针进行缝合(详见第四章第二节)。

7. 探针 有金属球头探针、有槽探针和有孔探针三种。金属球头探针可依创腔情况,随意弯曲成各种弯度,用于测量创腔深浅、方向,以及瘘管、窦道或有无异物等(图 9-4,详见第四章第二节)。

8. 手术刀 分类较多,主要用于切开、切除组织(详见第四章第二节)。

9. 冲洗器 为滴管形状的玻璃或塑料容器,上端的橡胶球用于盛装冲洗液,下端可置入创腔进行冲洗(图 9-5)。

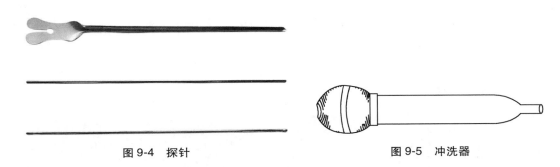

图 9-4 探针　　　　　　　　　　　图 9-5 冲洗器

10. 无菌纱布 多用脱脂纱布制作(图 9-6)。具有吸水好的特点。通常为 5cm、8cm、10cm 见方的纱布块,经灭菌处理后放于密封包装内。主要用于创面的擦拭、脓液及血液的蘸吸,以及覆盖伤口等。由于纱布透通性较高,对于早期的切口,需覆盖 6~8 层保护切口。油纱布宜用细网眼纱布制作。将纱布四周纤维去除,浸透凡士林或配制好的油质;凡士林纱布可以提供潮湿的环境有利于创面的肉芽生长,并可以减少组织液的渗出,早期的创面还可以止血,但对于感染严重的创面要慎用,因其易因为引流不畅,常加重感染(详见第四章第二节)。

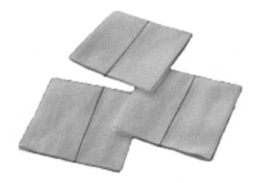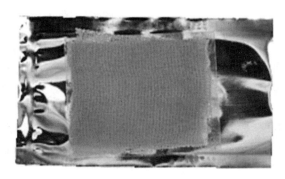

图 9-6 无菌纱布块、油纱布

11. 棉球、棉棒　主要用于擦拭切口血液、渗出物以及蘸取消毒液(如碘伏、乙醇等)擦拭伤口。

12. 引流物　种类多样。多用于放置于腔隙内引流渗液浓汁等。引流物属于体外异物,应合理应用,不能遗留在腔内(详见第四章第二节)。

(1)橡皮引流条:多用橡皮手套或薄橡皮,可剪成各种形状。多用于深窄、渗出物不多、组织疏松的切口,如阴囊手术等。

(2)纱布引流条:主要吸收伤口内血液及渗液。脓液不多、肉芽开始生长的创面易用盐水纱布。渗液较少,用干纱布条,可刺激伤口肉芽的生长。

(3)烟卷引流:主要由纱布卷外套薄橡皮管而成。靠纱布卷的毛细管渗吸起引流作用,纱布浸透则失去引流作用。适用于外口小内部较深的脓肿引流。

(4)油纱布引流条:对组织刺激性较小,不易与创面粘连。适用于清洁创面,不适用于脓液及渗出较多创面。

(5)橡皮管引流:引流效果好,并可用来冲洗创腔。多用于脓液或渗液多的深大脓腔(如臀部深大脓肿、腹腔脓肿);实质脏器脓肿(如肝脓肿)、内脏切开或吻合处(如胆总管、肾盂、输尿管等)。根据放置的位置不同,引流管有多种不同形态,如 T 形管、猪尾巴管等(图 9-7)。橡皮管对组织刺激性较大,应合理应用。

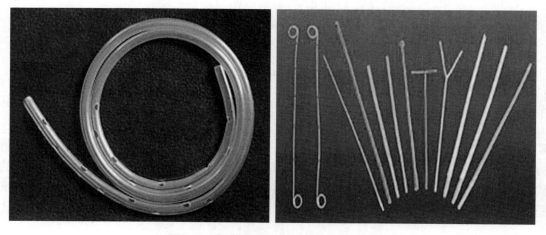

图 9-7　橡胶引流管、各种一次性引流管

(6)双套管:粗管内有一细管,粗管下部置入创腔部分,边缘有侧孔。经细管向创腔内灌注冲洗溶液,粗管向外引流(图 9-8)。适用于脓液或渗液很多的深大创腔,以及需要冲洗的切口,如肝脓肿、吻合口感染等。

13. 胶布和绷带　胶布主要用于固定敷料,绷带主要用来固定敷料或夹板,防止脱落或移位,固定患肢或患部,减少活动减轻疼痛。可根据需要制成绷带卷、三角巾、丁字带、四头带、多头带等形状,选择应用。目前临床上多常用一次性伤口灭菌敷贴,方便快捷(图 9-9)。

14. 其他　如手套、注射器等。

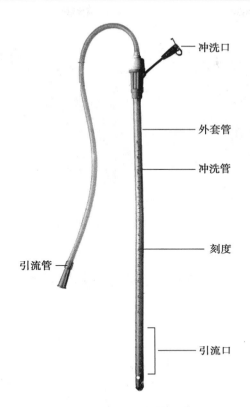

图 9-8　双套管

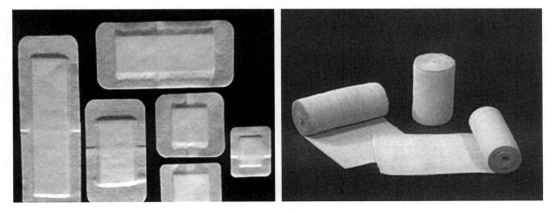

图 9-9　敷贴、绷带

（二）常用物品的灭菌

换药应用的所有物品,都应达到无菌状态(详见第三章第二节)。灭菌后的器械常置于无菌换药包内,并注明有效期限。在换药前要详细检查无菌换药包内的灭菌指示条,是否达到灭菌标准,观察无菌换药包是否在有效期限范围内。目前临床上多使用一次性换药包,优点是不容易污染、有效期长、快捷方便(图9-10)。

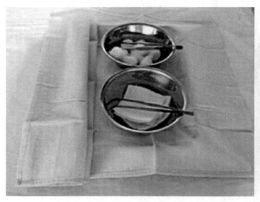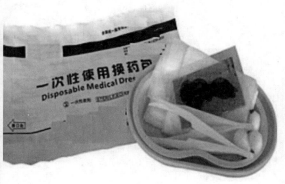

图 9-10　换药包、一次性换药包

第四节　换药的基本技术

一、无菌观念

换药主要是检查手术切口,促进创面愈合。换药过程中,最重要的就是无菌观念。因此一定要注意,换药前仔细检查相关物品,对于需要无菌的耗材一定检查其有效期及有无破损,如未达标,坚决不可使用。换药过程中需要时刻注意无菌观念,有菌及无菌物品一定注意区分,不可相互接触造成污染。另外,还要注意换药室内空气新鲜,定期进行空气及地面消毒,人员不宜过多。

二、换药用品准备

（一）治疗车
车上载有以下物品:

1. 换药包　内含治疗碗(盘)2 个,有齿、无齿镊各 1 把或血管钳 2 把,手术剪 1 把。

2. 换药用品　2%碘酊和 75%乙醇棉球或碘伏、生理盐水、棉球若干、根据伤口所选择的敷料、胶布卷、无菌手套。

（二）其他用品
引流物、探针、注射器(5ml 或 20ml)、汽油或松节油、棉签。根据伤口需要酌情备用胸、腹带或绷带,必要时备酒精灯、火柴、穿刺针等。

（三）合理放置器械
通常放置在病人右侧床边适当位置,避免物品受污染。

三、换药步骤

（一）一般换药方法
1. 暴露伤口,揭去敷料　在做好换药准备后,用手揭去外层敷料,将沾污敷料内面向上放在弯盘中,再用镊子轻轻揭取内层敷料。如分泌物干结黏着,可用盐水湿润后揭下,以免损伤肉芽组织和新生上皮。

2. 观察伤口，了解渗出　观察揭下敷料吸附的渗出物，观察伤口有无红肿、出血，有无分泌物及其性质，注意创面皮肤、黏膜、肉芽组织的颜色变化。若有引流管，应当注意观察引流管固定及渗出情况。

3. 清理伤口，更换引流　用双手执镊操作。一把镊子可直接接触伤口，另一把镊子专用于从换药碗中夹取无菌物品，递给接触伤口的镊子（两镊不可相碰）。先以碘伏棉球自内向外消毒伤口周围皮肤两次（若引流管周围有分泌物，消毒皮肤时暂不触及，需用碘伏棉球擦拭管周分泌物），然后以盐水棉球轻轻拭去伤口内脓液或分泌物，拭净后根据不同伤口，适当安放引流物（纱布、凡士林纱布条，皮片或引流管）。

4. 覆盖伤口，固定敷料　盖上无菌干纱布，以胶布粘贴固定，胶布粘贴方向应与肢体或躯体长轴垂直。如创面广泛、渗液多，可加用棉垫。关节部位胶布不易固定时，可用绷带包扎。一般情况下，敷料宽度占粘贴胶布长度的 2/3。

（二）缝合伤口的换药

1. 更换敷料　一般在缝合后第 3 天检查有无创面感染现象。如无感染，切口及周围皮肤消毒后用无菌纱布盖好，对缝线有脓液或缝线周围红肿者，应挑破脓头或拆除缝线，按感染伤口处理，定时换药。

2. 进行引流　对于手术中渗血较多或有污染，放置皮片或硅胶管引流的伤口，如渗血、渗液湿透外层纱布，应随时更换敷料。纱布敷料覆盖时，先将纱布剪一"Y"形切口，夹垫于引流管与皮肤之间以免管壁折叠、皮肤受压造成坏死（图 9-11）。

3. 取出引流　引流物一般在术后24~48 小时取出，局部以 75% 乙醇消毒后，更换无菌敷料。烟卷引流在换药时，一手镊子夹住其边缘，适度上下提拉，同时针筒插入中央乳胶管抽吸积液。若要更换，则在术后5~7 天窦道形成后进行。拔出后以纱条引流代

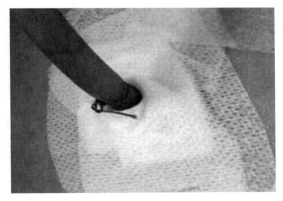

图 9-11　引流管口敷料包扎

替，视伤口渗出量多少决定纱条是否可以取出。T 管一般在术后 2~3 周视全身和局部引流状况给予拔除。双套管更换或拔除则视局部引流状况而定，一般在术后 5~7 天以后再更换。

4. 伤口异常　如果病人伤口疼痛或 3~4 天后尚有发热，应及时检查伤口是否有感染可能。一般于术后 2~3 天，由于组织对缝线的反应，针眼可能稍有红肿，可用 75% 乙醇湿敷；如见针眼有小水疱，应提前拆去此针缝线；如局部红肿范围大，并触到硬结，甚至波动，应提前拆除缝线，伤口敞开引流，按脓腔伤口处理。

（三）不同创面的换药

1. 浅、平、洁净的创面　用无菌盐水棉球拭去伤口渗液后，盖以凡士林纱布，干纱布保护，1~2 天换药 1 次。

2. 肉芽过度生长的创面　正常的肉芽色鲜红、致密、洁净、表面平坦、易出血。如发现肉芽色泽淡红或灰暗，表面呈粗大颗粒状，水肿发亮高于创缘，可将其剪除，再将盐水棉球拭

干,压迫止血。也可用10%~20%硝酸银液烧灼,再用等渗盐水擦拭,若肉芽轻度水肿,可用3%~10%高渗盐水湿敷。

3. 脓液或分泌物较多的创面 此类伤口宜用消毒溶液温敷,以减少渗液或分泌物。湿敷药物视创面情况而定,可用1∶5000呋喃西林或漂白粉硼酸溶液等。每天换药2~4次,同时可根据创面培养的不同菌种,选用敏感的抗生素。对于有较深脓腔或窦道的伤口,可用生理盐水或各种有杀菌去腐作用的溶液进行冲洗,伤口内放置适当的引流物。

4. 慢性顽固性溃疡 此类创面由于局部循环不良、营养障碍、早期处理不当或由于特异性感染等原因,使创面长期溃烂,久不愈合。处理此类创面,首先找出原因,改善全身状况;搔刮创面、紫外线照射、高压氧治疗、局部用生肌散等,都有利于促进肉芽生长。

(四)引流物的放置与拔除

1. 引流物的选择

(1)切口内少量渗液时,用硅胶皮条引流。

(2)脓液较多时,用烟卷引流。

(3)脏器腔内或腹腔引流用硅胶管、双腔或双套管引流。

(4)腹腔引流用硅胶皮条、凡士林纱条或纱布引流条引流。

2. 引流物的放置

(1)脓腔应先排净脓液,清洗,吸干余液后再放引流。

(2)探明伤口深度、方向、大小,将引流物一端放置底部,向上稍拔出少许,使之与底部肉芽稍有距离,另一端放在伤口的浅面以利肉芽由底部向上生长。

(3)腹腔引流最好应另建立通道引出,以免影响主要切口愈合。

(4)纱布引流时应去除碎边,以防异物遗留伤口内。

(5)引流物应妥善固定。

(6)长期放置引流时,应定期更换引流物。

3. 引流物的拔除

(1)术后预防性引流应一次性拔除。

(2)脓腔引流应逐渐拔除。

(3)拔除时,去除固定缝线、松动、旋转,使其与周围组织充分分离。

(4)多根引流物应逐条或逐根拔除。

(5)应注意拔除引流物的数量、完整性,有无残留物。

四、换药注意事项

(一)换药次序

先无菌伤口,后感染伤口。对特异性感染伤口,如气性坏疽、破伤风等,应在最后换药或指定专人负责。

(二)污物敷料处理

更换下来的污敷料、绷带及擦洗创面的棉球等,须用钳、镊夹取集中放于弯盘内,倒入医疗废物垃圾桶。器械及碗、盒、盆、盘应在擦洗净后重新消毒、灭菌。特殊感染伤口的换药:如气性坏疽、破伤风、铜绿假单胞菌等感染伤口,换药时必须严格执行隔离技术,除必要物品外,不带其他物品,用过的器械要专门处理,敷料要焚毁或深埋。

（三）换药时伤口分泌物识别

1. 血液　血性、淡血性、鲜红血性、陈旧血性。
2. 血浆　淡黄色清亮液体。
3. 脓液　颜色、气味、黏稠度。根据细菌种类而不同。
4. 空腔脏器漏出液　胆汁、胰液、胃肠道液体和尿液等。

第五节　切　口　拆　线

一、目　　的

1. 不论愈合伤口或感染伤口，一切皮肤缝线作为异物均需在适当的时间被剪除。
2. 手术切口发生某些并发症时（如切口化脓性感染、皮下血肿等）拆除切口内缝线，便于充分引流、线段异物的去除。

二、拆线的时间

1. 正常手术切口，已到拆线时间，切口愈合良好，局部及全身无异常表现者。
2. 头面颈部 4~5 天；下腹部、会阴部 6~7 天；胸部、上腹部、背部、臀部术后 7~9 天；四肢术后 10~12 天，近关节处和减张缝线需 14 天。拆线时间非常重要，请同学们牢记。
3. 伤口术后有红、肿、热、痛等明显感染者，应提前拆线。

三、延迟拆线的指征

1. 严重贫血、消瘦，轻度恶病质者。
2. 严重失水或水电解质紊乱尚未纠正者。
3. 老年体弱及婴幼儿病人伤口愈合不良者。
4. 伴有呼吸道感染，咳嗽没有控制的胸、腹部切口。
5. 切口局部水肿明显且持续时间较长者。
6. 有糖尿病史者。
7. 服用糖皮质激素者。
8. 腹内压增高、大量腹水等。

四、拆线操作前的准备

（一）病人准备
1. 了解拆线伤口的愈合情况，对操作过程可能出现的状况作出评价。
2. 告知病人拆线的目的、操作过程及可能出现的情况。
3. 病人应采取相对舒适且伤口暴露最好的体位，注意保护病人隐私。
4. 应注意保暖，避免着凉。
5. 如拆线过程复杂或者使病人有不适的柑橘，操作前应对病人做充分的解释，争取病人的配合。
（二）操作者准备
1. 核对病人的信息。

2. 情况了解 了解伤口情况,协助病人体位摆放。

3. 时间安排 避开病人进食及陪护人员,操作前半小时勿清扫整理房间。

4. 换药顺序 多个伤口需要拆线时,先安排清洁伤口;再处理污染伤口,避免交叉感染。

5. 无菌准备 穿工作服、戴帽子、口罩、洗手、剪指甲等。

6. 拆线地点 根据拆线部位和操作的复杂程度,选择在病房或换药室进行,优先选择换药处置室内。

7. 操作者手卫生 多个病人需要拆线时,操作前后均应规范洗手,以免发生交叉污染。

（三）材料准备

1. 拆线包 内含治疗碗(盘)2个,有齿、无齿镊各1把或血管钳2把,拆线剪刀一把。

2. 换药用品 2.5%碘酊和75%乙醇棉球或碘伏,生理盐水棉球若干、根据伤口所选择的敷料、胶布卷、无菌手套。

<h3 style="text-align:center">五、拆线的操作步骤</h3>

拆线的操作步骤如图9-12所示。

1. 消毒 取下切口上的敷料,用碘酒、乙醇或碘伏由内至外消毒缝合口及周围皮肤5~6cm,待干。

2. 剪线 用镊子夹起线头轻轻提起,把埋在皮内的线段拉出针眼之外1~2mm,将剪尖插进线结下空隙,紧贴针眼,在由皮内拉出的部分将线剪断。

3. 拉线 随即将缝线向切口的缝线剪断侧拉出,动作要轻巧。如向对侧硬拉可能因张力原因使创口被拉开,且病人有疼痛感。

4. 包扎固定 碘伏棉球再擦拭一次,覆盖敷料,胶布固定。

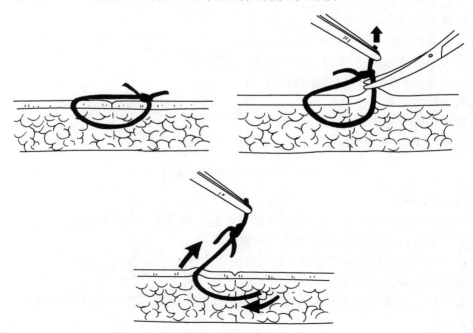

图9-12 拆线过程示意图

六、拆线相关知识

1. 蝶形胶布的使用　拆线后如发现愈合不良、裂开,可用蝶形胶布在酒精灯火焰上消毒后,将两侧拉合固定,包扎。

2. 间断拆线　对于切口长、局部张力高、病人营养情况较差以及其他不利于伤口愈合因素的病人,到了常规拆线时间时可采用先间断拆去一半的缝线,余下的在 1~2 天后拆除。这样既减轻了延迟拆线造成皮肤针眼瘢痕,也确保了伤口的安全愈合。

3. 拆线后伤口　拆线后伤口 24 小时内避免沾湿。

4. 短期内避免剧烈活动　一般来说,6~8 周防止剧烈运动形成的张力对伤口的影响。老年、体弱和服用皮质激素者的活动更为延后。

学 习 要 点

本章节讲述外科手术创面的观察及处理是外科基本技术之一,属于外科操作的基础操作,对于以后的临床见习以及实习具有十分重要的作用,因此,在学习本章节时需要注意以下几点:

1. 应当明确外科手术创面的观察及处理的重要性,了解其在外科操作中的重要基础地位。

2. 牢固掌握基础知识。结合外科学相应教科书等教材,扎实相应的基础知识,熟练掌握创面的特点及各种正常及异常表现,明确其与疾病的关系,做到树立整体全局观念。

3. 多次练习换药、拆线等相应操作,熟练掌握、注重细节、明确相应注意事项,做到步骤不遗漏,操作不犯错。为以后的实际临床工作打好基础。

4. 着重注意无菌观念。要培养良好的无菌意识,明确有菌、无菌的概念。熟练掌握无菌物品取用时的注意事项,防止在实际操作中因为种种原因忽略无菌意识。

第十章

外科学总论动物实验

第一节 动物实验目的要求

外科手术实习操作目的是使学生通过动物手术模拟人体手术的实习,树立无菌观念、掌握正确的手术基本操作方法以及手术人员工作职责和工作方法,培养严格的科学态度和工作作风,为今后从事临床工作或医学研究打下坚实基础。虽然手术对象是动物,但要求学生像对待病人一样,培养认真负责的工作态度和爱伤观念。

一、学习动物手术操作的必要性

医学院校培养的学生毕业后绝大多数在各级医院从事临床医疗工作,尤其对从事普外科、妇产科等外科专业的医生来说,手术是疾病治疗过程中的一个重要手段,也是治疗能否成功的关键,所以在校学生认真努力学好动物手术操作是极为重要的。即使未来成为内科、皮肤科等非手术科室的医师,也必须认真学习手术操作这门课程,因为许多内科系统疾病的诊断技术和治疗方法,如心导管检查、胸腹腔穿刺、静脉置管等均需外科手术学的基本知识和基本操作技能。总之,不管毕业后从事临床哪个专业,手术学的基本操作技能都是必须具备的,否则就不可能成为一名称职的医生。

二、学习动物手术操作的目的

外科学总论动物实验是外科教学中的重要部分,是医学生进行临床手术实践操作前最重要的训练措施。通过动物实验,利用活体动物练习之前学习过的外科无菌技术及外科手术基本操作技术,培养学生的无菌观念,增强学生动手能力,规范操作方法,使学生全面系统了解手术人员、手术区域一般准备和无菌准备方法以及手术进行中的无菌原则等内容,为参加临床手术实践奠定良好基础。

三、学习动物手术操作的要求

通过多次动物手术操作实验练习,要求学生达到如下标准:

1. 树立牢固的无菌观念,严格区分有菌物品、无菌物品,有菌区域、无菌区域,规范无菌操作。

2. 能熟练利用以前学习的外科手术基本技能在活体动物体上进行操作。

3. 熟悉外科手术进行中的无菌原则。

4. 手术过程中正确区分并规范使用外科手术器械。

5. 通过动物实验,培养同学们团队协作意识,手术过程中既要分工明确,又要相互协作。

6. 在老师指导下,能完成较简单的清创术、盲肠切除术、肠切除肠吻合术、胃穿孔修补术等手术。

为保证手术操作实习顺利进行,除了具备良好的实验环境及条件,还必须要求学生要严肃认真,努力学习,严格遵守实验室的各项规章制度,爱护实验室的一切设备及物品,爱护实验动物,保持实验室清洁卫生。

第二节　手　术　操　作

实验一　动物清创术

一、实验目的和要求

1. 练习无菌操作技术,能熟练利用以前学过的外科基本技能在活体动物体上进行操作。

2. 熟悉清创的基本操作步骤及操作方法,掌握清创术注意事项。

3. 通过清创术实验,认识清创的重要性、掌握创口的分类、清创时间。

二、实验方法

1. 教师为主操作者,挑选一名同学为助手,演示并讲解清创术操作步骤、操作方法及操作注意事项,其余同学观摩手术操作。

2. 示教结束后,学生 5~6 人为一组实施动物清创术。

3. 教师巡回指导,要求学生规范严格训练无菌操作技术及手术基本操作技术,并及时解答学生问题,纠正学生不规范及错误操作。

三、实验参考时间

3 学时。

四、实验动物模型制作

实验动物选择家兔。

(一)麻醉及体位

经耳缘静脉注射 20% 氨基甲酸乙酯(5ml/kg)给家兔行全身麻醉成功后,将动物置仰卧或俯卧位,用细绳将其四肢绑扎固定于实验台上(注意:一定将实验动物固定牢固)。

(二)伤口制作方法

实验动物模型制作可有以下三种

1. 锐器伤　在家兔大腿内侧或外侧做一纵行长 5~10cm 规则伤口,深达肌层,并将毛发、沙粒等撒于伤口内造成污染。

2. 钝器伤　用一根铁棒或铁片迅猛强力打击动物四肢或躯干而后用力擦挫伤口,造成皮肤的不规则伤口。

3. 爆炸伤　用一枚爆炸力较大的鞭炮固定于动物颈部、腹股沟区或塞入肛门,点燃引信爆炸后,造成不规则的爆炸伤口。

五、实验操作前准备

（一）手术者准备

手术者洗手，戴口罩、帽子。判断创伤的严重程度，根据创伤严重程度决定处理措施，制订治疗方案。本次实验动物家兔为软组织锐器伤，外伤时间短、污染较轻、无感染。

（二）实验物品准备

1. 无菌清创包一个 包内物品有弯盘 1 个、小量杯 1 个、5ml 注射器 1 支、纱布 5 块、手术刀柄 1 把、22 号刀片 1 个、持针器 1 把、血管钳 6 把、牙镊 1 把、平镊 1 把、组织剪刀 1 把、线剪刀 1 把、组织钳 1 把、缝合针、缝合线等。

2. 无菌手套、3%过氧化氢溶液、生理盐水、无菌软毛刷、无菌肥皂水等。

3. 实验动物准备 将制作完动物模型的家兔取仰卧或俯卧位，四肢固定于实验台上，并保持良好体位及麻醉状态。

六、实验操作步骤

1. 手术者打开无菌包，准备无菌物品。

2. 清洗

（1）皮肤清洗：手术者戴无菌手套，取一块无菌纱布覆盖伤口，用无菌软毛刷蘸无菌肥皂水刷洗伤口周围正常皮肤 2~3 遍，每刷一遍后均由助手协助用无菌等渗盐水冲洗干净伤口周围的肥皂液，注意勿使冲洗液流入伤口内，以免加重伤口污染（图 10-1）。

（2）伤口清洗：去除覆盖伤口的纱布，助手用大量无菌生理盐水冲洗伤口；术者持血管钳或镊子轻轻分开伤口，取出表浅的血凝块和异物，注意清洗每一个死角、每一个凹陷处，并检查伤口深度，观察有无肌肉、肌腱、大血管等损伤，若有活动性出血，暂时用血管钳夹闭。彻底清洗后，用 3%过氧化氢溶液冲洗，待创面呈现泡沫后，再用无菌生理盐水冲洗干净，若污染较重，可重复 1~2 遍。最后用无菌干纱布将伤口周围皮肤擦干。

3. 皮肤消毒 术者更换无菌手套，用 0.5%碘伏棉球将伤口周围皮肤消毒三遍，注意勿使消毒液流入伤口内，铺无菌洞巾保护手术野。

4. 麻醉 0.5%碘伏棉球消毒伤口周围皮肤后，以生理盐水代替局麻药，用"一针注射法"练习局部浸润麻醉。操作方法如图 10-2 所示。

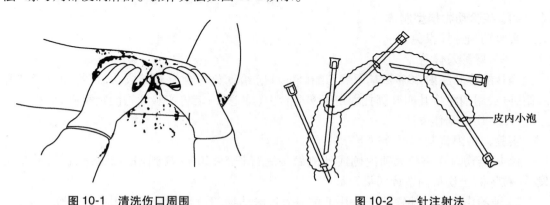

图 10-1 清洗伤口周围　　　　　　　　图 10-2 一针注射法

5. 清理伤口

（1）皮肤清创：用手术刀或组织剪刀沿伤口边缘将不整齐、污染、坏死的皮肤呈条状切除

1~2cm 修剪整齐(图 10-3),修剪皮缘不可过多。若皮肤伤口过小,应扩大切口重分暴露手术野。一般从伤口两端沿纵轴延长,深筋膜应当做相应的切开。

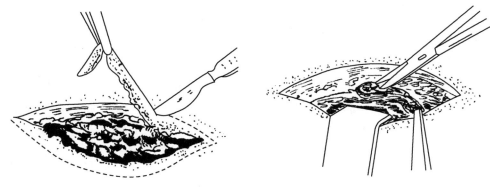

图 10-3 切除坏死、不整齐皮缘　　　　图 10-4 清除失活组织

(2)清除失活组织:轻轻牵开伤口,依解剖层次由浅入深仔细探查损伤程度,并判断组织生机。切除失去活力的肌肉组织,凡夹捏不收缩、切开不出血或无颜色改变的肌肉组织都要彻底切除,直至肌肉出现收缩、色泽鲜红、从切面流出新鲜血液为止(图 10-4),清除血凝块和异物,并随时用无菌盐水冲洗。若伤口内污染严重,可以再用 3% 过氧化氢冲洗一次,然后用生理盐水冲洗干净。清创过程中仔细止血,如有活动出血可结扎或缝扎止血。清理完毕后,再用生理盐水冲洗伤口 1~2 遍。

6. 缝合伤口　仔细检查伤口无出血后,按解剖层次逐层对位缝合,避免遗留无效腔而形成血肿,缝合时松紧要适度,以免影响血运。若伤口张力大,可行减张缝合;若伤口深、渗血多、组织污染重,可在缝合的伤口内放置引流条或引流管,缝合完毕后,仔细对合皮缘,再用碘伏棉球消毒一遍,无菌纱布包扎固定。

7. 整理实验物品

(1)包扎伤口后,送回实验动物。

(2)清洗整理手术器械。

(3)彻底打扫实验室卫生。

七、指导要点

1. 要求学生严格无菌操作,正确使用手术器械。

2. 在实验操作过程中,教师及时在各组巡回监督,指导学生严格按刷洗、清洗、消毒原则进行操作,培养学生一丝不苟的工作作风。

3. 在清理伤口时,指导学生准确判断组织生机及切除范围,皮缘切除不要过宽。切除组织时,要指导学生联想到临床实际手术,必须考虑形态和功能的恢复,尽可能保留重要血管、神经、肌腱。

4. 指导学生彻底止血,正确进行钳夹止血、结扎血管及压迫止血。

5. 缝合创口时,指导学生要按照解剖层次对位缝合,勿留无效腔,缝合完毕后应对齐皮缘。

6. 培养学生爱伤观念,爱护实验动物。

实验二 动物胃穿孔修补术

一、实验目的和要求

1. 掌握胃穿孔修补术基本的操作步骤、操作方法及操作注意事项。

2. 强化无菌观念，在活体动物体上练习外科无菌操作技术及外科手术基本操作技术。

二、实验方法

1. 教师为主刀医生，在同学中选择 1 名第一助手、1 名器械护士、1 名麻醉师、1 名巡回护士共同演示手术操作流程，讲解胃穿孔修补术操作步骤、操作方法及操作注意事项，其余同学观摩。实验动物为家兔。

2. 示教结束后，学生 5~6 人为一组实施动物胃穿孔修补术。

3. 教师巡回指导，要求学生规范严格训练外科无菌操作技术及外科手术基本操作技术，及时解答学生提出的问题，纠正学生不规范及错误操作。

三、实验参考时间

3 学时。

四、实验前准备

1. 实验物品准备

（1）无菌剖腹探查包 1 个，包内物品有卵圆钳 2 把、血管钳 12 把、组织钳 6 把、巾钳 6 把、持针器 2 把、刀柄 2 把、线剪 1 把、组织剪 2 把、牙镊 2 把、平镊 2 把、长柄镊 1 把、腹腔拉钩 2 把、压肠板 1 个、缝合针线、纱布、洞单等。

（2）无菌手术衣、无菌手套、20%氨基甲酸乙酯、20ml 空针、棉球、棉签、胶布、输液管、生理盐水、碘伏、肥皂水、毛刷等。

2. 实验动物准备

（1）固定：家兔取仰卧位四肢固定于实验台上。

（2）麻醉：20%氨基甲酸乙酯 5ml/kg 耳缘静脉注射全麻，保持静脉输液通畅。

（3）确定切口部位：作为仿人体胃穿孔修补术来进行外科基本技术的实践练习，该实验选择右侧经腹直肌切口。

（4）手术野皮肤准备：用毛刷沾取肥皂水将家兔腹部毛发浸湿，用血管钳夹持剃毛刀片将浸湿的毛发剔除。

3. 手术人员准备

（1）一般准备：参加手术人员更换刷手服、拖鞋、戴口罩帽子、剪指甲、摘除手表、手链、项链等饰品。

（2）无菌准备

1）手臂皮肤消毒：肥皂水刷手法消毒手臂皮肤。

2）穿无菌手术衣、戴无菌手套。

五、实验操作步骤

1. 巡回护士检查无菌包后打开，准备手术用无菌物品。

2. 器械护士手臂皮肤常规消毒后，穿无菌手术衣、戴无菌手套后和巡回护士一起清点手术器械、纱布等物品，并做好记录。

3. 皮肤消毒 第一助手手臂皮肤消毒，接过器械护士传递的弯盘（内盛碘伏棉球）、卵圆钳,对手术切口(右侧经腹直肌切口)及其周围 15cm 以上皮肤进行消毒(消毒范围:上至剑突水平上方,下至耻骨联合水平,两侧至腋中线),常规消毒三遍。

4. 铺无菌巾单

(1)铺四块治疗巾:第一助手在实验动物右侧,确定切口后,接过器械护士传递过来的治疗巾(每块治疗巾的一边双折 1/4,前三块折边朝向手术助手,第四块折边朝向器械护士),在切口每侧铺盖一块无菌治疗巾,盖住手术切口周围。顺序为一下二对三上四面(铺治疗巾原则:先铺相对不洁区再铺相对清洁区)。然后用巾钳将无菌巾交角处夹住,防止移动。

(2)铺 2 张中单(先铺头侧,再铺足侧),头部盖过麻醉架,足部应盖过家兔后肢及实验台,两侧和头部应垂下超过手术台边 30cm。

(3)第一助手手臂皮肤再次消毒、穿无菌手术衣、戴无菌手套后和器械护士一起铺剖腹单,手术孔对准切口,向上下两侧尽量展开。

5. 切开皮肤及皮下组织

(1)手术者手臂皮肤常规消毒、穿无菌手术衣、戴无菌手套。

(2)手术者用组织钳夹持碘伏棉球在手术切口位置(左上腹腹直肌切口)消毒一边。

(3)主刀及助手各取一块无菌干纱布覆盖在切口两侧皮肤上(手术操作过程中戴着手套的手避免触及病人裸露的皮肤),执笔式垂直切开皮肤小孔后,执弓式持刀方法快速切开皮肤,终端再提刀离开皮肤,换用另一把手术刀快速剥离皮下组织。

6. 止血结扎皮下出血点　切开皮下组织后,手术者和第一助手用纱布迅速按压出血部位,随即用止血钳钳夹出血点,钳夹组织应尽量少但又要能钳夹住出血点。钳夹后用丝线结扎出血点,要求手术者和第一助手协调配合。

7. 切开腹直肌前鞘　用刀在腹直肌前鞘做一小切口(图 10-5),用弯钳分离腹直肌前鞘及腹直肌,然后用剪刀上、下延伸,分别剪开腹直肌前鞘。剪开的腹直肌前鞘与皮肤切口要等长且在同一矢状面上。

8. 分离腹直肌　沿腹直肌肌纤维方向插入刀柄并上下移动,造成一裂隙,然后插入左手示指,与刀柄共同沿腹直肌纤维方向全层向两侧分开,至皮肤切口长度,暴露腹直肌后鞘(图 10-6)。

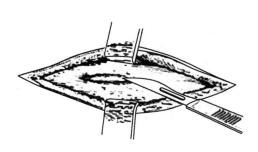

图 10-5　切开腹直肌前鞘

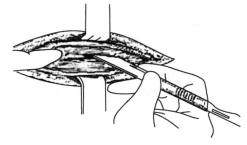

图 10-6　分离腹直肌

9. 切开腹直肌后鞘与腹膜　用两把血管钳交替钳夹后鞘和腹膜向上提并同时钳夹住。用手指检查提夹部位,确定没有网膜和内脏被钳夹后用刀切开一小口(图 10-7),然后手术者和第一助手分别用血管钳夹住对侧腹膜边缘,将其提起,用剪刀剪开腹直肌后鞘和腹膜与皮肤切口两端齐平(图10-8)。切开腹膜时,并用左手示指和中指插入腹腔,保护内脏。仔细检查手术野,彻底止血。

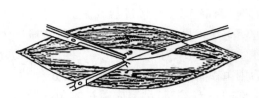

图 10-7　提起腹膜,切一小口

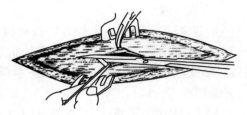

图 10-8　剪开腹膜

10. 保护皮肤　把无菌治疗巾边缘翻折 1/3 后靠近腹膜边缘,用组织钳把治疗巾和腹膜钳夹在一起,手术者和第一助手交替进行,将切口皮肤和手术野隔开,并用巾钳固定治疗巾两端,以保护切口皮肤。

11. 制作胃穿孔模型

(1)手术人员用生理盐水(或生理盐水湿纱布)洗去手套上滑石粉。用拉钩轻轻牵拉切口两侧,充分暴露手术野,探查腹腔,将胃前壁轻轻提出手术野。

(2)无菌纱布垫保护手术野,用刀片在胃前壁全层切开 3~5cm 小口(图 10-9)。

(3)用无菌纱布或棉球清除多余胃内容物。

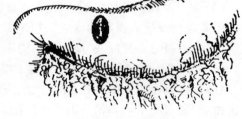

图 10-9　胃穿孔模型

12. 修补切口

(1)仔细检查胃壁切口无出血后,以圆针、4 号线顺胃纵轴方向,在切口上、中、下部做间断全层内翻缝合,结扎缝合线,闭合胃壁切口(图 10-10①)。检查有无黏膜外翻,如有黏膜外翻可做间断浆肌层内翻缝合进行包埋。

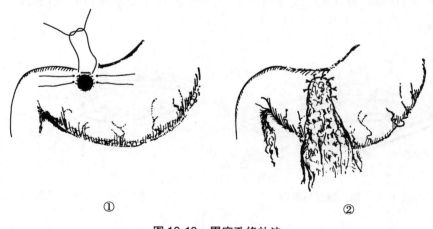

①　　　　　　　　　　　②

图 10-10　胃穿孔修补法

(2)取附近大网膜一片,上提覆盖在穿孔上面,用小圆针、1 号线将网膜上端与穿孔上方的胃浆肌层缝合结扎(图 10-10②)。

13. 关闭腹壁切口 仔细检查创面有无出血,将胃放回原位,清点手术器械、纱布等物品与手术前相同后,逐层对位关闭腹腔。

(1)腹膜缝合:松开组织钳,去除保护皮肤治疗巾,用弯血管钳夹住腹膜边缘及切口上下角,用压肠板保护腹内器官,提起上端血管钳,用大圆针、中号线连续缝合腹膜与腹直肌后鞘。缝合第一针及最后一针超过切口的上、下端并打两个结。

(2)腹腔关闭后,用生理盐水冲洗腹壁切口的各层组织。腹直肌不缝合。然后用小圆针、4 号线间断缝合腹直肌前鞘、皮下组织。

(3)用 0.5%碘伏(或 75%乙醇)棉球消毒切口周围皮肤。用三角针、4 号线间断缝合皮肤切口。

(4)仔细对合缝合切口皮缘,0.5%碘伏(或 75%乙醇)棉球消毒切口周围皮肤,包扎固定。

六、整理实验物品

1. 把家兔送回实验动物管理中心。

2. 清洗整理手术器械。

3. 彻底打扫实验室卫生。

七、操作注意事项

1. 术中注意严格无菌操作、保护手术野。

2. 家兔的组织较脆弱,操作要轻柔,结扎时勿过分用力,缝合时针间距要均匀。

3. 在切开腹膜时,用手术镊或弯血管钳将腹膜提起,使腹膜与内脏分开,以免切开腹膜的同时损伤内脏。

4. 关闭腹壁切口时要逐层对位缝合,避免留有无效腔。

八、实验指导要点

1. 要求学生要有爱伤观念,把家兔当病人对待,严格遵守无菌操作原则,正确使用手术器械,纠正不规范操作方法。

2. 正确选择腹部切口;正确使用手术器械;正确利用牵开器显露手术野,便于手术操作。

3. 缝合时必须顺着胃的纵轴方向,针边距不宜过小,否则易致切口撕裂;不宜过大,过大致内翻组织过多,引起梗阻。

4. 爱护实验动物。

实验三 动物肠切除肠吻合术

一、实验目的和要求

1. 强化无菌观念,训练外科无菌操作技术及外科手术基本操作技术。

2. 了解节段性小肠坏死模型的制作方法。

3. 学习活体动物的肠管切除和端-端吻合的方法。

4. 学习重建肠道通路的操作步骤及操作方法。

二、实验方法

1. 教师为主刀医生,在同学中选择 1 名第一助手、1 名器械护士、1 名麻醉师、1 名巡回护士共同演示手术操作流程,讲解肠切除术操作步骤、操作方法及操作注意事项,其余同学观摩手术。实验动物为家兔。

2. 示教结束后,学生 5~6 人为一组实施动物肠切除肠吻合术。

3. 教师巡回指导,要求学生规范严格训练外科无菌操作技术及外科手术基本操作技术,及时解答学生提出的问题,纠正学生不规范及错误操作。

三、实验参考时间

3 学时。

四、实验前准备

(一)实验物品准备

与胃穿孔修补术所需物品相同,另加肠钳 2 把。

(二)实验动物准备

1. 固定　家兔取仰卧位四肢固定于实验台上。

2. 麻醉　20%氨基甲酸乙酯 5ml/kg 耳缘静脉注射全麻,保持静脉输液通畅。

3. 确定切口部位　作为仿人体肠切除来进行外科基本技术的实践练习,该实验选择上腹正中切口。

4. 手术野皮肤准备　用毛刷沾取肥皂水将家兔腹部毛发浸湿,用血管钳夹持剃毛刀片将浸湿的毛发剔除。

(三)手术人员准备

准备方法与胃穿孔修补术相同。

五、实验操作步骤

1. 巡回护士检查无菌包后打开,准备手术用无菌物品。

2. 器械护士手臂皮肤常规消毒后,穿无菌手术衣、戴无菌手套后和巡回护士一起清点手术器械、纱布等,并做好记录。

3. 皮肤消毒　第一助手手臂皮肤消毒后,接过器械护士传递的弯盘、卵圆钳等无菌物品,对手术切口(上腹正中切口)及其周围 15cm 以上皮肤进行消毒(消毒范围:上至剑突水平上方,下至耻骨联合水平,两侧至腋中线),碘伏棉球消毒三遍。

4. 铺无菌巾单　铺无菌单方法与胃穿孔修补术相同。

5. 切开皮肤及皮下组织　操作方法与胃穿孔修补术相同。

6. 止血结扎皮下出血点　操作方法与胃穿孔修补术相同。

7. 切开腹白线　清理腹白线表面的脂肪组织,认清腹白线,在其正中间用刀尖切一小口再上下延长切口,注意不要切得过深,以免切破腹膜伤及腹内脏器。如切口偏向一侧,将会切开腹直肌前鞘。

8. 切开腹膜　术者与助手用血管钳交替夹持腹膜,以确认没有夹住内脏或大网膜,然后在两把血管钳之间将提起的腹膜切一小口。提起腹膜切口边缘,沿切口方向向上、向下将其剪开,若腹内压较高,肠管或大网膜向外突出时,可经腹膜切口用平镊子轻轻送入生理盐水纱布以保护腹内脏器,再剪开腹膜。仔细检查手术野,并彻底止血。

9. 保护皮肤　操作方法与胃穿孔修补术相同。

10. 肠坏死模型制作　手术人员用生理盐水(或生理盐水湿纱布)洗去手套上滑石粉。用拉钩轻轻牵拉切口两侧,充分暴露手术野,观察腹内小肠,将一段小肠袢提出切口外(图 10-11),周围用盐水纱布垫将小肠袢与腹壁隔开。在近系膜缘处结扎 5~6 条肠系膜血管用以制作肠坏死模型。

11. 切除坏死肠管

（1）手术者与助手一起展开肠袢,观察病变范围及系膜血管分布情况,设定肠管的切除范围。

（2）游离系膜:手术者与助手一起展开拟切除肠管所属肠系膜,先用剪刀或刀子在无血管区剪开肠系膜（图 10-12①）,此时应注意避免损伤血管,再用两把血管钳钳夹所属血管并剪断,4 号丝线结扎血管两断端,注意不要损伤保留的血管。如此反复操作,将拟行切除的肠管全部游离,仔细止血。

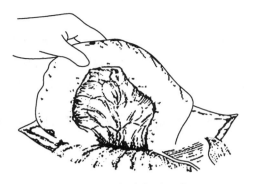

图 10-11　提出切除肠段

（3）在拟切除肠管两端（离色泽变暗的肠管 3~5cm 处）,各使用一把血管钳,血管钳方向从肠管对系膜缘斜行指向系膜缘,且钳尾向保留肠管方向倾斜,与小肠的横轴约 30°角（图 10-12②）如此既可增大吻合口径,又可以保证肠管断端的血液供应。然后在距肠钳 4~5cm 的健侧小肠处各用一把肠钳钳夹肠管。肠钳不宜夹得太紧,以刚好阻止肠内容物通过和肠管切缘无出血为度。在肠钳与血管钳之间的肠管后方垫无菌纱布保护手术野,用手术刀在健侧肠管边紧贴血管钳切断肠管（图 10-12③）,移除病变肠管及保护手术野的无菌纱布,吸净断端肠管的内容物后,用 0.5% 碘伏棉球擦拭消毒肠管内腔,如肠管断端有出血点,用小止血钳钳夹,并用 1 号丝线结扎止血。

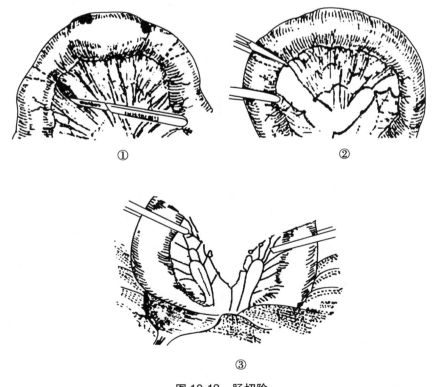

①

②

③

图 10-12　肠切除

12. 肠端-端吻合

（1）小肠两断端靠拢，注意使两肠腔对齐，系膜置于同侧，勿发生扭曲，周围以盐水纱布垫隔开。在距肠管断端约0.5cm处的系膜及对系膜缘，用1号丝线各作一针浆肌层间断缝合，用止血钳夹住这两针缝合线作为定位和牵引用（图10-13）。再用1号丝线从后壁开始间断（或连续）全层缝合吻合口的后、前壁，针间距为0.2~0.3cm（图10-14）。注意勿使黏膜外翻，如有黏膜外翻，可再做间断浆肌层内翻缝合。

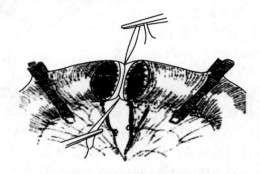

图 10-13　系膜缘、对系膜缘标志

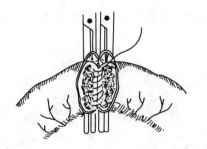
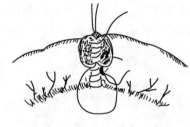

图 10-14　肠管断端吻合

（2）肠管前后壁全部缝合之后，撤去肠钳，观察肠管颜色、光泽、弹性，用拇指和示指检查吻合口是否通畅（图10-15）。检查满意后，将肠管还纳回腹腔。

13. 吻合肠系膜　用1号丝线间断缝合肠系膜裂孔，避免肠管钻入形成肠系膜切口疝。

14. 关闭腹壁切口　仔细检查肠管及腹腔内无出血后，将肠袢按自然顺序还纳腹腔。清点手术器械、纱布等物品与手术前相同后，逐层关闭手术切口，结束手术。

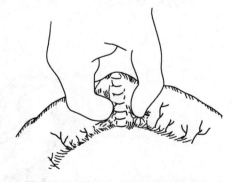

图 10-15　检查吻合后肠管是否通畅

（1）腹膜缝合：松开组织钳，去除保护皮肤治疗巾，用弯血管钳夹住腹膜边缘及上下角，用压肠板保护腹内器官，提起上端血管钳，用大圆针、中号线连续缝合腹膜。缝合第一针及最后一针超过切口的上、下端并打两个结。

（2）腹腔关闭后，用生理盐水冲洗腹壁切口的各层组织。然后用小圆针、4号线间断缝合皮下组织。

（3）用0.5%碘伏（或75%乙醇）棉球消毒切口周围皮肤。用三角针、4号线缝合皮肤。

（4）仔细缝合切口皮缘，0.5%碘伏（或75%乙醇）棉球消毒切口周围皮肤，包扎固定。

六、整理实验用品

同胃穿孔修补术。

七、注意事项

1. 要保证吻合口处无张力，吻合肠段的肠祥应游离足够长度。

2. 要保证吻合口有良好的血液供给，应可清晰地看到血管分支供应吻合口；肠管在无肠钳夹闭的情况下，肠管断端切缘应有活动性出血；手指应可扪及肠管断端系膜的动脉搏动；肠管断端处的肠系膜不可分离过多，一般距断端1.0cm以内，否则易影响吻合口的血液供应。

3. 吻合口处的缝合过稀或打结太松可直接导致吻合口漏的发生；缝合针距太小太密或打结太紧，将影响吻合口的血液供应，导致吻合口不愈合，也将导致吻合口漏的发生。

4. 肠壁边缘内翻不宜过多，以防止造成吻合口狭窄。

5. 关闭肠系膜裂孔时，留孔不宜过大，否则容易发生内疝。缝针不易过深，以免结扎或刺破系膜血管形成血肿。

6. 术中应注意无菌操作，做好组织保护。用无菌巾及盐水纱布垫保护手术野；切开肠管前要用干纱布保护；切开肠管后应及时用吸引器吸净肠内容物；擦拭断端黏膜的棉球不得任意放置，以免污染或误遗腹腔；肠吻合完毕后，应更换所用的器械和碘伏棉球擦洗手套后再进行其他操作。

八、实验指导要点

1. 要求学生要有爱伤观念，把家兔当病人对待，严格遵守无菌操作原则，纠正不规范操作方法，正确使用手术器械。

2. 正确选择腹部切口；正确利用牵开器显露手术野，便于手术操作。

3. 要求学生手术过程中既要明确分工，又要团队合作。

4. 缝合完毕必须检查吻合口是否通畅。

实验四　动物盲肠切除术

一、实验目的和要求

1. 熟悉盲肠切除的手术步骤、手术方法，掌握手术操作注意事项。

2. 在活体动物体上练习外科无菌操作技术及外科手术基本操作技术。

二、实验方法

1. 教师为主刀医生，在同学中选择1名第一助手、1名器械护士、1名麻醉师、1名巡回护士共同演示手术操作流程，讲解盲肠切除术操作步骤、操作方法及操作注意事项，其余同学观摩手术。实验动物为家兔。

2. 示教结束后，学生5~6人为一组实施动物盲肠切除术。

3. 教师巡回指导，要求学生规范严格训练外科无菌操作技术及外科手术基本操作技术，及时解答学生提出的问题，纠正学生不规范及错误操作。

三、实验参考时间

3 学时。

四、实验前准备

（一）实验物品准备

同胃穿孔修补术。

（二）实验动物准备

同胃穿孔修补术。

（三）手术人员准备

同胃穿孔修补术。

（四）实验操作步骤

第 1~10 步与胃穿孔修补术相同。

11. 腹腔探查，寻找盲肠并切除

（1）手术人员用生理盐水（或生理盐水湿纱布）洗去手套上滑石粉。用拉钩轻轻牵拉切口两侧，充分暴露手术野，将小肠或大网膜推向内侧，寻找盲肠。

（2）找到盲肠后，用阑尾钳将其轻轻提出腹膜腔，充分暴露整个盲肠及其周围组织，用盐水纱布垫保护手术视野，从盲肠系膜的远端开始用血管钳分次穿破、钳夹、切断和结扎系膜，使盲肠远端游离（图 10-16）。

（3）距离盲肠根部 1cm 处用血管钳轻轻压榨后，用 7 号丝线在压榨处结扎（注意不要将其勒断）。以小圆针、1 号丝线在距离盲肠结扎处 1cm 处环绕残端做浆肌层荷包缝合（图 10-17）。

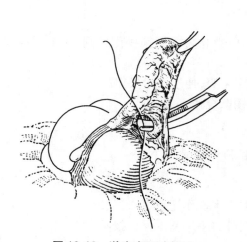

图 10-16　游离盲肠动静脉

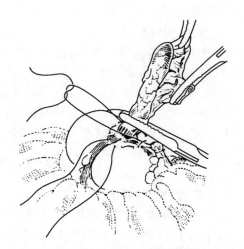

图 10-17　压榨、结扎盲肠根部，缝荷包

（4）在距离结扎线远侧 0.5cm 处用血管钳钳夹盲肠，盲肠周围用湿纱布保护，在结扎线和血管钳之间靠近血管钳将盲肠切断，将手术刀、保护纱布及切除的盲肠等一并移出手术野，残端用苯酚（或 2% 碘伏）棉签涂擦，再用生理盐水棉签擦拭（图 10-18）。

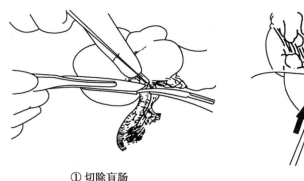

① 切除盲肠　　　　　　② 残端消毒

图 10-18　盲肠切除

（5）助手用无齿镊夹住盲肠残端并轻轻下压向肠腔内塞入，术者同时收紧荷包线并打结，将盲肠残端包埋。若包埋不够满意，再做浆肌层缝合，以加固残端埋入（图 10-19）。

12. 关闭腹壁切口　操作方法与胃穿孔修补术相同。

五、整理实验物品

同胃穿孔修补术。

六、操作注意事项

1. 严格无菌操作技术，强化无菌观念。

2. 手术过程既要明确分工，又要相互配合。

3. 在切开腹膜时，用手术镊或弯血管钳将腹

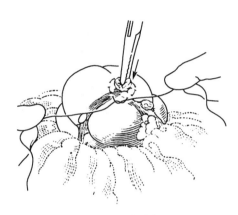

图 10-19　残端包埋

膜提起，使腹膜与内脏分开，以免切开腹膜的同时损伤内脏。

4. 在寻找盲肠有困难时，可将动物胃和十二指肠提起，盲肠即位于十二指肠环内。

5. 盲肠系膜可作双重结扎或贯穿缝扎，以免出血影响手术操作。

6. 荷包缝合的大小以刚好包埋盲肠残端为宜。

7. 收紧荷包缝线时要求术者和助手密切配合，在术者将盲肠残端塞入内翻的同时，由助手逐渐收紧荷包缝线打结。

8. 关闭腹壁切口时按解剖层次逐层对位缝合，避免留有无效腔。

七、实验指导要点

1. 要求学生要有爱伤观念，把实验动物当病人对待，严格遵守无菌操作原则，纠正不规范操作方法，正确使用手术器械。

2. 正确选择腹部切口及使用拉钩以充分显露手术野，便于寻找盲肠。

3. 仔细游离与结扎盲肠血管，以免大出血。

4. 指导做好盲肠残端处理，荷包缝合不宜过大，以免留有无效腔。

5. 爱护实验动物。

第三节 动物实验报告书写

实验报告是对本次实验的复习,有利于提高学生的操作水平,同学必须认真书写,绝对不可抄袭。

实验小组:第＿＿＿实验室 第＿＿＿组

实验名称:

实验目的:

实验动物编号:＿＿＿＿＿组＿＿＿＿＿号

体重:＿＿＿kg 毛色:＿＿＿＿＿＿＿＿

实验开始时间:＿＿＿＿年＿＿＿月＿＿＿日＿＿＿点＿＿＿分

实验结束时间:＿＿＿点＿＿＿分

麻醉选择:麻醉药物和麻醉方法。

手术者: 助手: 麻醉师: 器械护士: 巡回护士:

备皮方法:

手术经过:手术操作详细流程,在手术中发现的问题和解决方法。

术后心得:在本次实验中的心得体会及经验教训。

第十一章

临床外科技能操作

第一节　外科手术体位

手术时病人的体位选择非常重要,需要根据手术方式和病变的部位进行确定。通常需要遵循以下原则:①病人安全舒适,骨突部位要垫海绵垫或其他软垫,防止压迫性损伤,并且束缚带不可过紧;②要利于充分显露手术部位,便于手术操作;③保持呼吸道通畅,呼吸运动不可受限;④重要的血管、神经不能受压,保持良好的静脉回流和防止神经麻痹。

一、仰　卧　位

为最常用的手术体位,适用于颌面部、颈部、某些胸部手术、腹部、骨盆及下肢手术等(图11-1~图11-3)。

(一)方法

手术台平置,病人仰卧,上肢用中单固定于体侧或是根据手术需要外展固定于托板上,头下置软垫,膝下垫小软枕,压腿带约束固定双膝,麻醉架固定于下颌平面。

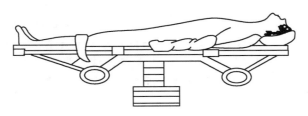

图 11-1　仰卧位体位摆放示意图

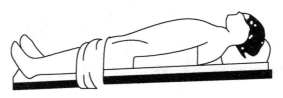

图 11-2　仰卧位

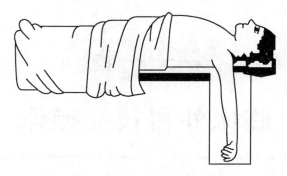

图 11-3 乳房手术平卧位

（二）注意事项

1. 上肢外展时，切勿过度外展外旋，以免臂丛神经麻痹，托手板与手术台齐平。

2. 幼儿做腹部手术时，可仰卧于特制的"大"字形木板上，然后固定于手术台。

二、颈仰卧位

适用于颈前手术，如甲状腺手术、气管切开术等（图 11-4）。注意将手术台上部抬高 10°～20°，头板放下 60°～70°，使颈部过伸。

1. 半卧位 手术台头侧抬高 60°，颈后垫长圆软垫，使颈后仰，腘窝及腰部垫软枕，使病人舒适并可防止体位下坠，上肢平放于体侧中单固定，膝部用压腿带固定。

2. 平卧位 病人仰卧，头部抬高 10°～20°，颈后、肩部垫长圆软枕。据手术需要，颈部做不同程度的后仰。上肢平放于体侧用中单固定，膝部用压腿带固定，距头上 7cm 平颌置升降台。注意旋紧螺丝固定，以防下跌。

三、侧 卧 位

适用于胸部、肾脏、脊柱手术（图 11-5）。

（一）方法

病人侧卧，患侧骨盆部用支架、沙袋或加宽约束带固定，健侧腋下、肩胛部垫长而窄的软枕。健侧下肢稍向后伸直，屈髋屈膝位用压腿带固定。双臂平伸，与躯干垂直，下侧手臂固定于托手板，上侧手臂则固定在托手支架上，头下置软枕或头圈。肾脏手术，手术台的肾桥应正对肋缘最低点与髂嵴之间，手术前将肾桥摇起，以利于手术野暴露。

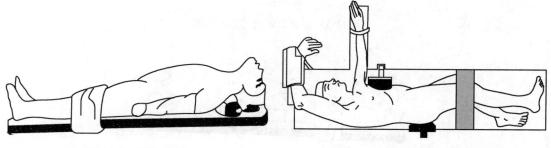

图 11-4 颈仰卧位　　　　图 11-5 侧卧位体位摆放及示意图

（二）注意事项

1. 应确认病侧位置,病侧向上,严防因体位摆放错误而造成医疗事故。

2. 使用金属支架时,应先垫软垫,以免肢体受压。应用沙袋固定时,一定要以不妨碍手术和不影响病人呼吸为原则。

3. 上肢固定,不能受压或过度外展外旋,腕部应平置或稍低垂。

四、俯　卧　位

适用于脊柱、背部其他手术和臀部手术。

1. 方法　病人俯卧,胸部两侧(两侧肩锁部)、两侧髋部、耻骨部、足背部垫软枕,使腹部悬空,下肢用压腿带固定,头转向一侧并垫软枕,两臂半屈置头旁,或将手臂平伸于体侧(图11-6)。

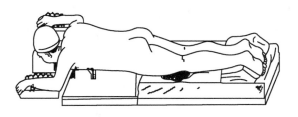

图 11-6　俯卧位手术体位示意图

2. 注意事项　脸向下时,头部软枕应移至颈部,胸部软枕切勿压迫气管,耻骨部软枕切勿压迫腹部,以免妨碍呼吸。

五、会阴手术位

适用于会阴部、肛门手术。

方法

1. 膀胱截石位(图11-7)　病人仰卧,臀部移至手术台尾分截处,两腿屈曲,分别用吊腿架托起,分开固定,将手术台尾侧拆下,使臀部露出手术台之外,必要时手术台头侧稍高,两手平放体侧,以中单固定。腘窝处应软垫,以防神经血管受压。

2. 肛门手术体位(图11-8)　病人俯卧,髂嵴平面对准手术台尾侧分截处,耻骨下、足背部均垫以软枕,在腘窝处用压腿带束缚固定;双臂半屈置于头旁;将手术台头、尾侧都屈折30°,显露臀部,于臀部两侧各贴胶布一块,再用长胶布向外侧牵引,固定于手术台上,使肛门部显露更加清楚。肛门手术也可采用胸膝卧位,但不宜用于高龄、体弱的病人或时间较长的手术。

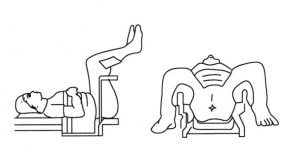

图 11-7　膀胱截石位示意图

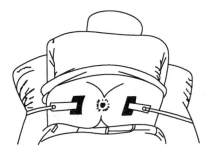

图 11-8　肛门手术体位示意图

六、头低仰卧位

适用于妇科及其他盆腔和下腹部手术。

1. **方法**　病人仰卧,头侧放低30°,两肩部加肩托,并加以海绵或棉垫保护,臀部垫小软枕,双膝用压腿带固定(图11-9)。

2. **注意事项**　头低仰卧位的目的是使小肠、大网膜等借体位移至上腹部,便于盆腔内脏手术。缺点是会使膈肌受压,影响呼吸,应重新适当调节头低的角度。

七、坐　　位

1. **鼻咽部手术体位**　病人坐于手术椅或手术台上(事先将手术台头侧摇起80°左右),头后仰,头枕部两侧固定于托架,背向后靠,双手扶在手术椅(台)两侧(图11-10)。

2. **胸部手术**　如肺松解术、胸腔闭式引流术等,方法同上,但稍向健侧卧。

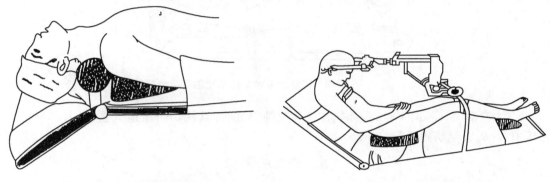

图11-9　头低仰卧位示意图　　　　　　图11-10　手术坐位示意图

第二节　静脉置管术

临床上经常应用静脉置管术来解决静脉穿刺困难、长期静脉穿刺给病人带来痛苦或危重病人抢救时建立静脉通道,亦可用于血液透析、刺激性较强的药物的输注、中心静脉压测定、长期肠外营养、静脉补液、心血管造影、起搏器电极安放、下腔静脉滤器置入及通过静脉介入途径给药、栓塞、溶栓等检查或治疗。

根据静脉置管术操作方式的不同,主要有静脉穿刺置管术和静脉切开置管术两种技术。目前临床上很少应用静脉切开置管术,我们会在本节的后面简单介绍此技术。静脉穿刺置管术根据穿刺部位分为中心静脉穿刺置管术和经外周静脉穿刺置入中心静脉导管术,两种穿刺方式在并发症、留置时间、穿刺技术掌握程度及导管的护理难度等方面均有不同,应根据病人的具体情况选择合理置管方式。中心静脉穿刺置管术(central venous catheter,CVC)穿刺部位主要有股静脉、锁骨下静脉及颈内静脉等较粗的大静脉。经外周静脉穿刺置入中心静脉导管术(peripherally inserted central venous catheters,PICC)主要穿刺肘窝处的贵要静脉、肘正中静脉、头静脉、颈外静脉等周围静脉。

一、置管准备

静脉置管术主要应用中心静脉穿刺护理包,也有医疗机构用一次性使用麻醉穿刺包代替使用(图 11-11)。包内主要有:消毒液刷、无菌洞巾、无菌巾或罩单、手套、导管接头、静脉导管、导管鞘、扩皮器、导丝、5ml 注射器、20ml 注射器、刀片或线剪、纱布、皮针、丝线等。另备:肝素帽或可来福接头、无菌透明敷贴、盐水或肝素盐水、局部麻醉药、输液套装(输液管、250ml 生理盐水)、测量软尺等。

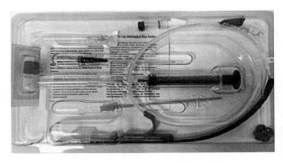

图 11-11　一次性使用静脉穿刺包

二、静脉置管术

(一) 中心静脉穿刺置管术

1. 颈内静脉穿刺置管术

(1)病人去枕平卧,头转向对侧,穿刺侧背部略垫高,使颈部伸展,取头低位。

(2)戴无菌手套,以穿刺部位为中心消毒皮肤、铺巾,建立最大化无菌屏障。

(3)用生理盐水预冲洗导管,检查导管的完整性,有无破损、漏液等情况。

(4)穿刺点局部浸润麻醉。以胸锁乳突肌为标志,颈内静脉置管分为前、中、后三个方向进针,因此分为前路、中路和后路。

1)前路:术者以左手示指和中指在颈部中线旁开 3cm,于胸锁乳突肌前缘中点,相当于甲状软骨上缘水平,触摸到颈总动脉搏动并推向内侧,离颈总动脉搏动外缘 0.5cm 处进针,针身与皮面呈 30°~45°,针尖指向胸锁乳突肌三角处,边进针边回抽,见暗红色血后在缓慢置管。

2)中路:临床上应用此进路较为常见(图 11-12),常以胸锁乳突肌三角顶点为进针点,该点距锁骨上缘 3~5cm,针身与皮肤夹角呈 30°,与中线平行指向同侧乳头,一般进针 2~3cm 即可入颈内静脉。

3)后路:在胸锁乳突肌的外缘中下 1/3 交点处进针,针身保持水平位,针尖指向胸骨柄上窝。

(5)静脉穿刺成功,置入导丝,扩张皮肤穿刺点,将导管套在导引钢丝外面,左手拿导引钢丝尾端,右手将导管插入,待导管进入颈内静脉后,边推进导管,边退钢丝,成人置管的深度为 12~15cm,回抽导管内血液通畅,并使用盐水冲洗,盖上肝素帽。

(6)皮肤穿刺点处用缝线固定导管,覆盖贴膜或无菌纱布固定。接上 CVP 测压管或输

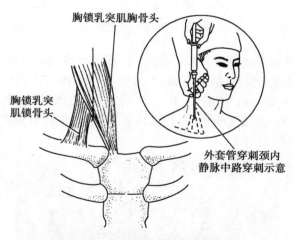

图 11-12　右颈内静脉中进路穿刺图

液之前需用肝素生理盐水冲洗导管。

（7）操作完毕后,应摄 X 线片确定导管尖端位置及走向。

2. 锁骨下静脉穿刺置管术　此术以锁骨为标志,分为上、下二进路。

（1）锁骨上路:在胸锁乳突肌的锁骨头的外侧缘,锁骨上方约 1cm 处进针,针身与肢体矢状面及锁骨各呈 45°,在冠状面呈水平或稍向前略偏 15°,针尖指向胸锁关节,一般进针 1.5~2cm 即可入锁骨下静脉。

（2）锁骨下路:此入路临床操作中应用较多,传统的入路为从锁骨中内 1/3 交界处,锁骨下缘 1~1.5cm 处进针,针尖指向同侧胸锁关节后上缘。另有改良入路,右锁骨中线与胸锁关节水平线相交点为最佳穿刺点,针尖指向甲状软骨下缘(图 11-13)。

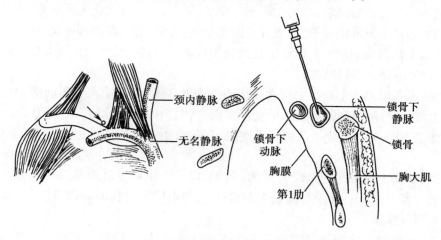

图 11-13　锁骨下静脉穿刺置管术示意图

3. 股静脉穿刺置管术　以右股静脉穿刺置管术为例(图 11-14),在腹股沟韧带下两横指处,以左手示指和中指触摸股动脉,在其内侧 0.5cm 处推开股动脉后进针,针尖指向头侧,针身平行穿刺侧下肢,与皮肤呈 30°进针。因静脉压力较小,应回吸注射器判断是否进入静脉,亦可让病人深呼吸后屏气,并使劲鼓肚子,做 Valsalva 试验。通过注射器内有无回血及血液的性质等,判断是否进入股静脉。

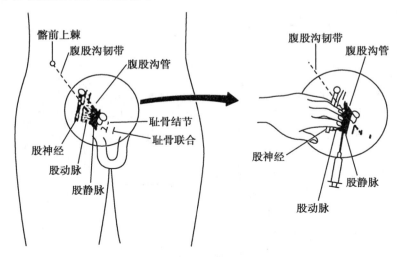

图 11-14　右股静脉穿刺置管局部解剖图

（二）经外周静脉穿刺置入中心静脉导管术

病人取仰卧位,用皮尺测量置管侧的壁围并判断预置管长度(穿刺部位至上腔静脉的长度,一般为 45~48cm),选择好穿刺部位后,扎止血带,常规消毒、铺巾、戴手套穿手术衣,进行 PICC 导管静脉穿刺。亦可借助彩超定位后,选取血管,根据病人的情况保留导管长度,施行穿刺,穿刺完毕后进行 X 线摄片,确定在上腔静脉后即可使用(图 11-15)。

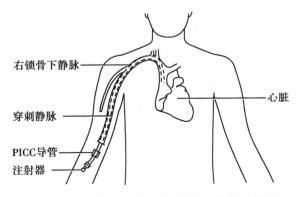

图 11-15　经外周静脉穿刺置入中心静脉导管术

（三）静脉切开置管术

临床工作中,往往应用静脉穿刺置管术便可成功建立静脉通道。但若因种种原因无法成功置入中心静脉导管时,可能需行静脉切开置管术。但因此术需切开皮肤及皮下组织,充分暴露血管,对病人创伤较大,应在掌握合适的指征下进行。

1. 适应证

（1）急性大量出血、脱水、重症休克或周围循环衰竭而静脉穿刺有困难。

（2）水肿、肥胖等皮下静脉不明显。

（3）多次穿刺静脉不成功,需紧急或大量输血、输液、测压、检查或治疗。

（4）病人烦躁或神志不清等导致静脉穿刺及固定困难。

2. 禁忌证

（1）穿刺点周围皮肤炎症或穿刺静脉静脉炎。

（2）已有血栓形成或有出血倾向者。

3. 应用解剖 四肢皮下浅静脉均可切开置管，但常用股部或踝部的大隐静脉（great saphenous vein）。大隐静脉起于足背静脉弓内侧端，经内踝前方，沿小腿内侧缘伴隐神经上行，经股骨内侧髁后方约 2cm 处，进入大腿内侧部，与股内侧皮神经伴行，逐渐向前上，在耻骨结节外下方穿隐静脉裂孔，汇入股静脉，主要有五个分支：阴部外浅静脉、腹壁浅静脉、旋髂浅静脉、股外侧静脉和股内侧静脉（图 11-16），汇入点称为隐股点。暴露大隐静脉时应注意大隐静脉上方可能有骑跨小动脉，应小心操作或予以结扎。

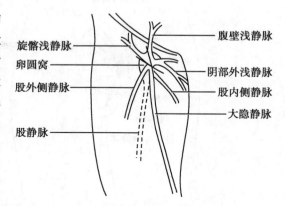

图 11-16 大隐静脉各属支示意图

4. 物品准备 静脉切开包 1 个（应包括无菌巾，小纱布 5 块、弯盘、小量杯各 1 个，小解剖刀、组织剪、有齿镊子、无齿镊子、持针器各 1 把，三角针 1 个，弯蚊式止血钳 2 把，1 号丝线1 轴）、中心静脉导管、注射器及麻醉药物等。

5. 手术方法

（1）股部大隐静脉切开置管术

1）戴帽子、口罩，病人取仰卧位，静脉切开侧下肢稍外展、外旋。

2）打开静脉切开包，术区皮肤常规消毒，戴无菌手套，检查包内器械，铺无菌巾。

3）局部浸润麻醉，在腹股沟韧带中点下约 1.5cm 卵圆窝部位，做与腹股沟韧带平行的斜切口（或在大隐静脉上方做 5cm 左右的纵切口）。切开皮肤，钝性分离皮下组织及浅筋膜，显露大隐静脉及其属支（图 11-17）。沿大隐静脉行走方向，分离直至入股静脉处。用血管钳挑起大隐静脉并穿过两条丝线。一条结扎远端静脉但不剪断，作牵引用；另一条不结扎，将近端静脉提起，用剪刀在两丝线间将大隐静脉斜行剪一小口。亦可采用在切口远端的正常皮肤处做穿刺点，然后直视下穿刺进入股静脉或大隐静脉。

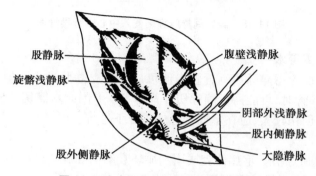

图 11-17 右股部大隐静脉局部解剖图

4）用镊子提起静脉切口近侧边缘，右手持选好的、已充满生理盐水并连接注射器的静脉导管，自静脉切口向近端静脉腔内轻轻插入 5～10cm。需较长时间静脉内滴注、肠道外深静脉高营养者，导管应插入至下腔静脉，行中心静脉压测定者，导管应插入至右心房，行静脉心血管造影、安放起搏器、介入给药、溶栓及栓塞的等特殊检查、治疗者按要求置入特殊导管。要边插入边缓慢推注液体，以防止导管内血液凝固，还可观察导管是否通畅。

5）插管后，当静脉内血液有回流时表示通畅，结扎近端丝线使静脉固定在管壁上，剪短近侧丝线，约留 2cm 于切口外。缝合皮肤切口，将导管固定在皮肤缝线上以防脱落，覆盖无菌纱布、胶布或敷贴固定。

（2）踝部大隐静脉切开置管术

1）病人取仰卧位，选好切开部位。临床上多采用内踝上方的大隐静脉。

2）术区皮肤常规消毒，打开静脉切开包，戴无菌手套，铺无菌巾，局部浸润麻醉。

3）取内踝前上方横行做皮肤切口，长 1.5～2cm。用小弯钳沿血管方向分离皮下组织，将静脉分离显露。游离静脉时应充分游离静脉周围组织，尤其是大隐静脉周围伴随神经。用小弯针在静脉下面引两根丝线，并将远端一根丝线结扎静脉，而近端丝线暂不结扎（图 11-18）。牵引提起远端结扎线，用小剪刀在结扎线上方将静脉剪一小斜口，将已接好注射器（内有注射盐水）、排净空气的塑料管或平针头插入静脉切口，回抽见血后，再缓缓注入盐水。然后结扎静脉近端丝线，并固定在插入的塑料管或针头上。观察输液是否通畅，局部有无肿胀及血管有无穿破现象，如有漏液，应加线结扎。缝合切口并将缝合线固定在插入的导管上，防止脱出，覆盖无菌纱布，胶布固定，必要时用绷带及夹板固定肢体。

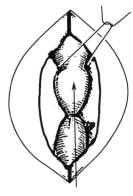

图 11-18 踝部大隐静脉局部切开置管示意图

6. 术后处理

（1）插入静脉导管及连接输液器时应注意排尽气泡，防止空气栓塞。

（2）插入导管后应持续滴注，或定时冲管。

（3）拔管时压迫局部 5 分钟左右，7 天左右拆线。若发生静脉炎，应立即拔管。

（4）留置导管时间不宜过长，以免产生并发症。

第三节 清 创 术

清创术是利用外科手术操作方法清除开放性伤口内的异物，切除坏死、失活或严重污染的组织，彻底止血和缝合伤口，尽量减少污染，甚至变成清洁伤口，争取达到一期愈合，有利受伤部位的功能和形态恢复的外科基本手术操作。

伤口初期处理的好坏对伤口愈合、受伤部位组织的功能和形态的恢复起决定性作用，应予以高度重视。开放性伤口一般分为清洁、污染和感染 3 类。严格地讲，清洁伤口是很少的，意外创伤的伤口难免有程度不同的污染。

一、适 应 证

1. 受伤后 6～8 小时以内的开放性伤口。

2. 受伤后 8 小时以上无明显感染的伤口,伤员一般情况好。

3. 头部血运好,伤后 12 小时内仍可行清创术。

注意:清创术越早施行对伤口的愈合越有利。

二、禁 忌 证

1. 对于有活动性出血、休克、昏迷的病人,必须首先施行有效的抢救,待病情稳定后,再选择进行清创。

2. 对错过清创最佳时间的、污染严重或已化脓感染的伤口,不宜一期缝合,可只进行伤口的清理、消毒及敞开引流,而不进行缝合等操作。

三、术 前 准 备

（一）伤情判断

对于创伤病人的早期处理,要求评估和治疗同时进行。根据一系列优先顺序,对病人创伤的严重程度进行判断,并作出相应的处理措施,原则上先急后缓,首先治疗威胁病人生命的损伤,接着给予至关重要脏器足够氧供。对于病人重要的功能,必须迅速有效地进行评估并尽早恢复。最后,启动决定性治疗。

（二）病人准备

1. 综合评估病人病情,如有颅脑损伤、胸腹严重损伤或有休克迹象,需紧急采取综合、合理的抢救治疗措施。

2. 详细采集病史,注意辅助检查的应用。对于颅脑损伤,应注意及时复查颅脑 CT 等检查,警惕迟发性颅内出血的可能。对于胸、腹严重损伤,亦应该仔细考虑,不应只重视实质性器官,而忽略机体其他可能存在的创伤。对于四肢开放性损伤,应注意是否同时合并骨折,如有骨折,应考虑骨折的部位及其类型,并应根据影像学的检查,明确是否有异物残留。

3. 适当应用止痛、镇静等药物。

4. 如伤口污染较重,应视具体情况注射破伤风抗毒素或破伤风免疫球蛋白。

5. 充分的医患沟通,积极与病人及其家属谈话,取得病人及其家属的配合后签署相关知情同意书。告知一期缝合的原则、发生感染的可能和具体治疗方案。如无法一期缝合,告知下一步的治疗方案,以及对肢体功能及美容的影响等。以上均需详细告知病人及家属。

（三）麻醉准备

麻醉方式的选择,应视病人伤口的具体情况而定。上肢伤口清创时,可选用神经阻滞麻醉,如臂丛神经或腕部神经阻滞麻醉;下肢创口清创时,则可应用硬膜外麻醉;对于较小、表浅的伤口,可使用局部浸润麻醉;对较大、复杂、且较为严重的伤口进行清创麻醉时,应选择全身麻醉。

（四）物品准备

无菌手术包、无菌软毛刷、消毒肥皂水、无菌生理盐水、3%过氧化氢溶液、2.5%~3%碘酊或 0.5%碘伏、75%乙醇、1‰苯扎溴铵、止血带、无菌敷料、绷带等。

（五）操作者准备

1. 戴帽子、口罩,洗手、戴手套。

2. 了解伤情,检查伤口,判断有无重要血管、神经、肌腱和骨骼的损伤。

四、手术步骤

（一）清洗

1. 清洗伤口周围皮肤　用无菌纱布覆盖伤口，剃去伤口周围的毛发，范围应超出伤口边缘 5cm 以上。如有油污，可用汽油或乙醚擦去伤口周围的油污。术者常规洗手、戴手套，更换覆盖伤口的纱布，用软毛刷蘸消毒肥皂水刷洗皮肤，并用生理盐水冲净。清洗时应注意，勿使冲洗液流入伤口内（图 11-19）。然后换另一只毛刷再次刷洗，用消毒纱布擦干皮肤。一般需刷洗 2~3 遍，时间为 10 分钟左右。

2. 清洗伤口　去掉覆盖伤口的纱布，用无菌生理盐水冲洗伤口，用消毒镊子或无菌小纱布球轻轻除去伤口内的污物、血凝块和异物（图 11-20）。用 3% 过氧化氢溶液冲洗，待创面呈现泡沫后，用无菌生理盐水冲洗干净。反复冲洗多遍后，擦干皮肤。脱去无菌手套、刷手、泡手，用碘伏或碘酊及乙醇在伤口周围消毒后，铺无菌巾准备手术。

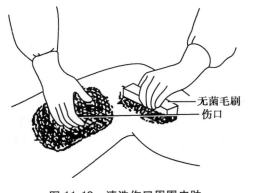

图 11-19　清洗伤口周围皮肤

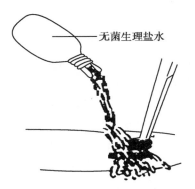

无菌生理盐水

图 11-20　清洗伤口

（二）清理

术者常规穿手术衣、戴无菌手套，麻醉成功后，依解剖层次由浅入深仔细探查，识别组织活力，检查有无血管、神经、肌肉与骨骼的损伤，如有较大的出血点，应及时予以止血。如四肢创面有大量出血，可用止血带并记录使用止血带的压力及时间。

1. 伤口清创

（1）浅层伤口：可将伤口周围不整皮肤缘视污染情况，切除失活组织和明显挫伤的创缘组织（包括皮肤和皮下组织等）。切面止血，清除血凝块和异物并用无菌盐水冲洗。

（2）深层伤口：应彻底切除失活的筋膜和肌肉（肌肉切面不出血，或用镊子夹镊不收缩者，表示已坏死），但不应将有活力的肌肉切除，以免切除过多影响功能。处理较深部伤口，可适当扩大伤口和切开筋膜，直至比较清洁和显露血液循环较好的组织。

（3）撕脱伤剥脱的皮瓣：切不可盲目直接缝回原位，应彻底切除皮下组织，后期行植皮术覆盖创面。

（4）如同时有粉碎性骨折，应尽量保留骨折碎片。对于已与骨膜游离的小骨片，则应予清除。

（5）对于浅部贯通伤的出入口较接近者，可将伤道间的组织切开。如伤道过深，不应从入口处清理深部，而应从侧面切开处清理伤道。

（6）伤口如有活动性出血，在清创前可先用止血钳钳夹或临时结扎止血。待清理伤口时重新结扎，除去污染线头。渗血可用压迫止血或局部注射凝血酶等药物止血。如出血较迅猛或有较粗的大血管，必要时需进行缝合或结扎止血。

2. 清除失活组织　充分显露潜行的创腔、创袋，必要时切开表面皮肤，彻底清除异物、血肿。沿肢体纵轴切开深筋膜，彻底清除挫裂严重、失去生机的组织，尤其是坏死的肌肉。

3. 重要组织清创

（1）血管清创：如果血管仅受污染而未断裂，可将污染的血管外膜切除。对于完全断裂、挫伤、血栓栓塞的肢体重要血管，需将其切除后吻合或血管移植。挫伤严重的小血管予以切除，断端可结扎。

（2）神经清创：对污染轻者，可用生理盐水棉球小心轻拭；对污染严重者，可将已污染的神经外膜小心剥离切除，并尽可能保留神经及其分支。

（3）肌腱清创：对于严重挫裂、污染、失去功能的肌腱，应予以切除；对于未受伤的肌腱，小心加以保护。

（4）骨折断端清创：对于污染的骨折端，可用刀片刮除、咬骨钳咬除或清洗；对于污染进入骨髓腔内者，可用刮匙刮除。对于与周围组织失去联系、游离的小骨片，酌情将其摘除；对于与周围组织有联系的小碎骨片，切勿草率地游离除去。对于大块游离骨片，在清创后用1‰苯扎溴铵浸泡5分钟，再用生理盐水清洗后原位回植。

4. 再次清洗　经彻底清创后，用无菌生理盐水再次冲洗伤口2~3次，然后以1‰苯扎溴铵浸泡伤口3~5分钟。若伤口污染较重、受伤时间较长，可用3%过氧化氢溶液浸泡，最后用生理盐水冲洗。更换手术器械、无菌手套，伤口周围再铺一层无菌巾。

（三）修复

清创后再次用生理盐水清洗伤口，根据伤口污染程度、大小和深度等具体情况，决定伤口是开放还是缝合，是一期缝合还是延期缝合（图11-21）。对于大而深的伤口，在一期缝合时应放置引流条。对于污染重的或特殊部位不能彻底清创的伤口，应延期缝合（即在清创后先于伤口内放置凡士林纱布条引流，待4~7天后，如伤口组织红润，无感染或水肿时，再作缝合）。头面部血运丰富，愈合力强，损伤时间虽长，只要无明显感染，仍应争取一期缝合。对于开放性关节腔损伤，应彻底清洗后缝合；对于腹腔的开放性损伤，应彻底清创后，放置引流管或引流条；缝合伤口皮肤前用乙醇消毒皮肤，缝合时不应留有无效腔，张力不能太大，皮肤缺损较大时，应考虑植皮。最后覆盖无菌纱布，并妥善包扎固定。

五、术中注意事项

1. 伤口清洗是清创术的重要步骤，需用大量生理盐水反复冲洗，务必使伤口清洁后再行清创术。选用局麻者，只能在清洗伤口后麻醉。

2. 清创时既要彻底切除已失去活力的组织，又要尽量爱护和保留存活的组织，这样才能避免伤口感染，促进愈合，保存功能。伤口内止血应彻底，以免再形成血肿。

3. 缝合时应注意组织的层层对合，勿留无效腔。组织缝合必须避免张力太大，以免造成局部组织缺血或坏死，甚至缝合线切割皮肤。

4. 严格遵守无菌操作原则。

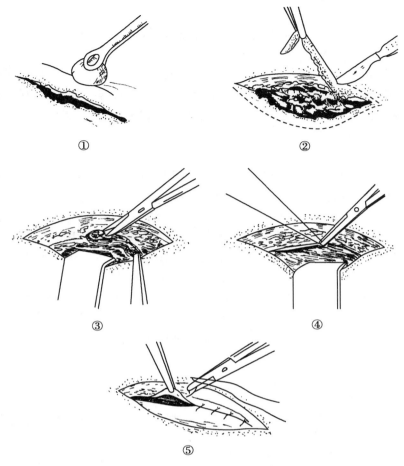

图 11-21　清理修复伤口示意图
①清洁和消毒;②切修创缘皮肤;③清除异物和失活组织;④彻底止血;⑤缝合

六、术 后 处 理

1. 根据全身情况适量输液或输血,并给予营养支持和对症治疗。

2. 合理应用抗生素,预防伤口感染,促使炎症消退。

3. 合理注射破伤风抗毒素。如伤口深、污染重,应同时注射气性坏疽抗毒血清。

4. 抬高伤肢,促使血液及淋巴回流。

5. 注意伤肢血运、伤口包扎松紧是否合适、伤口有无出血等。

6. 伤口引流条,一般术后 24~48 小时内拔除。

7. 伤口出血或发生感染时,应立即拆除缝线,检查原因,进行处理。

8. 及时复查各类辅助检查:如血常规、血生化及 X 线片、CT 等检查。

9. 密切观察全身情况,预防及治疗并发症。

第四节　气管切开术

气管切开术(tracheotomy)是抢救危重病人常用的一种急症手术,是从颈部正中将颈段气管的前壁切开,通过切口插入合适的气管套管,使病人直接经套管呼吸,从而建立一个新的呼吸通道。因此,气管切开术是各临床学科都应掌握的基本技术,以便能及时进行抢救。

一、应 用 解 剖

气管位于颈前正中,上接环状软骨下缘,向下深入胸腔于第五胸椎上缘,由16~20个马蹄形软骨环构成,分为左右支气管。自环状软骨下缘至胸骨上切迹之间的7~8个气管环为颈段气管。颈段气管前面由外向里分别为皮肤、皮下组织、肌肉、甲状腺峡部和气管前筋膜。肌肉为纵行的胸骨舌骨肌和胸骨甲状肌两组,两组肌肉内侧缘在颈中线衔接,形成一条白色的筋膜线即"白线",气管切开时经此线向深部分离易于暴露气管。甲状腺峡部横越2~3个气管软骨环的前面,损伤后极易出血,所以通常在甲状腺峡部下缘处寻找气管。颈段气管的后面与食管前壁紧密相邻,损伤后可发生气管食管瘘。胸锁乳突肌两侧深部有颈总动脉、颈内静脉等重要血管,在环状软骨水平上述血管距离中线位置较远,向下逐渐移向中线,于胸骨上窝处与气管靠近。因而自环状软骨以下至胸骨上切迹和两侧胸锁乳突肌前缘之间的三角区,为气管切开术的安全区。

二、适 应 证

1. 喉阻塞　喉本身病变如炎症、水肿、外伤、脓肿、口底蜂窝织炎、双侧喉返神经麻痹等原因,而病因不能及时解除者。异物、肿瘤及喉邻近病变如咽后壁等引起的喉阻塞。

2. 下呼吸道阻塞　严重的颅脑损伤、胸腹部外伤、昏迷、肺部严重病变、格林-巴利综合征、重症肌无力、呼吸道烧伤等各种原因所致呼吸功能不足或咳嗽反射无力。

3. 预防性气管切开　某些口腔、咽喉、颌面等疾病,施行复杂手术时,为了便于麻醉,防止误吸和保持术中、术后呼吸道通畅,可以先行气管切开术。

4. 取出异物较大或特殊的气管异物　不易通过声门者,可经气管切开的途径取出,以防异物在通过声门时被阻挡脱落或致喉严重损伤引起窒息。

5. 气管内插管麻醉时　因鼻、咽喉部畸形或瘢痕狭窄不能经鼻腔或口腔插管者,可行气管切开作为麻醉途径。

三、特殊物品的准备

气管切开术除准备一般手术器械外,还需准备合适的气管套管、气管内麻醉插管、支气管镜、氧气、吸引器、吸痰管、抢救药物等物品。常用的气管套管一般为银质合金制成,其弯度与1/4圆周弧度相同。另一种气管套管的外管上套有橡皮薄膜气囊,内管上端呈Y形,两个开口,可以分别作给氧、吸痰、滴入药物之用。抢救危重病人时,可接人工呼吸机作正压人工呼吸。

四、体位与麻醉

病人为仰卧位,肩下垫枕头后仰,使气管上提与皮肤接近,手术时易暴露气管。麻醉可采用局部浸润麻醉,紧急情况下可不麻醉进行切开。

五、手 术 步 骤

剃净颈前部的体毛,以碘酊或碘伏及乙醇消毒手术区的皮肤,铺无菌巾、单。

1. 手术者位于病人右侧,以左手拇指及中指固定喉部,右手持刀于颈前正中,自甲状软骨下缘至胸骨上窝处作一纵行切口,切开皮肤及皮下组织,用拉钩将其向两旁牵开,即可见颈前正中的"白线"。在浅筋膜内常遇到显露的颈前静脉,可将此静脉向旁拉开或结扎切断。

2. 分离颈前肌层用钝头剪或止血钳,沿"白线"作钝性分离,以同等的力量用拉钩将胸骨甲状肌、胸骨舌骨肌向两侧牵开,在其深部为甲状腺峡部。在分离组织的过程中,注意保持正中位,以免偏向一侧,伸入肌肉层中引起出血或偏离气管。

3. 甲状腺峡部覆盖在气管前壁,约相当于第二至四气管环处。若甲状腺峡部不宽时,可在其下缘处稍行分离,向上牵拉,便可暴露气管。若甲状腺峡部过宽,气管暴露困难,可用止血钳将峡部完全分离钳夹,中间切断缝扎,显露气管。

4. 在切开气管前,一定先要辨认清楚是否为气管。特别是幼儿气管细软,不易与颈总动脉区别,可用手指探查是否有搏动或用注射器经气管环间穿刺抽吸有气体,即可证明为气管。切开气管的部位,一般在第二至四气管环之间,过高易损伤环状软骨导致喉狭窄,过低易损伤血管致出血或其他意外。切开气管时,术者右手持尖刀,将刀尖于气管环之间刺入气管内,再自下向上挑开第三、四气管环或第二、三气管环,一般切断二个环即够(图11-22)。气管切开时,刀尖插入不易过深,以免穿破气管后壁,引起气管食管瘘。气管前筋膜一般不分离,并与气管环切口要等长,避免发生皮下气肿或纵隔气肿。

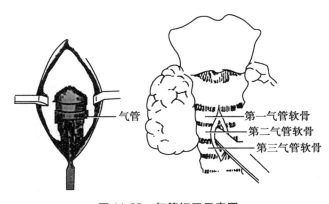

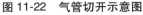

气管

第一气管软骨
第二气管软骨
第三气管软骨

图 11-22 气管切开示意图

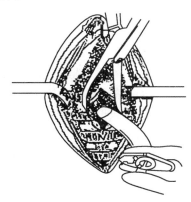

图 11-23 气管切开插管示意图

5. 气管切开后,插入气管套管,迅速用气管扩张器或弯止血钳撑开气管切口,将气管套管拔出内管,放入管芯,经切口置入气管内,并迅速取出管芯,即有分泌物和气流自套管内喷出。吸净分泌物及血液,然后将内管套上、固定(图11-23)。

6. 固定套管及创口插入套管后,检查通气良好,将套管两侧缚带系于颈后部,松紧要适度,防止套管脱落。详细检查创口有无出血,皮肤切口一般不缝合。如切口过长,可于切口上端缝合 1～2 针,但不易缝合过紧,防止形成皮下气肿。最后用一侧剪开呈" Y "形的纱布,经套管两侧覆盖切口,用胶布固定。

六、术后处理

1. 术后需要专人护理。备好吸痰器、氧气及气管切开包等急救设备,以防窒息等意外情况发生。

2. 保持室内适宜的温度、湿度　空气干燥,气管、支气管内分泌物容易结痂,黏膜纤毛运动受阻,分泌物排出困难,可用蒸汽吸入疗法来增加湿度,也可在气管套管口覆盖 1~2 层无菌湿纱布,不但增加吸入空气的湿度,并有过滤作用。

3. 保持气管套管及下呼吸道的通畅　气管切开后,如痰液较多,应及时吸出。如痰液黏稠不易吸出者,可经套管定时气管内滴入药物,湿化稠厚的分泌物,便于吸出。定期检查或清洗消毒内管,一般每隔 4~6 小时 1 次,外管在 10 天内无特殊情况不必更换。因瘘道未形成,拔除外管后,创口极易闭合,外管很难插入,且有窒息的危险。

4. 注意观察呼吸　气管切开以后,再度出现呼吸困难,应考虑以下原因:①套管和下呼吸道被分泌物阻塞;②外管脱出;③气管套管选择过细;④头颈过度后仰,套管与气管前壁接触;⑤纵隔气肿、气胸、肺部感染等并发症发生,应及时处理。

5. 防治感染　保持伤口清洁,及时更换敷料,必要时应用抗生素,预防或控制感染。

6. 拔管　气管切开术后,病因已除,即可拔管,但至少应在术后 3 天以上,过早易引起纵隔气肿。拔管前应先堵管 24~48 小时,无呼吸困难再拔管。拔管后 1~2 天内应严密观察呼吸情况,常见并发症有出血、皮下气肿、纵隔气肿、气胸、拔管困难等。

第五节　导　尿　术

一、目　　的

1. 为尿潴留病人引流出尿液,以减轻痛苦。

2. 协助临床诊断　如留取未受污染的尿标本作细菌培养,测量膀胱容量、压力及检查残余尿,进行尿道或膀胱造影,手术中或危重病人监测尿量等。

3. 为膀胱肿瘤病人进行膀胱化疗,下尿路手术后膀胱引流,神经性膀胱间歇导尿及膀胱内注射药物等。

二、适　应　证

1. 减轻由尿道狭窄、前列腺增生、肿瘤、麻醉或手术引起的尿潴留,使尿失禁病人保持会阴清洁干燥。

2. 骑跨伤、骨盆骨折、脊柱脊髓损伤等引起的主动排尿困难。

3. 获得无污染的尿标本,进行尿液检查或培养。

4. 膀胱尿道病变,用以尿流动力学检查,测定膀胱容量、膀胱压力、残余尿量等数值。并可进行膀胱造影、膀胱药物灌注等检查或治疗。

5. 留置导尿用以危重病人及部分手术病人尿量的监测。

6. 腹部及盆腔器官术前准备。

7. 膀胱、尿道手术或损伤病人,放置导尿管促进切口愈合及功能恢复。

三、禁　忌　证

1. 急性尿路感染。
2. 严重的全身出血性疾病。
3. 尿道狭窄及先天性畸形无法留置尿管者。
4. 女性月经期。

四、操作前准备

（一）物品准备

治疗车、屏风、一次性垫巾、导尿包。所有物品必须无菌,检查无菌导尿包是否过期,有无破损、潮湿。按需将所用物品备齐,置于治疗车上层,置于病人床旁。

目前临床上大部分医疗单位都会使用分两层包装的一次性包装导尿包(图 11-24)。其中外层包装主要用于外阴部的清洁,其内有 1 个弯盘、1 把镊子、纱布 2 块、数个碘伏棉球及不区分左右手的手套。内层导尿包用以操作区域的消毒,其内有 1 个长盘、1 个弯盘、1 个治疗碗及 1 个小试管(接取尿液)、2 个镊子、16Fr~18Fr 导尿管、10ml 注射器 1 支、数个碘伏棉球、1 个无菌引流袋、1 个润滑剂包、治疗巾和洞巾各 1 条、纱布 4 块、手套 1 副等。

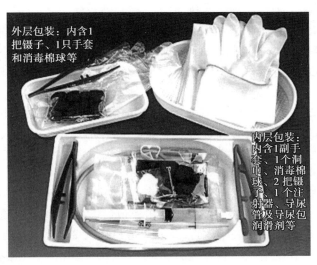

图 11-24　一次性包装导尿包

（二）操作者准备

1. 着装整洁,戴帽子、口罩,洗手。
2. 了解病人病情、临床诊断、导尿的目的;了解病人的意识、生命体征、心理状态等,以判断病人的合作理解程度。

（三）病人准备

1. 核对病人床号、姓名,确认病人。
2. 向病人及其家属解释导尿的目的、意义、过程和注意事项,消除病人紧张和窘迫的心理,以取得配合。

3. 清洗外阴。对于能自理者,嘱病人自己清洗。如不能自理,操作者协助病人清洗外阴部。

（四）环境准备

1. 病室内环境要清洁、安静。

2. 陪护人员要离开病区。

3. 关好门窗,调节室温,防止病人着凉。

4. 用屏风隔帘遮挡病人,维护病人的隐私。

五、操 作 步 骤

导尿操作过程基本分为:清洁、消毒、铺巾、插尿管。男女导尿基本无菌操作要求是相同的,但因解剖结构的不同,操作过程略有差异,下面分别叙述用一次性导尿包导尿术。

（一）男性导尿

1. 操作者站在病人右侧,帮助病人解除腰带,脱去对侧裤腿,盖在近侧腿部,并盖上浴巾,对侧腿用盖被遮盖。将一次性垫巾垫于病人臀下,保护床单免受潮湿。尽量少暴露病人,以减少病人的不适感,并防止病人受凉。

2. 病人取仰卧屈膝位,两腿略外展,暴露局部区域,并将病人包皮上翻。如病人因病情不能配合时,可协助病人维持适当的姿势。

3. 初步消毒 清洁外生殖器,打开导尿包外层,将清洁用的弯盘置于病人两腿间,左手戴手套,用右手持镊子夹取碘伏棉球包内棉球,从上到下、由外向内依次对阴阜、阴囊、阴茎、冠状沟、龟头及尿道口进行擦拭消毒数次,每个消毒棉球只用一次。操作完成,脱下手套置弯盘中,放置在治疗车下层。

4. 在病人两腿之间打开导尿包,戴无菌手套,铺洞巾。整理用物,用无菌注射器检查导尿管是否通畅,确认导尿管球囊有无破损。连接导尿管及导尿袋,打开夹闭器,润滑尿管。

5. 再次消毒 碘伏棉球再次消毒尿道口、龟头、冠状沟及阴茎。注意消毒时由内向外螺旋式消毒,每个消毒棉球只用一次。

6. 导尿 左手用纱布包裹阴茎,将阴茎提起与腹壁成一定角度,一般约为90°,以消除前尿道的生理弯曲(图11-25)。将包皮后推露出尿道口,以血管钳夹消毒棉球螺旋擦拭尿道口、龟头至冠状沟。右手持镊子夹导尿管,对准尿道口插入20～22cm(自导尿管的水囊下端计算距离),松开止血钳见尿后,继续插入2～3cm,插入导尿管时嘱病人张口做深呼吸,使腹部和会阴部放松。

7. 固定 经尿管的球囊注入生理盐水10～20ml固定(注意不要注入空气来替代生理盐水),而后回拉尿管使球囊位于膀胱颈。当导管位于合适位置时,尿液引流顺畅。如需做尿培养,用无菌试管接取尿液5ml,盖好瓶盖。对于未行包皮环切术的男性,应将包皮复位,以防止包皮嵌顿肿。

8. 观察 操作后应询问病人的感觉,观察

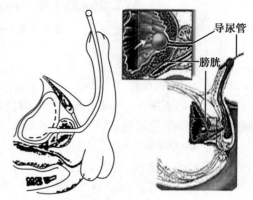

导尿管

膀胱

图11-25 一次性导尿管男性导尿示意图

病人的反应,记录导尿时间、尿量、尿液颜色及性质等情况。

9. 帮助病人穿好衣裤,取舒适卧位并告知病人已操作完毕。固定无菌尿袋,整理床单,清理用物,保持病室整洁。

(二) 女性导尿

女性尿道短,3~5cm 长,尿道口在阴蒂下方,呈矢状裂。老年女性由于会阴部肌肉松弛,尿道口回缩,插导尿管时应正确辨认。对于能自理者,嘱其清洗外阴。对于不能起床者,协助其清洗外阴。以往清洗外阴是在病人的臀下放置便盆,用温水冲洗,而目前推荐用日常使用的消毒温纸巾来擦拭外阴,既方便又能起到一定的消毒作用。

1. 操作者站在病人右侧,帮助病人脱去对侧裤腿,盖在近侧腿部,并盖上浴巾,对侧腿用盖被遮盖。尽量少暴露病人,以减少病人的不适感,并防止病人受凉。

2. 病人取仰卧位,两腿屈曲略外展,暴露操作区域,将一次性垫巾垫于病人臀下,保护床单免受潮湿。如病人因病情不能配合时,可协助病人维持适当的姿势。

3. 清洁外阴　打开导尿包外层,将弯盘置于病人两腿间,左手戴手套,右手持镊子夹取碘伏棉球,自上而下、由外向内依次分别消毒阴阜、大阴唇、小阴唇、尿道口,最后消毒肛门部数次。每个消毒棉球只用一次。操作完成,脱下手套于置弯盘中,放置于治疗车下层。

4. 消毒铺巾　在病人两腿之间打开导尿包,戴无菌手套,用碘伏棉球自尿道口向外旋转擦拭消毒 2~3 次。消毒完毕后铺无菌洞巾。整理用物,用无菌注射器检查导尿管是否通畅,确认导尿管球囊有无破损,连接导尿管、导尿包,打开夹闭器,润滑尿管。

5. 再次消毒　将无菌治疗碗置于洞巾口旁,打开导尿包的内层包装,操作者戴无菌手套后,铺洞巾,以左手拇指和示指用无菌纱布翻开小阴唇暴露尿道口,以碘伏棉球自尿道口由内向外旋转擦拭数次,消毒尿道口及小阴唇。

6. 导尿　持导尿管插入尿道 5~6cm,见尿液流出再插入 2~3cm,固定导尿管,将尿液引入弯盘或集尿袋内(图 11-26)。注意对于尿潴留的病人,一次导出尿量不超过 1000ml。

7. 固定　经尿管的球囊注入生理盐水 10~20ml 固定(注意不要注入空气来替代生理盐水),回拉尿管使球囊位于膀胱颈。当导管位于合适位置时,尿液引流顺畅。如需做尿培养,用无菌试管接取尿液 5ml,盖好瓶盖。

8. 观察　操作后应询问病人的感觉,观察病人的反应,记录导尿时间、尿量、尿液颜色及性质等情况。

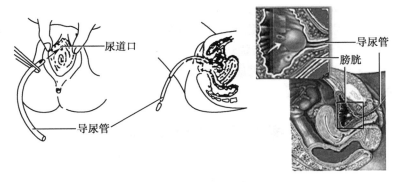

图 11-26　一次性导尿管女性导尿示意图

9. 帮助病人穿好衣裤,取舒适卧位并告知病人已操作完毕。固定无菌尿袋,整理床单,清理用物,保持病室整洁。

六、并 发 症

1. 拔管困难 未抽净球囊内的液体,盲目拔管。

2. 尿管阻塞 导尿管被尿结晶沉渣堵塞,引流不畅。

3. 尿路感染或结石 长期留置导尿管时,尿路感染是不可避免的,叮嘱病人多饮水,预防性地应用小剂量口服抗生素,以及定期夹闭和开放尿管对预防和治疗尿路感染是必要的。感染、异物以及病人活动少都是造成膀胱结石的原因,定期更换尿管以及上述各点都是预防膀胱结石的有效措施。

4. 尿道损伤 首选是导尿时型号选择过大;尿管突然被外力牵拉(如病人烦躁或翻身时),有时甚至会将整个尿管拉出;最值得注意的是操作的医护人员不了解尿道的解剖结构和没有掌握球囊导尿管使用方法,在没有见尿液流出时,就向球囊内注液体,导致球囊在尿道中膨胀,造成尿道损伤。

5. 球囊破裂致膀胱异物 注入气体或液体过多、压力过大,使用反复消毒过的气囊导尿管,弹性变差。

6. 对膀胱过度充盈者,放尿宜缓慢,一次放尿不超过 1000ml,以防因腹压突然下降,大量血液进入腹腔血管,而引起血压下降产生虚脱或因膀胱突然减压而引起膀胱黏膜充血,发生血尿。

七、注 意 事 项

1. 有尿道明显狭窄或急性炎症时,应暂缓插管,以防尿道损伤或感染扩散,可行膀胱造口。

2. 严格执行无菌技术操作规程,预防尿路感染。

3. 在操作过程中注意保护病人的隐私,并采取适当的措施防止病人着凉。

4. 插管时动作规范、熟练、轻柔,以免损伤尿道黏膜。有阻挡感时,可将导尿管退出,更换方向后再插。多次强行插管会引起尿道括约肌痉挛,此时可向尿道内注入 2% 利多卡因 5ml 或液状石蜡 3~4ml,稍候片刻后再行插管。

5. 大量尿潴留时应缓慢排尿,以免膀胱骤然减压而发生黏膜弥漫性出血或晕厥。

6. 留置导尿管期间应及时清洁尿道口及膀胱冲洗。每 2 周更换导尿管 1 次,拔管前 3 天应夹闭导尿管并定时开放以恢复膀胱功能。

7. 老年女性尿道口回缩,插管时应仔细观察、辨认,避免误入阴道。如导尿管误入阴道,应另换无菌导尿管重新插管。

第六节 胃管置入术

一、目 的

1. 对于不能经口进食的病人,从胃管灌入流质食物,保证病人摄入足够营养、水分或经胃管内灌入药物,以利病人早日康复。

2. 腹部手术前准备,经胃肠减压管引出胃内容物,清除胃内有毒物质,进行胃液检查等。

二、适 应 证

1. 多种原因造成的无法经口进食而需鼻饲者。

2. 清除胃内毒物,进行胃液检查。

3. 胃肠减压。

4. 上消化道出血病人的观察和治疗。

三、禁 忌 证

严重颌面部损伤,食管梗阻及憩室,精神异常,近期食管静脉曲张、上消化道出血、吞食腐蚀性药物及极度不合作的病人。

四、操作前准备

(一)病人准备

1. 体格检查,询问病史,查看有无操作禁忌。

2. 向病人解释置入胃管的目的、操作流程及可能的风险。

3. 告知需要配合的事项(操作过程如出现恶心,可嘱病人做深呼吸或吞咽动作,如有呛咳、呼吸困难等不适及时报告)并签署知情同意书。

(二)材料准备

1. 治疗车 准备以下物品:

(1)鼻饲包:内含弯盘 1 个、30ml 或 50ml 注射器 1 个、鼻胃管 1 条(胃管宜选取柔软不易老化的硅胶管,一般取 12 号~16 号胃管,小儿可用导尿管代替)、治疗巾 1 块、镊子 1 把、压舌板 1 块、纱布 2 块、止血钳 1 把、润滑油等。

(2)其他:棉签、胶布、听诊器、无菌手套、手电筒、治疗碗、适量温开水等。

2. 洗胃时准备洗胃管、量杯、盛水桶、电动吸引器。胃肠减压及消化道出血准备负压引流袋。

(三)操作者准备

1. 操作者戴帽子、口罩,洗手。

2. 了解病人病情、置管目的、观察鼻腔通气是否顺畅。

3. 掌握胃管置入操作相关知识、并发症的诊断与处理。

五、操 作 步 骤

(一)体位

通常取坐位或半卧位,颌下铺治疗巾,颈部稍弯曲。该体位既有利于病人吞咽,也便于术者操作。对于昏迷或中毒病人,可取右侧卧位或仰卧位,注意避免误吸。对于昏迷病人经口插管时,可用开口器撑开上下牙列,缓缓送入胃管,不可勉强用力。

(二)插管部位选择

1. 检查双侧鼻腔通畅状况,选择健侧鼻孔插管,用湿棉签清洁鼻腔。

2. 经口插管洗胃时,盛水桶放于病人头部床下,弯盘放于病人的口角处。

（三）估计留置胃管长度

胃管插入胃内的长度相当于从鼻尖至耳垂再到剑突的距离或前额发际到剑突的距离,成人 45~55cm,婴幼儿 14~18cm,测量后注意胃管上的相应刻度标记(图 11-27)。

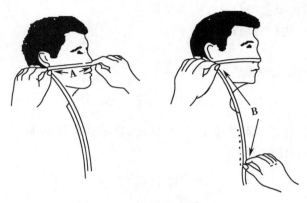

图 11-27　胃管置入长度测定

（四）插管

1. 封闭胃管远端,将胃管前端以液状石蜡润滑,左手持纱布托住胃管,右手持止血钳或镊子夹持胃管前端,经一侧鼻孔缓缓插入。当胃管达咽喉部时(14~16cm),告知病人做吞咽运动,伴随吞咽活动逐步插入胃管。

2. 对于昏迷病人,因吞咽和咳嗽反射消失,不能合作,为提高插管的成功率,插管前应将病人头后仰,当插入达咽喉部时(14~16cm),以左手将病人头部托起向前屈,使下颌靠近胸骨柄,以增大咽喉部通道的弧度,使胃管顺利进入食管(图 11-28)。

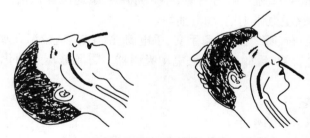

图 11-28　昏迷患者胃管置入示意图

（五）判断胃管是否位于胃内

胃管是否在胃内的判断如图 11-29 所示。

1. 将胃管插入一定长度后,可用无菌注射器接于导管末端回抽。若能抽出胃液,表明胃管已置入胃内。

2. 将导管末端放入盛有生理盐水的碗中,观察有无气泡逸出。如无气泡逸出,表示胃管未误入气管内。

3. 用无菌注射器快速注入 10~20ml 空气于胃管内,将听诊器置于病人上腹部,听到气过水声时,表明胃管已置入胃内。

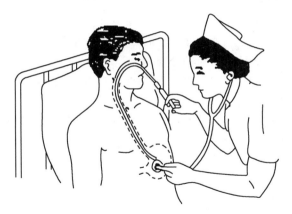

图 11-29 胃管是否在胃内的判断图

（六）固定

1. 置管完毕后，用胶布固定于鼻翼两侧。不需留置胃管时，应在操作结束后及时拔出。

2. 用于鼻饲营养时，可用 50ml 注射器连接胃管，先注入少量温开水，再缓慢注入营养液。需长期鼻饲时，可将胃管末端反折，用纱布包好夹紧，固定于病人枕旁。用于胃肠减压时，将胃管远端接负压吸引装置。用于洗胃时，可接洗胃管或电动吸引器。

（七）置管后观察

1. 注意保持胃管通畅，记录每天液体颜色、引流量和性质等。对于长期鼻饲者，应每天进行口腔护理，定期更换胃管。

2. 洗胃时应反复灌洗，直至洗出液为澄清无味为止。在洗胃过程中，如病人出现腹痛，流出血性灌洗液或出现休克症状时，应停止灌洗，及时进行止血及抗休克处理。

3. 胶布松动应及时更换，防止胃管脱落。

（八）拔管

病人停止鼻饲或长期鼻饲需要换胃管时，应拔出胃管。将弯盘置于病人颌下，轻轻揭去固定的胶布，用纱布包裹近鼻孔处的胃管，反折胃管末端，边拔边将胃管盘绕在纱布中。全部拔出后，将胃管放入弯盘内，清洁病人口鼻面部。

六、并发症及处理

1. 误入气管　多见于不合作或不能合作的病人。对于不合作病人，由于咳嗽反射，多数可及时发现。少数昏迷病人气管对刺激反应较弱，如病人无明显发绀则更不易发现，易引起病人窒息和肺部感染。操作前应积极争取病人合作，可用多种方法验证胃管位置。

2. 胃食管反流和误吸　胃管留置时间过长可导致食管下段括约肌松弛，引起酸反流，同时由于昏迷和颅脑损伤的病人多为仰卧位，不能吞咽唾液分泌物，易将反流的胃内容物误吸入呼吸道，引起肺部感染。对于胃食管反流病人可抬高床头，应用抑酸及促胃动力药物。对于长期卧床病人，应积极排痰，发生吸入性肺炎时，可使用抗生素治疗。

3. 鼻腔出血　插管动作粗暴或留置胃管时间过长可引起鼻腔出血。插管时应充分润滑胃管，动作轻柔。症状轻时可局部应用收缩血管药物，必要时可请耳鼻喉科协助处理。如一侧插管阻力过大，可考虑更换对侧鼻腔，避免强行插入。定期观察病人鼻腔情况，如有黏膜糜烂,应及时处理。胃管从鼻孔插入到胃腔,除鼻前庭为皮肤覆盖外,通过的管道内壁脆弱易损伤出血。插管要细心,动作轻柔而准确,以免损伤管道黏膜。

4. 恶心、呕吐 鼻腔及咽喉部神经分支对刺激较敏感,置入胃管时病人常可出现流泪、恶心、呕吐及咳嗽等症状。可给予 1% 丁卡因喷雾麻醉 3~5 分钟后置管。在胃管拔除过程中速度过快、动作过猛也可引起反射性呕吐。

5. 食管糜烂 长期留置胃管时,胃食管反流、胃管与食管黏膜的机械性摩擦等因素可导致食管黏膜损伤,甚至出现溃疡出血,可给予抑酸治疗,并应及时拔除胃管。

七、其 他 方 式

本文前部分介绍的是常见的置管方法,此外,对于部分昏迷及气管插管病人,由于不能配合医护人员进行胃管置入的操作,再加之咽喉部有气管套管占据,按常规置管法留置胃管很难一次成功,可采用以下方法。

1. 导丝引导置管法 将介入导丝置于胃管内到达胃管前端时,在胃管口处用胶布固定导丝,可对胃管起到良好的支撑作用,可使胃管顺利地通过咽喉部进入胃内,从而使留置管变得容易。更适用于昏迷、极度不配合者,无需借助吞咽动作即可进入胃内。

2. 气管导管引导法 在喉镜直视下经口将气管导管插入食管内,把润滑好的胃管通过气管导管插入胃内后,在固定好胃管的同时将气管导管拔出,然后从鼻腔插入另一鼻胃管入口咽部,用弯钳将鼻胃管末端拉出口外并与之前的胃管末端相连接,再拉胃管末端把口胃管末端从鼻腔拖出,调整胃管深度,置管成功后妥善固定。

八、注 意 事 项

1. 插管时动作应轻柔,避免损伤食管黏膜,尤其是通过食管 3 个狭窄部位(环状软骨水平处、平气管分叉处、食管通过膈肌处)时。

2. 插入胃管至 14~16cm(咽喉部)时,若为清醒病人,嘱其做吞咽动作。若为昏迷病人,则用左手将其头部托起,使下颌靠近胸骨柄,以利插管。

3. 插入胃管过程中,如果病人出现呛咳、呼吸困难、发绀等,表明胃管误入气管,应立即拔出胃管。

4. 鼻饲液温度应保持在 38~40℃,避免过冷或过热。新鲜果汁与奶液应分别注入,防止产生凝块。药片应研碎溶解后注入。

5. 熟练掌握胃管置入术的禁忌证。

6. 对于长期鼻饲者,应每天进行 2 次口腔护理,并定期更换胃管。普通胃管每周更换 1 次,硅胶胃管每月更换 1 次。

第七节 胸腔闭式引流术

一、适 应 证

1. 中、大量气胸,开放性气胸,张力性气胸。

2. 经穿刺抽吸胸膜腔内气、血无效的自发性气胸、血胸(中等量以上)或血气胸。

3. 食管、支气管胸膜腔瘘以及经反复穿刺排脓疗效不佳的急性脓胸。

4. 经反复穿刺抽吸大量胸膜腔积液无效者。

5. 开放性胸外伤、开胸术后或胸膜腔镜术后需常规引流者。

二、术前一般准备及要求

1. 术前一般应做胸部 X 线透视、摄片等检查,以了解胸膜腔内积气、积液、积血的范围和量,以及肺、纵隔受压移位的情况,以选择正确的引流部位。若情况允许,还应尽量做心功能和其他相关检查,以排除其他合并症或疾病。

2. 如情况特别紧急或病人病情不允许站立,如张力性气胸,则应立即行胸膜腔穿刺减压,待病人症状缓解后再行胸膜腔闭式引流术。

3. 对血、气胸病人,特别是合并或疑有活动性出血的病人,应做好剖胸探查的准备。

4. 手术地点一般在床边进行,如病情紧急可在急诊室或院外就地进行。如有活动性出血以及其他严重心脏及循环病变,则应在重症监护病房或手术室内进行。

三、麻醉方式

局部浸润麻醉即可满足手术要求,但合并低血容量休克等情况时应在全身麻醉下进行。

四、手术病人体位和切口的选择

1. **体位**　一般多数情况下采用仰卧位、平卧位或仰卧斜坡位,也可根据不同情况采用不同的体位。气胸时采用仰卧斜坡位,危重病人采用平卧位。

2. **切口部位选择**　应根据病变的部位和引流物的性质来确定。一般情况下,引流气胸气体的切口宜选择锁骨中线第 2 肋间;脓胸、血胸、乳糜胸、积液等液体引流时,其切口部位多选择在腋中线或腋后线第 7 肋间;对于包裹性胸膜腔积液,应借助 X 线检查才能确定切口的部位和引流管的入路。

3. **引流管的选择和准备**　为保证引流管通畅及减少堵塞,一般选用较粗、较硬的硅胶或橡胶引流管。管尾用血管钳夹闭,在管头 2~3cm 处,用剪刀剪出 1~2 个侧孔,用血管钳纵向钳夹住引流管后备用。

五、操 作 步 骤

1. 用消毒液消毒切口周围皮肤,铺手术孔巾或手术治疗巾,局部浸润麻醉。

2. 沿肋间或皮纹方向切开皮肤 1.5~2cm,在肋骨上缘处用血管钳钝性分离肋间组织,并用钳尖刺入胸膜腔内,操作时用掌心握紧钳柄,示指紧贴血管钳侧面,示指尖距钳尖约 3cm,以防止钳尖刺入过深而损伤肺。当见有液体或气体溢出后,立即用该钳将该部位切口扩大并支撑显露切口,然后借助血管钳的力量,将事先准备好的带钳引流管送入胸膜腔内,同时将引流管末端与盛有液体的引流瓶玻璃管连接,松开血管钳,开放引流管(图 11-30)。引流管进入胸膜腔的长度以侧孔进入胸膜腔 0.5~1cm 为宜。

3. 连接引流袋或水封瓶负压吸引引流瓶(图 11-31)。让病人咳嗽或做深呼吸运动,即可见气体或液体自引流管内流出及玻璃管内液体随呼吸上下运动。如上述现象不出现,则应重新调整胸膜腔内引流管的位置。

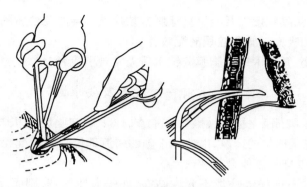

图 11-30 胸腔闭式引流置入引流管示意图

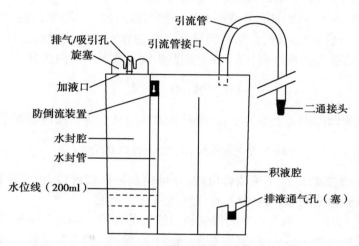

图 11-31 水封瓶负压吸引引流瓶

4. 缝合切口,用引流管旁缝合皮肤的 2 根缝线将引流管固定 2 次,以防止引流管自胸膜腔滑脱,无菌包扎伤口(图 11-32)。

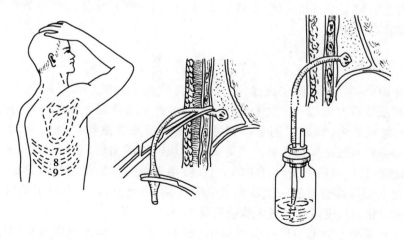

图 11-32 胸腔闭式引流固定示意图

六、术后观察和处理

1. 经常注意观察引流瓶中气液面的波动情况,以了解引流管是否通畅。还要经常挤捏引流管,以确保引流管的通畅。

2. 引流瓶及其附件应 24~48 小时更换一次。更换时应注意夹住引流管,以防止气体进入胸膜腔造成气胸。定期进行床边 X 线摄片检查可以更好地了解肺扩张的情况、胸膜腔气体的分布情况以及引流管的位置等。留置在胸膜腔内的引流管的长度不宜过长,如插入过深,其尖部可与膈肌、纵隔接触,并可造成出血或膈肌穿孔。

3. 应鼓励病人做吹气球或吹玻璃瓶等增加肺部压力的活动,以促进肺膨胀,消灭无效腔,减少肺部感染和胸膜腔脓肿等并发症的发生。

4. 注意观察引流物的性质和引流量,为决定拔出引流管或开胸探查提供依据。对于单纯气胸病人,在行胸膜腔闭式引流 24 小时以后,如已停止逸气,胸部 X 线检查和临床检查证实气体消失、肺膨胀良好、病人一般情况良好者,可以考虑拔出引流管。当血胸、胸膜腔积液等引流物减少至 50ml 以下时,可考虑拔管。对于脓胸引流 2~3 周后,经检查肺膨胀良好、脓腔已明显缩小者,可改为开放引流。

5. 为了解胸膜腔内细菌的种类和耐药性,除血胸外,应常规进行首次引流物的细菌培养和药物敏感试验,并根据引流物性质和总量的变化以及肺部炎症的控制情况来决定是否继续进行细菌培养。

第八节　石膏绷带固定术

一、目　　的

维持治疗体位,固定骨折部位,促进骨折愈合。

二、适　应　证

1. 骨折脱位的固定,包括临时及长期治疗所需固定。
2. 肢体肌腱血管神经损伤吻合术后,维持肢体位置,保护上述组织修复。
3. 肢体矫形术后,固定肢体,对抗软组织挛缩,防止畸形再发。
4. 对于骨关节炎症、结核等,可固定肢体,减轻疼痛,促进修复,预防畸形。
5. 运动损伤,包括韧带肌腱损伤,石膏固定可减轻疼痛,促进修复,减少后遗症发生。

三、禁　忌　证

1. 开放性损伤,包括软组织缺损及开放性骨折。
2. 肢体严重肿胀,张力性水疱形成,血液循环障碍者。
3. 相对禁忌　局部皮肤病病人酌情应用。儿童、年老、体弱、神志不清及精神异常不能正确描述固定后感觉及异常者慎重使用。

四、操作前准备

1. 物品准备　石膏绷带、普通绷带、棉衬垫、袜套、石膏床、剪锯及撑开器、温水等。

2. 病人准备　采取舒适的体位,脱掉内外衣暴露固定肢体,局部清洗,需要手法复位者可局部消毒麻醉,维持治疗所需的位置,确定固定范围,测量石膏夹板或管型的长度。与病人良好沟通使其配合,可以达到良好的效果,以及减少或及时发现并发症。

3. 操作者准备　根据所测量长度准备石膏绷带,助于维持肢体位置。

五、操 作 步 骤

（一）石膏夹板

1. 根据治疗所需固定范围,确定石膏夹板(图 11-33)长度,剪裁相应长度的棉衬及合适的袜套。

2. 棉质袜套贴皮肤套在患肢,外附适当厚度的棉衬。

3. 根据测量长度在平整的桌面上反复叠加石膏绷带至 12~14 层。

4. 将铺好的石膏绷带卷成柱状,手掌堵在两端浸入温水(调节水温可影响石膏硬化速度。助手应以手掌托扶肢体,不可用手指顶压石膏,以免产生局部压迫。在石膏彻底硬化前应持续保持体位,以防石膏折断)中(图 11-34),浸透后两手掌对挤,挤出多余水分,在石膏桌上展开抹平。

5. 将石膏夹板置于放好衬垫的患处,助手协助病人使患肢维持位置,操作者缠绕石膏绷带。完毕后,用普通绷带自远端向近端缠绕石膏夹板固定,绷带不能有皱褶,重叠 1/3,松紧度合适,固定可靠后,双手掌塑形时尽可能贴附同时调整肢体关节位置达到治疗所需位置(图 11-35)。

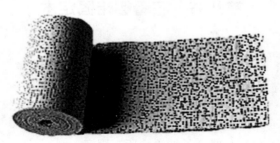

图 11-33　石膏夹板

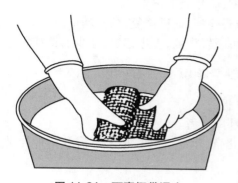

图 11-34　石膏绷带浸水

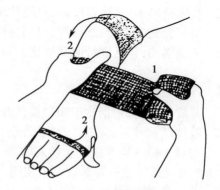

图 11-35　石膏绷带固定示意图

6. 石膏硬化后再用普通绷带加固 1~2 层,可在适当位置标记日期,根据部位可适当固定于肢体(图 11-36)。

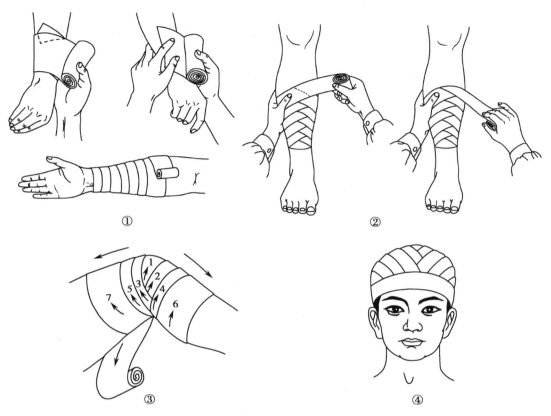

图 11-36　常用的绷带包扎方法
①螺旋形包扎法;②螺旋反折包扎法;③"8"字形包扎法;④回反形包扎法

(二)石膏管型

1. 确定固定肢体部位,局部皮肤清洗,剪裁相应大小的棉质袜套套在患肢上,外附适当厚度棉衬垫,骨突处加衬垫(图 11-37)。

2. 助手维持患肢位置,操作者选择合适大小的石膏绷带若干,手掌堵住绷带两端浸入温水中,对掌挤出多余水分。

3. 在放好衬垫的患肢上自远端向近端固定石膏绷带,相邻重叠的 1/2,适度拉紧展平,石膏绷带不能出现皱褶,松紧度合适,同时用手掌抹平使相邻层面贴附牢靠,反复缠绕达 12~14 层,同时塑形调整肢体需要的固定位置,表面抹平达到美观,塑形过迟可造成管型断裂,失去固定效果。

4. 修整两端,远端肢体要充分外露,便于观察血液循

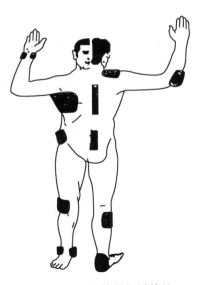

图 11-37　躯体需加衬垫处

165

环,近端要圆滑平整避免损伤局部皮肤,抹平时用手掌均匀用力,避免局部凹陷造成皮肤压迫(图 11-38)。

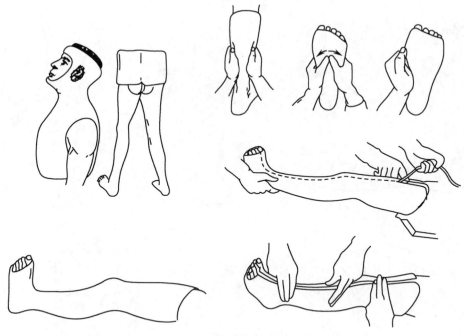

图 11-38 躯体石膏管型塑形

六、并发症及处理

注意:观察肢体远端皮温、皮色等很重要。石膏固定不能调节松紧度,固定范围较大,一般超过骨折端的相邻两个关节。

1. 皮肤压疮 主要原因是骨突处未加衬垫,包扎过紧,石膏接触皮肤部分不平坦(特别是操作时,在石膏固化前手指挤压造成局部凹陷,接触皮肤面则局部突出压迫皮肤),时间长久则出现压疮。操作、塑形及抹平石膏应使用手掌,避免手指挤压,及时恢复石膏夹板或管型表面顺滑。

2. 神经麻痹 主要发生在表浅神经,原因是不熟悉表浅神经的解剖,局部压迫时间过长,相应神经麻痹。早期发现及时解除压迫可能恢复,时间过长则难以恢复,重在预防。

3. 骨筋膜室综合征 闭合骨折早期肢体肿胀,局部血肿或软组织反应会使肿胀加重,石膏固定过紧会进一步限制间室容积的扩大,造成间室内压力增高,影响血液回流,引起骨筋膜室压力增高,使肌肉缺血坏死,导致肢体坏疽或缺血性肌挛缩,最终发生骨筋膜室综合征。病人往往表现为剧烈疼痛,止痛药难以控制,被动活动足趾会加剧疼痛。早期发现应及时彻底松解石膏,解除肢体的外部挤压因素。应高度警惕,及时处理,重在预防,骨折早期固定不可过紧,要密切观察。

4. 关节固定时间过久会发生僵硬、粘连,特别是非功能位固定会造成肢体功能障碍,应及时拆除石膏,尽早进行关节功能练习,恢复关节活动度,必要时辅助理疗或应用药物。

5. 石膏固定会造成失用性肌肉萎缩,骨质疏松,固定期间应做等长肌肉收缩练习,拆除石膏后加强肌肉力量训练及负重练习。

第九节　体表肿物切除术

一、常见体表肿物

体表肿物是指位于身体表面,发源于皮肤及附属器、皮下及深部软组织而在体表可以触及的肿块,常因可见肿物而就诊。常见的体表肿物有:

1. 色素痣　最常见的良性新生物,由黑色素细胞在局部增生形成。
2. 皮脂囊肿　也称粉瘤或粉刺,为皮脂腺开口受阻塞的小黑点。
3. 腱鞘囊肿　发生于关节部腱鞘内的结缔组织退变所致的囊性肿物。
4. 脂肪瘤　来源于脂肪组织的体表良性肿瘤。
5. 纤维瘤　位于皮肤及皮下纤维组织的肿瘤。
6. 血管瘤　血管内皮细胞增殖形成的肿块。

二、适　应　证

并不是所有的体表肿物都必须切除。

1. 有些肿物可能是恶性,则必须手术切除,明确肿物性质。
2. 有的肿物虽然是良性的,但可能造成痛苦、功能受限或其他不良后果,则也需要切除。
3. 如长在面部或其他暴露部位,为了美观需要切除。

三、禁　忌　证

1. 全身出血性疾病者。
2. 肿物合并周围皮肤感染者。

四、操　作　要　点

1. 取合适体位,常规消毒皮肤后铺无菌巾,局部浸润麻醉。
2. 根据肿瘤大小不同采用梭形或纵行切口(平行皮纹方向,避开关节等部位)(图11-39)。
3. 逐层切开皮肤、皮下组织达肿物包膜外,用组织钳将一侧皮缘提起,用剪刀沿肿物包膜外做钝性或锐性分离(图11-40)。也可用组织钳牵引瘤体,再进行分离。必要时可用拉钩拉开术野。依同法分离肿物的另一侧及基底部,至完全摘除(图11-41)。
4. 缝合切口,勿留无效腔。除肿物较大、较深或合并炎症外,一般不放置引流(图11-42)。
5. 标本处理　记录位置、外形、大小、硬度、性质及与周围组织粘连情况、关系等,将标本置于甲醛溶液中,送病理检查。

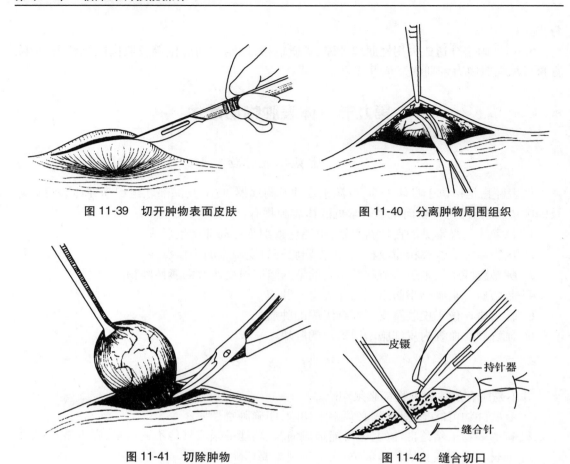

图 11-39　切开肿物表面皮肤　　　　　图 11-40　分离肿物周围组织

图 11-41　切除肿物　　　　　　　　图 11-42　缝合切口

五、并发症及处理

1. 出血　少量出血可用加压包扎止血法,大量出血需重新打开止血。
2. 感染　局部热敷,及时换药,必要时伤口引流,使用抗生素治疗。
3. 复发　了解病变性质后,再次手术治疗。

第十节　腹壁切开术

一、目　　的

　　腹壁切开是腹部外科手术中基本的一个环节,是指使用某种器械(通常为各种手术刀)在腹壁上造成切口的外科操作过程。

　　腹壁具有保护腹壁脏器、支持腹内器官、产生腹压等作用。前腹壁平滑肌富有伸展性,骨骼对其限制较少,开腹后显露的范围大,绝大部分开腹手术从前腹壁进行。

二、切口选择

　　腹壁切开首先是选择切口,切口的选择是手术显露的重要步骤,对各部手术的切口选择应根据各种手术的特殊性以及手术野显露的需要全面分析而定。在切口选择上应考虑以下几点：①切口应选择病变部位附近，通过最短途径以最佳视野显露病变；②切口应对组织损伤小，不损伤重要的解剖结构如血管神经等，不影响该部位的生理功能；③便于缝合，缝合后张力不大，力求快速而牢固的愈合，并尽量照顾美观，不遗留难看的瘢痕，如颜面部手术切口应与皮纹一致，并尽可能选取较隐蔽的切口；④切口必须有足够的长度，使能容纳手术的操作和放进必要的器械，切口宁可稍大而勿太小，并且需要时应易于延长。应根据病人的体型、病变深浅、手术的难度及麻醉条件等因素来计划切口的大小。常用切口如图 11-43 所示。腹壁解剖层次如图 11-44 所示。

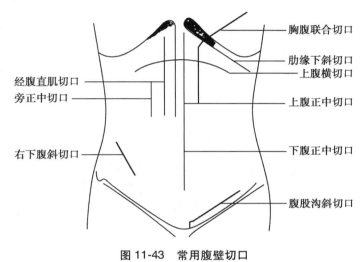

图 11-43　常用腹壁切口

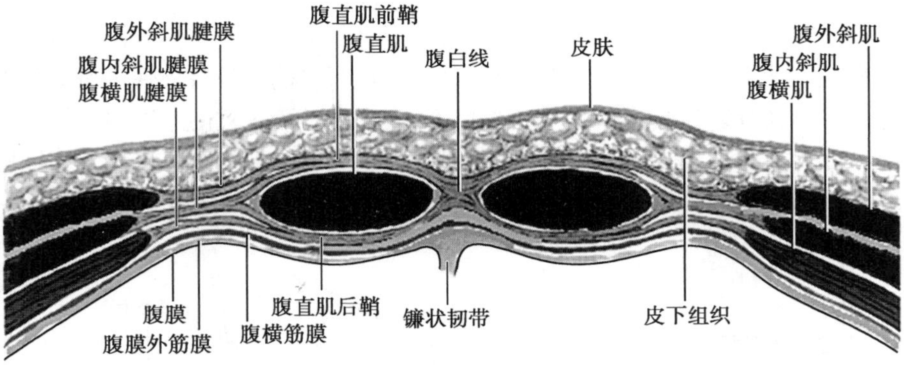

图 11-44　腹壁层次

（一）纵切口

也称腹部直切口。限于两侧腹直肌范围内，为腹部手术最常用的切口，包括正中切口、旁正中切口及经腹直肌切口。

1. 正中切口　正中切口为沿腹前壁正中线的纵行切口。切口层次由浅至深依次为：皮肤、浅筋膜、腹白线、腹横筋膜、腹膜下筋膜（腹膜外脂肪）、壁腹膜。优点是：位于腹白线上，无腹肌、大血管和神经经过,故组织损伤少,操作简便,可迅速切开进入腹腔。缺点是:血供较差,切口愈合慢,增加了发生切口裂开的危险。因下腹部的腹白线较窄(不足1cm),两侧腹直肌靠近,故愈合比上腹部牢固。术中如需延长切口可绕脐部切开。脐上为上腹正中切口,适合于胃、十二指肠和部分胰腺的手术。脐下为下腹正中切口,适合于盆部手术如妇科手术、膀胱等脏器的手术。

(1)上腹正中切口:由剑突下1cm至脐上1cm,必要时向上延长,可切除剑突;或向下绕过脐部延长切口。主要步骤如下:

1)将选定的切口线用专用画线笔标记,然后消毒皮肤及铺巾。较大的切口由手术者与助手用手在切口两旁或上下将皮肤固定。

2)切开皮肤与皮下组织:钳夹出血点,结扎或电凝止血。

3)切开腹白线:将腹白线表面的脂肪组织略加分离,认清腹白线并于其正中间用刀尖切一小口,再上下延长切口。注意不要切得过深,以免切破腹膜,伤及腹内脏器。如切口偏向一侧,将会切开腹直肌前鞘(图11-45)。

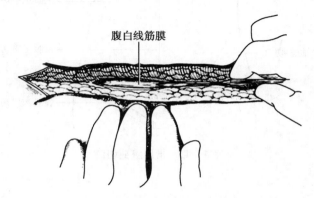

图 11-45　切开腹白线

4)切开腹膜:术者和第一助手交替提起和放开腹膜,以确认没有夹住内脏。用有齿镊向上提起腹膜,术者在提起的腹膜所形成的"帐篷"的一侧,而不是在其顶端,做一小的切开。提起腹膜切口边缘,沿切口方向向上、向下将其剪开。若腹内压较高,肠管或大网膜向外突出时,可经腹膜切口用镊子送入生理盐水纱布以保护腹内脏器,再剪开腹膜(图11-46)。

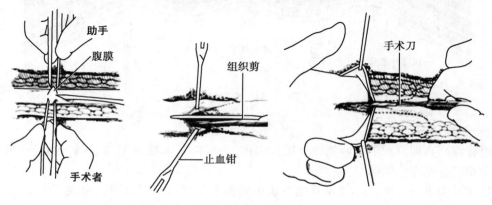

图 11-46　剪开腹膜

5）显露腹腔脏器：切开腹膜后，用自动牵开器或腹壁拉钩拉开腹壁，充分显露手术野。洗手后进行腹腔的探查，根据腹部脏器病变的情况，进行腹部手术。

6）缝合切口：腹腔内手术操作完毕后，清查腹腔内无异物遗留及出血，即可缝合腹壁切口。连续或间断外翻缝合腹膜（图11-47），再间断缝合腹白线，亦可两层同时缝合。然后间断缝合皮下组织。最后以皮针间断缝合皮肤切口。

（2）下腹正中切口：为脐至耻骨联合的中线切口。手术操作过程与上腹正中切口大致相同。但下腹部的腹白线较上腹部窄而薄。又由于耻骨

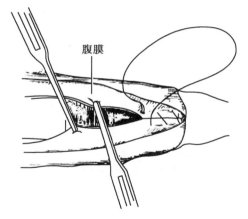

图 11-47　连续缝合腹膜

上的锥状肌位于腹直肌前面，上端附着于腹白线下部，因此，在寻找正中线时首先要确认两侧锥状肌，由其中线进入。切开腹膜时，要确认膀胱顶部，并从脐下开始逐步将膀胱推开，以免损伤膀胱，缝合时要由上而下缝合。

2. 旁正中切口　为沿腹前正中线旁1~2cm的纵行切口，具体位置和长短应根据手术需要而定。切口层次依次为：皮肤、浅筋膜、腹直肌鞘前层、腹直肌鞘后层（向外牵开腹直肌后再切开）、腹横筋膜、腹膜下筋膜（腹膜外脂肪）、壁腹膜。优点是：对腹壁神经和血管损伤很少，且不切开腹直肌，故愈合牢固；如术中需要延长也较方便。缺点是：不如正中切口操作简便，显露对侧的脏器稍差。步骤如下：

（1）距腹正中线1~2cm直线切开皮肤与皮下组织，止血。显露腹直肌前鞘并切开。

（2）用止血钳将前鞘内侧切缘提起，然后从腹直肌内缘将腹直肌分离并拉向外侧。腹直肌腱划腹直肌鞘愈着，剥离困难时，可用手术刀或刀柄轻轻剥开腱划（图11-48），应注意止血。

（3）切开腹直肌后鞘与腹膜。

（4）缝合切口：腹膜与腹直肌后鞘、腹直肌前鞘、皮下组织及皮肤分四层缝合。将腹直肌复位，不需缝合。此切口在下腹部时，半环线以下无腹直肌后鞘，缝合时容易撕裂，应予以注意。

3. 经腹直肌切口　为经由腹直肌的纵行切口。切口层次、要求与操作过程与旁正中切口所不同的只是切开腹直肌前鞘后，钝性分离腹直肌，其间的小血管要逐一结扎止血，腱划处可用刀切开，注意止血（图11-49）。优点是显露一侧脏器较正中切口和旁正中切口满意。缺点是需切开腹直肌，且对腹壁血管、神经、腹直肌有一定损伤，切口愈合受到一定影响。

（二）斜切口

分为两种：位于上、下腹的一侧，其方向可从内上斜向外下，或由外上斜向内下两种。切口的方向和部位不同，对神经、肌肉的损伤有差异。优点：可充分暴露腹腔两侧较为固定的脏器，如阑尾、胆囊、脾脏等。缺点：操作较纵切口费时多，且易出血，但在麦氏切口无此缺点。

以阑尾切口为例，切口线垂直于脐与髂前上棘间连线的中、外1/3交界点上，切口长5~8cm，切口的上1/3在连线以上，其余2/3在连线以下。切口层次：皮肤、浅筋膜、腹外斜肌腱

膜、腹内斜肌与腹横肌、腹横筋膜、腹膜外脂肪、壁腹膜。步骤如下：

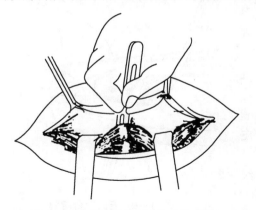

图 11-48　旁正中切口（分离腹直肌）

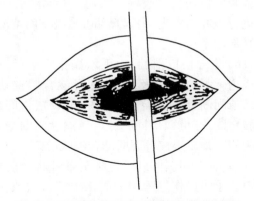

图 11-49　经腹直肌切口（钝性分离腹直肌）

1. 切开皮肤与皮下组织直达腹外斜肌腱膜，止血、护皮。

2. 沿纤维方向切开腹外斜肌腱膜（图 11-50）。

3. 沿腱膜分离肌层将腱膜拉开，显露与腱膜方向相交叉的腹内斜肌纤维，用直止血钳插入腹内斜肌与腹横肌，并将其分开，直达腹横筋膜与腹膜。然后用两把平板拉钩插入肌肉分开处，用力向两侧牵拉扩大切口（图 11-51）。

4. 切开腹膜　注意勿伤及肠管（图 11-52）。

5. 缝合切口　腹膜与腹横筋膜为一层，腹内斜肌与腹横肌不需缝合，但要缝合腹内斜肌筋膜、腹外斜肌腱膜、皮下组织和皮肤。此切口下端距腹壁下动脉较近，注意勿将其损伤导致大出血。

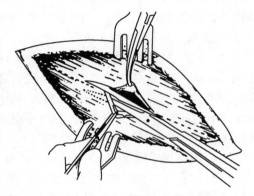

图 11-50　剪开腹外斜肌腱膜

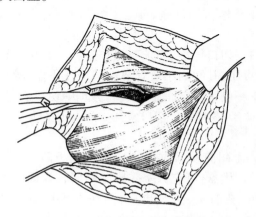

图 11-51　撑开腹内斜肌与腹横肌

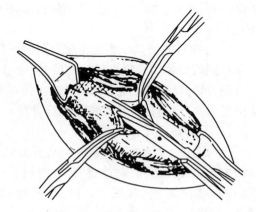

图 11-52　沿切口方向剪开腹膜

三、术中注意事项及异常情况的处理

1. 缝合腹膜时,如张力过大,腹膜可因炎症、水肿易被撕裂。此时除加深麻醉使腹壁充分松弛外,采用"U"形或"8"字缝合来增加腹膜的拉力;间断缝合,全部缝线缝好后一起交叉拉紧,逐一打结,每结至少要打 3 道(图 11-53)。

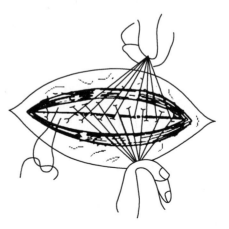

图 11-53　同时拉紧所有缝线

2. 对于腹腔内压力过高、腹胀较重,以及术前有营养不良或严重咳嗽的病人,切口愈合能力差,多采用减张缝合。缝合时要求在关腹前进行腹膜外全层缝合。可采用单纯间断缝合、水平褥式间断缝合或垂直褥式间断缝合。一般采用单纯间断缝合或水平褥式缝合,进针边距 3~4cm,筋膜层缝合距离应较皮肤进针距离为宽,以消灭切口内的无效腔。打结前应于外露缝线上套塑胶管以达到减轻局部压强、防止缺血坏死的目的,减张线打结应避免过紧并采用多重结,术后 14 天根据情况拆除减张线。

3. 缝合腹膜时,除要求腹腔内面光滑外,还要注意缝线间隙勿过大,以免大网膜和肠管由缝线间向外突出。更不要将内脏和大网膜缝合于切口上。在缝合完腹膜之前,必须用手指沿腹膜缝合处从腹腔内探查。如间隙过大,应补加缝合;如缝合线牵拉其他组织,应拆除缝线,另行缝合。

4. 应用腹腔内引流物时,一般需在腹壁上另做小切口引出,可减少切口感染的风险。

5. 皮下组织缝合要点　缝合组织量应足够大。由于皮下组织抗张力弱,缝合量应足以抵抗切口在此处的张力;切口两侧缝合组织的量相当,否则缝合多的一侧皮肤将高于缝合量少的一侧,影响皮肤缝合和愈合后的美观。

第十一节　阑尾切除术

一、适　应　证

1. 单纯性急性阑尾炎一经诊断,即应手术治疗。

2. 化脓性或坏疽性阑尾炎。

3. 急性阑尾炎穿孔合并弥漫性腹膜炎。

4. 小儿、老年人急性阑尾炎,因确诊较难,且病人抵抗力较差,易致阑尾穿孔形成弥漫性腹膜炎,应争取早做手术切除。

5. 对于妊娠期急性阑尾炎,在妊娠早期(3 个月以内)宜早做手术。如在妊娠中、晚期,一般均应手术切除阑尾。对于预产期或临产期急性阑尾炎症状较重者,应施行手术。

6. 慢性阑尾炎或慢性阑尾炎急性发作者。

7. 阑尾周围脓肿经手术引流或非手术治疗治愈3个月后,可行阑尾切除术。

保守治疗:单纯性阑尾炎,不同意手术治疗者;阑尾炎诊断尚未确定;发病超过72小时,已形成炎性肿块;有手术禁忌证者。方法主要为抗生素治疗和补液。

二、应用解剖

阑尾(图11-54)位于右髂窝部,呈蚓蚓状,长5~10cm,起于盲肠根部,附于盲肠后内侧壁,三条结肠带的汇合点。沿盲肠的三条结肠带向顶端追踪可寻到阑尾基底部。其体表投影约在脐与右髂前上棘连线中外1/3交界处,称为麦氏点(McBurney点)。麦氏点是选择手术切口的标记点。绝大多数阑尾属腹膜内器官,其位置随盲肠的位置而变异。阑尾的血运来自阑尾动脉,它是一个无侧支的终末动脉,是肠系膜上动脉所属回结肠动脉的分支。一旦发生血液循环障碍,易使阑尾发生坏死。阑尾静脉回流是经阑尾静脉、回结肠静脉、肠系膜上静脉、门静脉入肝。当阑尾发生化脓性感染时,细菌栓子可引起门静脉炎和肝脓肿。

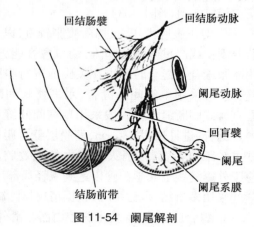

图 11-54 阑尾解剖

三、手术步骤

1. 取标准的右下腹麦氏切口。如果术前诊断不甚明确,又合并腹膜炎,可选右下腹直肌切口或右下腹探查切口。如已形成脓肿,则直接在脓肿部位做切口。

沿腹外斜肌腱膜走行方向切开腹外斜肌腱膜。拉开腹外斜肌腱膜,沿肌纤维走行方向钝性分离腹内斜肌和腹横肌,自腹直肌鞘至右侧髂嵴,深达腹横筋膜(图11-55)。如果显露不好,可以横行切开腹直肌辅前层长约2cm。用两把有齿镊提起腹横筋膜和腹膜,用示、拇指探查,以确信未夹住腹内脏器,于两镊之间切开腹膜(图11-56)。

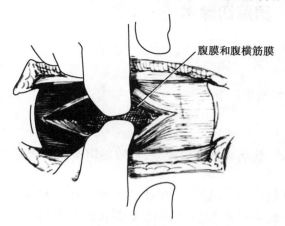

图 11-55 暴露腹横筋膜和腹膜

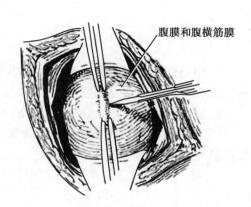

图 11-56 切开腹横筋膜和腹膜

若腹腔内有脓液流出,应用吸引器吸净,保护好刀口,以免污染致感染。用小止血钳数把将腹部刀口两侧腹膜边缘夹住提起,与刀口周围纱布固定在一起,以起到保护刀口的作用(图 11-57)。

2. 进入腹腔以后,寻找盲肠,用盐水纱布扶住将其轻轻提出腹腔。如果因炎症粘连,可以先行分离以后再将阑尾拉出刀口。若有困难不可硬拉,以免损伤盲肠。沿 3 条结肠带向盲肠的末端寻找,在 3 条结肠带汇集的部位可以找到阑尾。

3. 一旦找到阑尾,可将其位于头端的系膜夹住,并可将盲肠还纳入腹腔内。将腹膜腔内肠管以温纱布隔开(图 11-58)。利用止血钳将阑尾系膜切断,血管予以仔细结扎(图 11-59)。止血钳之间的组织最好进行贯穿褥式缝合而非简单结扎,以防系膜血管回缩出血。处理完阑尾系膜血管后,用直角钳夹住阑尾残端。将直角钳向阑尾末端移动 1cm。正好位于钳夹位置近端结扎阑尾,另取一把直止血钳夹住结扎点(图 11-60)。

4. 在阑尾基底部盲肠壁上行荷包缝合,切勿伤及阑尾系膜血管(图 11-61)。将阑尾上提,使用温纱布将盲肠隔开,防止肠内容物污染,在结扎线和直角钳之间切断阑尾,注意阑尾的残端不要留得太长,以免术后形成阑尾残株炎(图 11-62)。

5. 将手术刀、保护纱布及切除的盲肠等物一并移出手术野,残端以苯酚(或 2% 碘酒)棉签涂擦,再用盐水棉签拭擦。剪断阑尾基底部结扎线,利用结扎线上的直止血钳将残端向内塞入盲肠壁内。松开止血钳,移去止血钳的同时收紧荷包缝线并打结(图 11-63)。若包埋不够满意,再做浆肌层缝合,以加固残端的埋入。

6. 仔细检查创面有无出血,将盲肠放回原位,清查纱布、器械等物品与术前相同后,逐层关闭腹部切口。

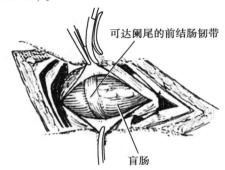

图 11-57 保护刀口

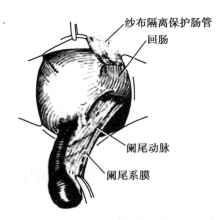

图 11-58 保护肠管

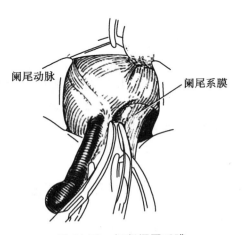

图 11-59 切断阑尾系膜

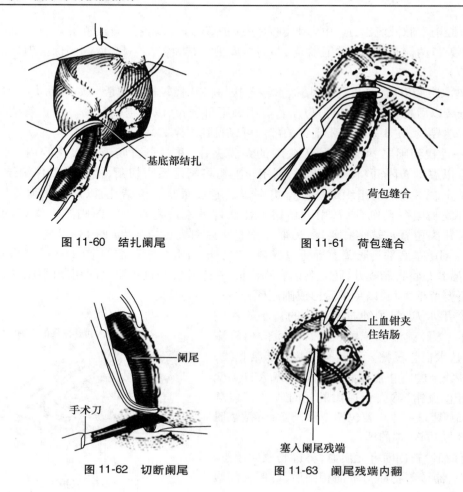

图 11-60　结扎阑尾　　　　　　　　图 11-61　荷包缝合

图 11-62　切断阑尾　　　　　　　　图 11-63　阑尾残端内翻

四、常见并发症的预防及其处理

1. 腹腔内、腹膜后出血

（1）预防：结扎阑尾系膜时应牢靠有效，如系膜水肿时，操作更应轻柔，包括组织不可太多，以防结扎线滑脱继发出血，通常都用贯穿缝扎。

（2）治疗：腹腔内大出血一经确诊，应立即手术探查，先检查阑尾系膜残端和血块凝集处，发现活动性出血点，仔细结扎。如病人处于休克状态，可因低血压而出现无明显出血点的假象，故必须加快输血和补液，待血压恢复正常时再检查出血点。

2. 粪瘘

（1）预防：阑尾残端处理要仔细，荷包包埋要满意，但不能勉强，如根部盲肠有坏死，可一并切除。阑尾根部包埋后可将大网膜、盲肠脂肪垂覆盖，以利局部粘连，防止瘘形成。

（2）治疗：对于非特异性感染形成的瘘，给与全身支持及抗感染处理，局部行有效引流。对于特异性感染形成的粪瘘，如回盲结核可施行右半结肠切除。

3. 阑尾残株炎

（1）预防：在切除阑尾时将阑尾提起，分离其根部浆膜，见到阑尾基底，使阑尾根部彻底松解,阑尾残端保留在 0.5cm,最多不超过 1cm。

(2)治疗:手术治疗,将残端切除,如形成脓肿,应吸出脓液,置腹腔引流。

4. 腹腔脓肿

(1)预防:术中应充分吸收腹腔内渗液或脓液;减少腹腔内炎性物;对于腹腔内炎症重、渗液较多,应予以充分的引流,以避免形成积脓。

(2)治疗:小脓肿可保守、观察,较大者可穿刺、置管引流,如引流效果不佳或多发性脓肿,需手术处理。

第十二节 腹股沟疝修补术

一、治疗原则和手术指征

1. 对于无症状的腹股沟疝,依据循证医学的证据,可随诊观察,也可择期手术治疗。若为股疝,因发生嵌顿和绞窄概率较大或近期发现疝囊增大明显者,推荐及时进行手术治疗。对因年老体弱等原因不能耐受手术者,也可选择疝托进行保守治疗。

2. 对于有症状的腹股沟疝,应选择择期手术。

3. 对于嵌顿性及绞窄性疝,应行急诊手术。

4. 复发性疝的手术治疗 避开前次手术创伤所造成的解剖困难是需要考虑的问题(如前次手术为常规开放手术,复发后再次手术应采用后入或腹腔镜手术修补)。另外,医师的资质和经验也是选择复发性疝治疗方式时需要考虑的一个因素。

二、手术禁忌证和术前注意事项

1. 非急诊的腹股沟疝属无菌手术,因此手术区域存在感染病灶应视为手术禁忌证。

2. 相对禁忌证及注意事项 存在引起腹内压增高因素者,如严重腹水、前列腺肥大、便秘和慢性咳嗽等,术前需要做相应的处理,以减少术后早期复发等并发症的发生。

3. 对腹壁缺损巨大和疝囊腔巨大病人,推荐采用多学科治疗模式。请整形科、呼吸科及重症监护科等多学科会诊,共同参与、制订手术方案,预防腹腔间室综合征的发生。

4. 手术风险评估 推荐使用美国麻醉医师协会手术风险评估标准。

三、应用解剖(以斜疝为例)

熟悉腹股沟管的解剖(图 11-64)对施行腹股沟疝修补术至关重要。腹股沟管实际上不是一个明确的管道,而是精索或子宫圆韧带通过腹股沟部的一个斜行肌肉筋膜的裂隙。腹股沟管有四个壁及内、外两个口:①前壁:浅层为腹外斜肌腱膜,深层在管的外 1/3 处有腹内斜肌的起始部。②后壁:为腹横筋膜,在管的内侧 1/3 处有联合腱。③上壁:为腹内斜肌与腹横肌的弓状下缘。④下壁:为腹股沟韧带。⑤内口为深环,位于腹股沟韧带中点上方约一横指处,是腹横筋膜的一个卵圆形孔。孔的内侧为腹壁下动脉,浅层有腹内斜肌,深层为腹膜所覆盖。⑥外口为浅环,是腹外斜肌腱膜在耻骨结节外上方的一个三角形裂隙。

腹股沟区有三个韧带,对疝修补手术有重要意义:腹外斜肌腱膜在髂前上棘至耻骨结节之间的部分往后向上翻转、增厚,成为腹股沟韧带;该韧带内侧有一小部分纤维继续向后、向下、向外转折成陷窝韧带,附着于耻骨梳上,其弧形游离缘构成股环的内界;此韧带继续往外延续,附着于耻骨梳状线上的腱膜,称为耻骨韧带。髂腹下神经在髂前上棘前方约 2.5cm 处穿过腹内斜肌,向内下方走行于腹外斜肌的深面,然后在外环上方约 2.5cm 处穿过腹外斜肌腱膜,离开腹股沟管。髂腹股沟神经较髂腹下神经细,在其外下方,几乎与之平行,在腹股沟中与精索伴行,然后出外环,分布于阴囊或大阴唇。生殖股神经生殖支沿精索的后外侧穿出,分布于睾提肌和阴囊内膜。在腹股沟区,有腹壁下动脉由外下方斜行走向内上方,经过腹股沟内侧缘,上行至腹直肌深面,与腹直肌外侧缘

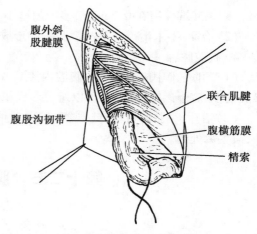

图 11-64 腹股沟管解剖

相交。腹壁下动脉在外上方,腹直肌外缘在内侧,腹股沟韧带在下方,三者之间形成一个三角形区域,称为腹股沟三角。此三角区内无腹直肌,腹横筋膜也较其他部位薄弱,是腹股沟区的最软弱处,腹股沟直疝即由此直接向体表突出。

四、手术步骤(以斜疝为例)

以 Bassini 法修补腹股沟管后壁为例。

1. 在腹股沟韧带中点上方 1.5~2.0cm 处开始向下至耻骨结节,做与腹股沟韧带平行的斜切口,长 6~8cm(图 11-65)。

2. 沿腹外斜肌腱膜方向,先在腱膜中部做一小切口,提起两侧腱膜,用手术刀在腱膜下面潜行分离,然后往上、下方切开腱膜和外环,注意勿损伤腱膜下的髂腹下神经和髂腹股沟神经(图 11-66)。

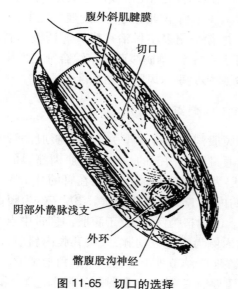

图 11-65 切口的选择

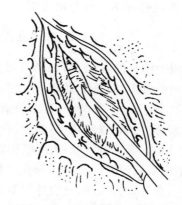

图 11-66 切开腹外斜肌腱膜

3. 纵行分开睾提肌及腹横筋膜纤维,找到精索,于其前内侧可见到灰白光滑的疝囊。提起疝囊,小心剪开,勿伤及疝内容物(图11-67)。然后经切开处向腹腔内伸入示指,摸清腹壁下动脉的位置,并辨明有无第二个疝并存(图11-68)。

4. 术中须明确为何种疝后,游离疝囊至颈部(图11-69),剥离过程中,注意勿损伤精索血管和输精管,视疝囊颈大小予以贯穿缝合或内荷包缝合结扎,以保证闭合疝囊。

5. 远端疝囊较小,可剥离。对于较大疝囊,可部分切除或将远端进行旷置(图11-70)。

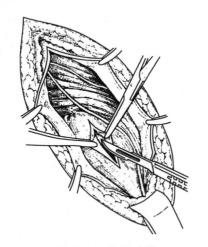

图 11-67　切开疝囊

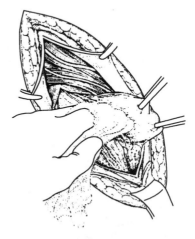

图 11-68　探查有无其他并存疝

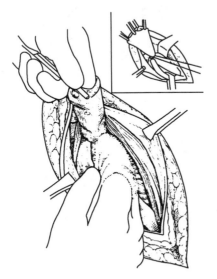

图 11-69　游离疝囊至颈部

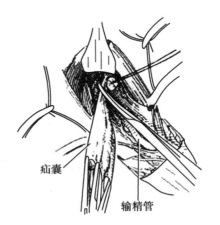

图 11-70　剪除多余疝囊

6. 提起精索,在其下方穿过一根纱布条,用做牵引,同时将精索周围的睾提肌和腹横筋膜分开。若内环处缺损较大,或内环处筋膜已被切开,则在修补术之前应先将内环处的腹横筋膜缝合修补,也可先做一"8"字缝合。但缝合不可过紧,内环处需能容纳一个小指尖通过

（图 11-71）。用粗的不吸收缝线将联合腱与腹股沟韧带依次间断缝合在一起，共缝合 4 针或 5 针，每针相距约 1cm，第 1 针应将耻骨结节后面的骨膜也缝在一起，使该处不会留下三角形空隙。缝合腹股沟韧带时，应紧贴其后面方向进针，以免损伤股动、静脉。每针进、出针点宜选在不同平面上，免得在结扎缝线时撕裂腹股沟韧带，最后一针注意勿让内环处的精索受到压迫（图 11-72）。

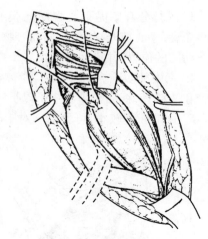

图 11-71　缩小内环口

7. 将精索复位，将腹外斜肌腱膜于精索的浅面缝合，重建皮下环，其大小约容小指尖为度（图 11-73）。

8. 清点纱布、器械无误后，依次缝合皮下组织和皮肤，包扎切口。

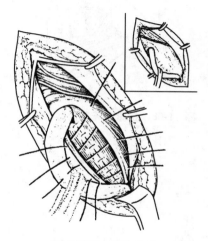

图 11-72　修补后壁

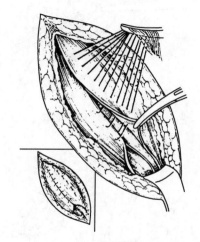

图 11-73　缝合腹外斜肌腱膜

五、并　发　症

1. 早期并发症　包括手术部位的血肿和血清肿、阴囊血肿、阴囊积液、膀胱损伤、输精管损伤、尿潴留、早期伤口疼痛、切口感染伤等。

2. 晚期并发症　慢性疼痛、精索和睾丸并发症（缺血性睾丸炎，睾丸萎缩等）、迟发性补片感染、补片移位等。

3. 复发　目前现有的各种手术方法治疗腹股沟疝仍有复发的可能，总体手术复发率为 1%～3%。

疝复发的原因可归纳为手术操作和病人自身两个方面：如手术中疝囊分离不彻底、补片固定不妥当、后血肿、感染等均为复发的因素；病人有胶原代谢障碍、慢性代谢性疾病以及腹内压增高等也是复发的因素。

六、注意事项

1. 注意勿损伤髂腹股沟神经、髂腹下神经及腹股沟韧带附近的股神经;股血管及腹壁下动脉;输精管及精索内血管;疝囊内组织及膀胱等。

2. 切开疝囊后,注意检查有无组织或肠管发生绞窄;有无滑动性疝存在。

3. 修补腹壁缺损时,勿用强力拉拢和勉强缝合。缺损较大时,可用自体筋膜或人造材料涤纶布、聚丙烯网等做植入修补。

4. 采用精索移位法修补时,防止内环或外环缝合过紧,以免压迫精索而发生血运障碍。

5. 行绞窄性疝手术时,应辨认肠管有无坏死,确认肠管活力无问题,方能将其还纳腹腔,以免还纳后发生肠坏死、肠穿孔,引起腹膜炎。判断肠壁活力的方法如下:观察色泽、蠕动、弹性及血管搏动。有疑问时,可用温热盐水纱布湿敷 3~5 分钟或用 0.25%~0.5% 普鲁卡因、1%~2% 利多卡因封闭肠系膜血管后观察肠壁颜色有无好转。有肠坏死者应做肠切除吻合术。若病人情况危急,可暂做肠外置术。

第十三节　胆囊切除术

一、手术适应证

1. 有症状的胆囊结石。

2. 有症状的慢性胆囊炎。

3. 直径>3cm 的胆囊结石。

4. 充满型胆囊结石。

5. 有症状的和有手术指征的胆囊隆起性病变。

6. 急性胆囊炎经过治疗后症状缓解有手术指征者。

7. 胆囊单发息肉直径超过 1.0cm 以上;蒂粗大者,尤其是位于胆囊颈部,年龄大于 50 岁。

8. 胆囊多发息肉合并胆囊结石,有症状,年龄大于 50 岁。

9. 胆囊息肉伴有临床症状。

10. 胆囊单发息肉,小于 10mm,无症状,年龄小于 50 岁,允许观察、随访;若病变增大或形态有变化则应手术治疗。

11. 胆囊息肉样病变,有明显症状且反复发作者。

12. 胆囊息肉直径小于 5mm 无症状病人应间隔 3~5 个月随访检查。一旦病变迅速增大或症状明显,亦须行手术治疗。

二、应用解剖

胆囊位于肝脏面右纵沟前部胆囊窝内,该窝又称胆囊床。胆囊借疏松组织附着肝脏,少数人有胆囊系膜,胆囊游离。胆囊分为胆囊底、体、颈、管四部分。胆囊管与肝总管,肝脏下缘所围成三角区域,称为胆囊三角(calot 三角)。胆囊动脉、肝右动脉、副右肝管在此区穿过,是胆道手术极易发生误伤的区域。胆囊动脉、胆囊管的汇合有许多变异,为胆囊切除术增加了难度与危险性(图 11-74)。

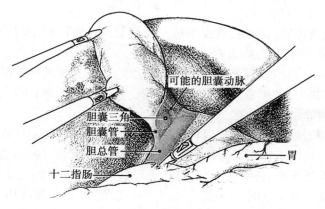

图 11-74 胆囊区域解剖

三、手术步骤

胆囊切除术是胆道外科常用的手术。分顺行性(由胆囊管开始)切除和逆行性(由胆囊底部开始)切除两种。顺行性胆囊切除,出血较少,手术简便,应优先采用。但在炎症严重,胆囊与周围器官紧密粘连,不易显露胆囊管及胆囊动脉时,则以采用逆行性切除法为宜。有时则需两者结合进行。

1. 切口选择及探查 切口选择右上腹直肌切口,亦可用右肋缘下斜切口(图 11-75)。以顺行切除法为例介绍。进入腹腔以后,首先探查胆囊,看其位置、大小、颜色,看有无穿孔,以及与周围脏器如十二指肠、横结肠、胃窦部有无粘连,扪查其内有无结石。然后左手示指伸入网膜孔扪查胆总管的情况,看其内有无结石。之后再探查胃、十二指肠、胰腺和肝脏有无病变。

2. 显露和处理胆囊管 用卵圆钳或弯止血钳夹住胆囊颈部,略向右上方牵引。用刀沿肝十二指肠韧带外缘切开胆囊颈部左侧的腹膜(图 11-76),仔细钝性分离出胆囊管。在分离过程中,可不断牵动夹在胆囊颈部的钳子,使胆囊管稍呈紧张状态,以便辨认。明确认清胆囊和胆总管的相互关系后,放松胆囊颈部的牵引,避免胆总管被牵拉成角。用两把止血钳夹于距胆总管 0.5cm 的胆囊管上,注意勿夹胆总管、右肝管和右肝动脉,以免误伤。在两钳间剪断胆囊管,近端用 4-0 号丝线结扎,再在其远端用 1-0 号丝线缝合结扎,以免脱落(图 11-77)。

3. 处理胆囊动脉 胆囊动脉多位于胆囊管后上方的深层组织中,向上牵拉胆囊管的远端,在其后上方的三角区内,找到胆囊动脉,注意其与肝右动脉的关系,证实其分布至胆囊后,在靠近胆囊一侧,钳夹、切断并结扎(图 11-78),再将近端加作一道细丝线结扎。

如能清楚辨认局部解剖关系,可先于胆囊三角区将胆囊动脉结扎切断后,再处理胆囊管。这样手术野干净、出血少,可以放心牵拉胆囊管,使扭曲盘旋状的胆囊管伸直,容易认清和胆总管的关系。如胆囊动脉没有被切断、结扎,在牵拉胆囊时,很可能撕破或拉断胆囊动脉,引起大出血。究竟先处理胆囊动脉,还是先处理胆囊颈,应根据局部解剖而定。如胆囊动脉有时位置深,不先结扎、切断胆囊管就难以显露动脉,就应先处理胆囊管。

4. 剥除胆囊 在胆囊两侧与肝面交界的浆膜下,距离肝脏边缘 1~1.5cm 处,切开胆囊浆膜,如近期有过急性炎症,即可用手指或纱布球沿切开的浆膜下疏松间隙进行分离。如胆囊壁增厚,和周围组织粘连不易剥离时,可在胆囊浆膜下注入少量无菌生理盐水或 0.25% 普鲁卡因,再进行分离(图 11-79)。分离胆囊时,可从胆囊底部和胆囊颈部两端向中间会合。切除胆囊。如果胆囊和肝脏间有交通血管和迷走小胆管时,应予结扎、切断,以免术后出血或形成胆瘘。

5. 处理肝脏 剥除胆囊后,胆囊窝的少量渗血可用热盐水纱布垫压迫 3~5 分钟止血。活动性出血点应结扎或缝扎止血。止血后,将胆囊窝两侧浆膜用丝线作间断缝合,以防渗血或粘连(图 11-80)。但若胆囊窝较宽,浆膜较少时,也不一定行缝合。

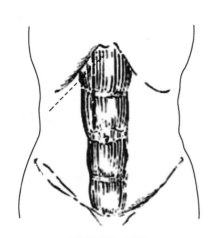

图 11-75 切口

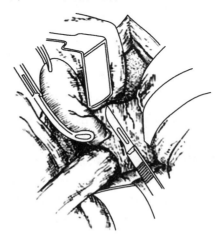

图 11-76 拉开胆囊颈部,切开
肝十二指肠韧带

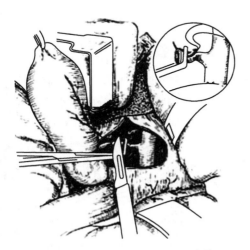

图 11-77 分离、结扎、切断胆囊管

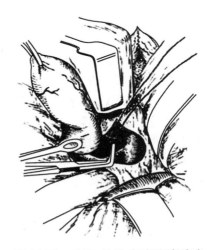

图 11-78 分离、结扎、切断胆囊动脉

183

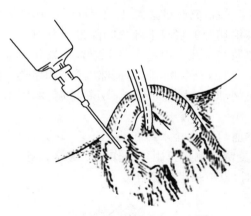

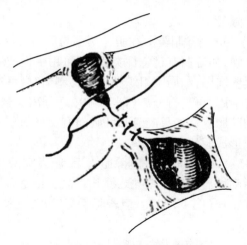

图 11-79 胆囊周围浆膜下注射生理盐水　　　　图 11-80 缝合浆膜,覆盖胆囊床

四、注 意 事 项

1. 掌握胆道解剖,做到心中有数。肝外胆管和胆囊动脉常有变异,加之炎症性粘连,更不易辨清。因此,胆囊切除术的所有操作,要求有充分显露的手术野,操作在直视下进行,准确辨认胆总管、胆囊管及胆囊动脉,以免发生误伤。

2. 胆囊极度膨胀,妨碍手术进行时,可穿刺抽吸内容物,但不要全部吸尽,以免胆囊瘪缩,影响剥离。应保留原来内容的 1/3,使胆囊轻度充盈,易于分离。

3. 胆囊管残端不宜过长,一般以距胆总管 0.3~0.5cm 为宜。太短可造成瘢痕压迫,太长日后有形成小胆囊病灶的可能。

第十四节　胃大部切除术

一、胃大部切除术的要求

1. 胃切除的范围　在胃小弯上,食管以下的第三支大静脉处与胃网膜左血管最靠近胃大弯的胃壁处之间连线,沿此切断,可切除近 50% 的胃。当将绝大部分的胃小弯包括在切断线以内,同时进一步结扎胃左和胃网膜左血管,如此可切除近 75% 的胃(图 11-81)。

2. 胃大部切除的手术方式　分毕(Billroth)Ⅰ式胃大部切除术和毕(Billroth)Ⅱ式胃大部切除术。毕(Billroth)Ⅱ式胃大部切除术又根据同结肠的关系不同有不同的方式。

3. 吻合口的位置与大小　胃切除后,胃空肠吻合可置于横结肠前或横结肠后。食物通过的速度主要取决于吻合口与空肠肠腔的口径,胃空肠吻合口的大小以 3~4cm(2 横指)

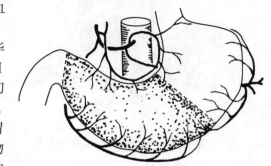

图 11-81　胃的切除范围

为宜,过大易引起倾倒综合征,过小可能增加胃排空障碍。

4. 近端空肠的长度(毕Ⅱ式)　越靠近十二指肠的空肠,黏膜抗酸能力越强,日后发生吻合口溃疡的可能性越小。在无张力和不成锐角的前提下,吻合口近端空肠段宜短。结肠后术式要求从 Treitz 韧带到吻合口近端空肠的长度 6～8cm,结肠前术式以 8～10cm 为宜。

二、适　应　证

1. 合并穿孔、大出血、瘢痕性幽门梗阻的胃十二指肠溃疡。
2. 内科治疗无效或反复发作的胃十二指肠溃疡。
3. 胃十二指肠复合溃疡。
4. 巨大胃溃疡(直径>2.5cm)或高位胃溃疡。
5. 胃溃疡不排除恶变或已证实恶变。
6. 胃肿瘤。胃的恶性肿瘤需要做根治性胃大部切除术。

三、手术前准备

手术前需要纠正病人水电解质紊乱、改善营养状况、纠正贫血,大出血者需要输血、幽门梗阻者术前 2～3 天进行洗胃。对于择期手术的病人,手术前 1 天晚上行肥皂水灌肠 1 次,手术当天早晨禁食,插鼻胃管。

四、手　术　步　骤

以毕Ⅰ式手术方式为例

1. 上腹正中切口或右上腹旁正中切口。探查病变适合作胃切除、胃十二指肠吻合术。将胃及横结肠提起在胃结肠韧带中部无血管区切开,用手指经此切口进入小网膜腔做指引,握住胃结肠韧带,于胃大弯与胃网膜血管弓之间进行游离,用血管钳分次钳夹由血管弓进入胃大弯侧的血管切断并结扎。沿胃大弯向左侧逐一钳夹、切断及结扎血管,使胃大弯游离至胃网膜血管弓左右血管相交通处以上 4～5cm,然后再沿胃大弯向右侧分离。胃大弯右侧及胃窦部后壁常与横结肠系膜及胰腺表面有粘连,可用剪刀做锐性分离。应注意保护横结肠系膜中的结肠中动脉(图 11-82)。

2. 游离胃大弯侧至幽门部时,将胃大弯侧向右上方翻开,沿胃窦部后壁用锐性或钝性方法分开与胰头部表面相连的疏松组织,直达幽门下方的十二指肠后壁。该处与胰头之间常有几支小血管,应逐一切断结扎。再于十二指肠第 1 段下缘切开腹膜层,用蚊式血管钳沿十二指肠第 1 段下缘经幽门下血管丛后面的疏松组织间隙将幽门下血管一次钳夹、切断做双重结扎。至此,幽门及十二指肠第 1 段的下缘及后面的游离已基本完成(图 11-83)。

3. 助手用左手握住胃窦及胃体部并轻轻向左下方牵引显露肝胃韧带,于小网膜无血管区剪开一小孔,然后用血管钳分离及钳夹胃右动脉,切断并在近心端双重结扎。再分离十二指肠第 1 段的上缘。小血管均需钳夹切断后结扎。注意保护肝动脉、门静脉及胆总管(图 11-84)。

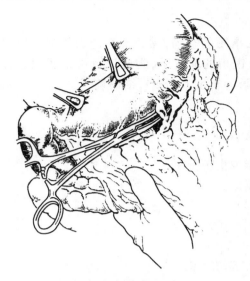

图 11-82　游离胃大弯

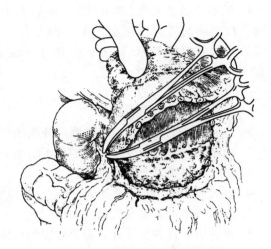

图 11-83　双重结扎幽门下血管

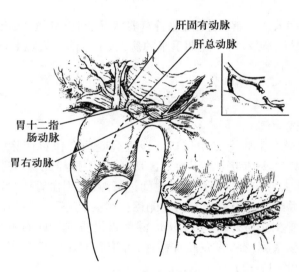

图 11-84　结扎胃右动脉

4. 游离十二指肠的长度应根据重建方式的需要而定。行毕 I 式重建时至少应分离出 2~3cm；行毕 II 式重建时只需 1~2cm 即可。十二指肠第 1 段游离后，于幽门下方上两把 Kocher 钳，在两钳之间切断十二指肠（图 11-85）。

5. 将胃远端向左侧翻开，切断肝胃韧带左侧部分，分开胃体后壁与胰体尾表面的粘连，显露出胃左动脉。通过与胃小弯之间的间隙钳夹胃左动脉，切断结扎。也可以在胃左动脉分为前后支处分别切断结扎（图 11-86）。

6. 将胃壁小弯侧脂肪组织清除，于小弯侧预定横断胃体部位用不吸收线缝一针做牵引及标志。于胃体部大弯侧预定切断线上一把有齿血管钳，方向与胃大弯垂直，钳夹长度约 4cm（相当于十二指肠的宽度，亦即吻合口的宽度），再于有齿血管钳的远端及近端各上一把肠钳暂时夹闭胃腔。沿有齿血管钳的远侧切断胃体，切至与有齿血管钳夹部等长（图

11-87）。

7. 再于有齿血管钳夹处尖端斜向左上方对准胃小弯牵引线处将胃体部横断,去除胃的远端,胃残端黏膜过多时可稍加修剪。胃残端小弯侧用不吸收线做全层间断缝合或"8"字缝合,关闭残端后再加一层 Lembert 间断缝合(图 11-88)。亦可在有齿血管钳与牵引线之间再上一把弯的有齿血管钳,沿此钳远侧断胃,再沿此钳的近侧用不吸收线做全层褥式缝合,然后再加浆肌层间断缝合(图 11-89)。

8. 将夹住胃和十二指肠残端的有齿血管钳靠拢。先缝合后壁,用 0 号不吸收线做浆肌层间断缝合。缝合线距钳夹线应有 0.5~1cm 的距离。当十二指肠残端位置较深时,可在两个残端靠拢之前先按上述要求做好后壁的浆肌层间断缝合线,缝完后再靠拢收紧打结(图11-90)。

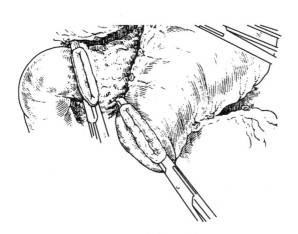

图 11-85 离断十二指肠

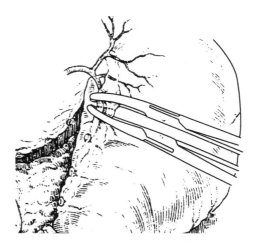

图 11-86 结扎胃左动脉

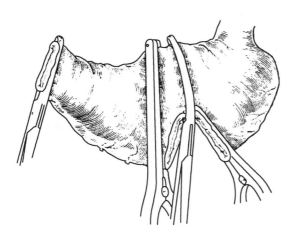

图 11-87 切除胃大部

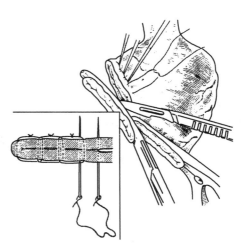

图 11-88 缝合胃残端小弯侧

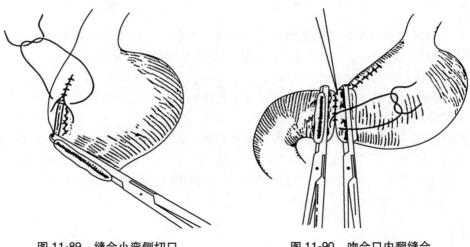

图 11-89　缝合小弯侧切口　　　　　　图 11-90　吻合口内翻缝合

9. 沿有齿血管钳切开胃后壁浆肌层显露胃黏膜下血管,用 3-0 不吸收线靠切缘将血管逐一缝合结扎。再以同样方式切开胃前壁浆肌层及缝扎黏膜下血管(图 11-91)。

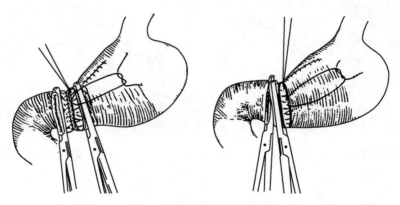

图 11-91　缝扎黏膜下血管

10. 沿有齿血管钳近侧切开胃黏膜,去除胃残端被钳夹的边缘组织(图 11-92)。

11. 于十二指肠残端的远侧及近侧各上一把肠钳,沿有齿血管钳切除被钳夹的十二指肠边缘。胃与十二指肠断端的后壁用 3-0 不吸收线做全层间断缝合(图 11-93)。再用 3-0 不吸收线做吻合口前壁的全层间断缝合(图 11-94)。

12. 去除胃和十二指肠上的肠钳。吻合口前壁再用 0 号不吸收线做浆肌层间断缝合。胃小弯侧残端缝合线与吻合口交界的三角区应加浆肌层荷包缝合(图 11-95)。

五、术 后 处 理

1. 平卧 6 小时后改半卧位。

2. 持续胃肠减压,记引流量及性质。

3. 静脉输液,维持营养及水、电解质平衡。术前营养情况差或有贫血者适当输血或血浆。

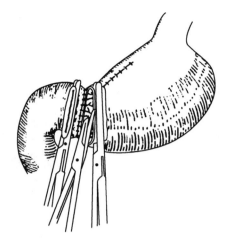

图 11-92 去除胃残端被钳夹的边缘组织

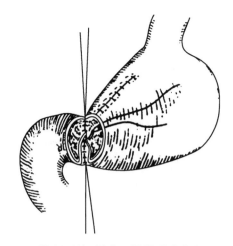

图 11-93 胃十二指肠后壁吻合

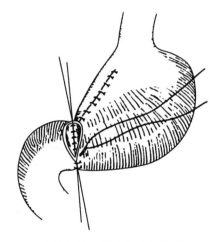

图 11-94 缝合吻合口前壁

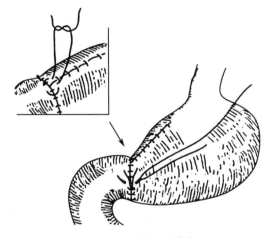

图 11-95 浆肌层缝合

4. 应用广谱抗生素。

5. 术后 24~48 小时,待胃肠蠕动恢复后,拔去胃管,进流质饮食。3~5 天改为半流质,7~9 天改为软食。

第十五节 腹腔镜阑尾切除术

一、适 应 证

腹腔镜阑尾切除术几乎适合全部病人,对于肥胖病人来说应是首选术式,因为这部分病人开腹手术需要的切口较长,切口感染风险加大。腹腔镜技术也适用于女性病人,尤其适用于育龄女性,因输卵管和卵巢病变症状酷似阑尾炎。通过腹腔镜,术者不仅可直接观察阑尾,还可对全部腹腔内器官进行观察,尤其是位于女性盆腔内的器官。腹腔镜阑尾切除术对于早期妊娠女性的安全性与开腹直视下阑尾切除术相同,但是,任何麻醉或手术对于胚胎始终存在着潜在风险。需要注意的是妊娠中晚期或其他可导致肠管肿胀的生理或病理过程均会使得腹腔镜手术进腹困难,器械操作不安全。

二、操作步骤

1. 套管入路的典型位置是脐部、左下腹、中线下(图11-96)。一些术者喜欢采用右上腹入路。多数腹腔镜手术中,采用某种形式的三角形,最长、最大角度分配给操作套管与操作器械。首先沿脐上缘或下缘做2cm切口,分离至筋膜,组织钳提起腹膜切开,筋膜切缘缝索引线;组织钳提起腹膜并剪开,伸入手指探查,分离腹壁与网膜或肠管的粘连。直视下插入hasson套管或普通套管,牵引线固定。退出套管内芯放入腹腔镜,连接气腹机,先低流量充气维持气腹压力在12～15mmHg。观察确认腹腔脏器无损伤,在腹腔镜监视下放置工作套管。

2. 将病人置于头低脚高位,利用重力将手术台右侧位置放高,以便将小肠从右下腹位置移开。如发现正常阑尾,需探查其他位置的炎症。输卵管-卵巢疾病、炎症性肠道疾病以及梅克尔憩室炎较常见。一旦阑尾炎诊断明确,即行阑尾切除术。需清晰观察到阑尾及其系膜。阑尾位置多变,可能覆盖以腹膜,亦可位于盲肠后(图11-97)。

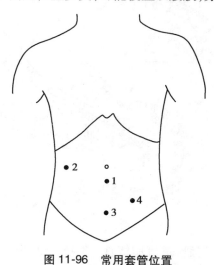

图11-96　常用套管位置
1. 脐下孔置腹腔镜;2、3. 操作孔
置套管针;4. 辅助孔置套管针

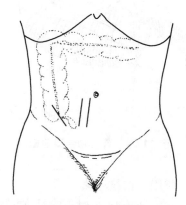

图11-97　阑尾位置

3. 腹腔镜切除时,首先利用夹住肠系膜的夹钳将阑尾系膜张开(图11-98)。不得钳夹发炎的阑尾末端,否则可导致阑尾穿孔。术者采用解剖器械对阑尾基底部系膜进行分离。如难于使用夹钳对阑尾及其系膜分离,一些术者倾向于利用一个缝线圈套紧贴发炎的阑尾末端将其套住。可通过操作钳将此圈收紧。利用通过hasson大套管送入的血管吻合器对阑尾系膜进行一次或多次横向切割(图11-99)。但此操作需要右下腹套管送入一直径为5mm视频内镜,亦可将左下腹套管直径扩大至10mm,因为视频内镜与内镜血管吻合器均需要大直径套管方可送入。

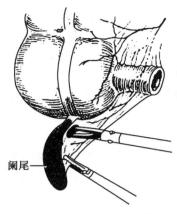

图 11-98 展开阑尾系膜

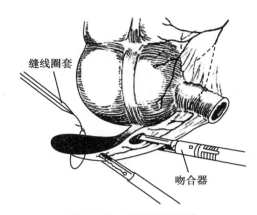

图 11-99 离断阑尾系膜

4. 采用内经切割直线吻合器(endo GIA)对阑尾基底部进行切割。使用此吻合器至关重要的一点:将其旋转 180°,以便于观察到其全长及其钳夹之组织。同样的,吻合阑尾系膜时也需要进行旋转。将切除后的肿胀或化脓阑尾放入一个塑料袋内,并将其通过腹壁取出(图 11-100)。这可以降低手术部位感染的机会。观察阑尾残端及吻合后的阑尾系膜是否出血。

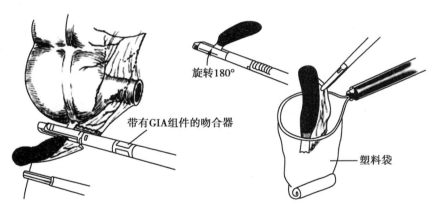

图 11-100 切除阑尾

5. 采用引冲洗器对该区域进行冲洗,并对此区域进行观察,防止出现盲肠或小肠穿孔。在视频内镜观察下将 2 根 5mm 套管移出,确保腹壁血管无出血。

6. 实施腹部减压,随后将 hasson 套管移出。一般情况下,仅 10mm 套管位置需要关闭筋膜层。

三、并发症及处理

1. 阑尾动脉出血 主要原因是阑尾系膜炎症、水肿较甚,系膜增厚、卷曲,不易将其展平。血管内凝不彻底,剪断系膜时发生阑尾动脉出血。预防措施是解剖阑尾系膜要使其展平,用双极电凝钳,内凝时间 30 秒/次,一般内凝 2~3 次。接近盲肠部位应行套扎止血,防止电凝伤及盲肠。

2. 腹腔感染　多因阑尾炎症重,残端处理不当,阑尾远端结扎线脱落,内容物溢出污染腹腔所致。

3. 穿刺孔感染　这种感染多发生在取阑尾的穿刺孔,是由阑尾污染所致,预防方法是避免阑尾腔内污物溢入腹腔,炎症较重的阑尾可放入取物套中取出。

4. 穿刺孔疝　一般发生在脐部切口,内容物通常为网膜,其原因有:①脐部穿刺孔大而直;②由于解剖原因拔出套管后,腹壁不能很快紧缩;③放气速度过快,腹压迅速下降,促使部分网膜疝出。预防措施是缓慢解除气腹,将脐部穿刺孔皮下筋膜缝合 1 针。

5. 皮下及网膜气肿　皮下气肿多可自行吸收,不用处理。网膜气肿是气腹针刺入大网膜内所致,从镜中看到肝脏表面有一层血管网的膜,看不到真正的肝脏,证明形成大网膜气囊肿,应从左下腹穿刺孔,置入血管钳,刺破网膜囊肿。看清肝脏才证明进入游离腹腔。

第十二章

围术期处理

第一节 目的和要求

围术期是指从决定手术治疗时起到与本次手术有关的治疗基本结束为止的一段时间,包括手术前和手术后两个阶段。

外科治疗主要通过手术方法进行,手术在治疗疾病的同时,对病人也是一种损伤。围术期处理就是为病人手术做准备和促进术后康复。手术前准备的目的是提高机体对手术的耐受力,从而利于手术顺利进行,降低死亡率。手术后处理的目的是预防发生各种并发症,保证病人顺利康复,减轻病人痛苦,缩短住院时间。

通过学习本章节,要求学生明确外科围术期处理重要性,学会手术前准备、手术后处理和术后常见并发症的防治。

第二节 术 前 准 备

一、一 般 准 备

(一) 心理准备

1. 病人术前难免会有恐惧、紧张及焦虑等负面情绪,对自己手术及预后有多种顾虑。医生在术前应从关怀、鼓励病人出发,多与病人及家属交流,对病人的病情、诊断、手术方法、手术的必要性、手术的效果以及可能发生的并发症及预防措施、手术的危险性、手术后的恢复过程及预后等向病人及家属交待清楚,以取得信任和配合,使病人愉快地接受手术。

2. 一定要尊重病人的自主选择,应在病人"知情同意"的前提下采取诊断治疗措施。在病人没有知情同意前,不能做任何手术或治疗。完成书面知情同意手续,包括手术、麻醉的知情同意书、输血治疗同意书等,由病人本人或法律上有责任的亲属(或监护人)签署。为挽救生命而需紧急手术,若亲属未赶到,须在病史中记录清楚,并上报备案。这一点非常重要,许多医疗纠纷都是因为医生责任心不强,没有按照相应的要求完成告知、签字、记录等工作造成的。

(二) 生理准备

对病人生理状态进行调整,使病人能在较好的状态下,安全度过手术和手术后的过程。

1. 术前适应性锻炼　包括练习床上大小便,教会病人正确的咳嗽和咳痰方法,术前两周开始停止吸烟。

2. 备血和补液　对于实施大中手术者,术前应行血型鉴定和交叉配合试验,备好一定数量的血制品,对有水、电解质及酸碱平衡失调和贫血、低蛋白血症等病人应在术前予以纠正。

3. 预防感染　感染是手术后常见的并发症和死亡的主要原因。手术前,应采取多种措施提高病人的体质,预防感染。例如:及时处理智齿或已发现的感染灶;病人在手术前不与罹患感染者接触;严格遵循无菌技术原则;手术操作轻柔,减少组织损伤防止手术野感染;围术期抗菌药物的预防性应用等措施综合预防感染。

4. 胃肠道准备　除表浅小手术外,术前应 8~12 小时开始禁食,术前 4 小时禁饮,以防麻醉或手术过程中呕吐而引起窒息或吸入性肺炎,必要时可行胃肠减压。涉及胃肠道手术者,术前 1~2 天开始进流质饮食。对于有幽门梗阻的病人,需在术前进行洗胃。对一般性手术,在术前一天酌情作肥皂水灌肠。如果施行的是结肠或直肠手术,酌情在术前一天及手术当天清晨行清洁灌肠,术前 2~3 天开始口服肠道抗菌药物,以减少术后并发感染的机会。

5. 手术区域皮肤准备　术前彻底清除手术切口及周围皮肤的污染,可用皂液或抑菌皂液彻底清洁,更换清洁病员服;术前备皮应当在手术当天进行,确需去除手术部位毛发时,应当使用不损伤皮肤的方法,避免使用刀片刮除毛发。

6. 其他准备　手术前也可给予镇静剂,以保证良好的睡眠。如发现病人有与疾病无关的体温升高,或女性月经来潮等情况,应延迟手术日期。进手术室前,应排尽尿液;估计手术时间长,或是盆腔手术等,应留置导尿管,使膀胱处于空虚状态。由于疾病原因或手术需要,可在术前放置胃管。如果病人有活动义齿,则术前应取下,以免麻醉或手术过程中脱落而造成误咽或误吸。

二、术前的特殊准备

术前除了做好一般准备外,还需根据病人的具体情况,做一些特殊准备。

1. 营养不良　营养不良病人常伴有低蛋白血症、耐受失血和休克等的能力降低,易引起组织水肿,影响愈合,且易并发严重感染,如果血浆白蛋白测定值低于 30g/L,则需术前行肠内或肠外营养支持,予以纠正。

2. 脑血管病　围术期脑卒中不常见,一般都发生在术后,对近期有脑卒中史者,择期手术应至少推迟 2 周,最好 6 个月。

3. 高血压　高血压者应继续服用降压药物。病人血压在 160/100mmHg 以下时,不进行特殊准备,对血压过高者(>180/100mmHg),术前应选用合适的降血压药物,使血压平稳在一定水平,但是不要求降至正常后再做手术。对原有高血压病史者,进入手术室血压急骤升高时,应与麻醉师共同处理,根据病情和手术的性质,抉择实施或延期进行手术。

4. 心脏病　心脏病人的手术死亡率较一般病人高,故应做好充分术前准备。心脏病的类型及病变程度不同,其耐受力也各不相同;心力衰竭病人,最好在心衰控制 3~4 周后再施行手术;冠心病等心脏病病人,术前应请心内科医师协助诊治,术中加强监测。

5. 呼吸功能障碍　有肺病史或预期行肺切除术、食管或纵隔肿瘤切除术者,术前尤应对肺功能进行评估,危险因素包括支气管炎、慢性阻塞性肺疾病、哮喘、肺气肿、吸烟、年老、肥胖、急性呼吸系统感染等病人,容易发生呼吸道并发症。对于肺功能不全代偿不良的病人,一般不宜行择期手术(应采取积极措施,控制感染,然后才能施行手术)。术前准备:戒烟2周,鼓励病人深呼吸和咳嗽,可以减少肺部并发症;急性呼吸系统感染者,择期手术应推迟至治愈后1~2周,如系急症手术,需加用抗菌药物,尽可能避免吸入麻醉;对于阻塞性呼吸道疾病者,围术期应用支气管扩张药。对于喘息正在发作者,择期手术应推迟(哮喘发作期不宜手术,急诊手术用肾上腺皮质激素控制发作)。

6. 糖尿病 糖尿病病人在整个围术期都将处于应激状态,其并发症发生率和死亡率较无糖尿病者上升50%。糖尿病影响伤口愈合,并发感染机会增加,且易并发其他器官组织病变,因此术前应仔细评估,通过口服降糖药物或静脉应用胰岛素等措施来控制血糖。

(1)对于仅以饮食控制病情者,术前不需特殊准备。

(2)对于口服降糖药的病人,应继续服用至手术的前一天晚上,如果服长效降糖药,应在术前2~3天停服。禁食病人需静脉输注葡萄糖加胰岛素维持血糖轻度升高状态(5.6~11.2mmol/L)较为适宜。

(3)对于平时用胰岛素者,术前应以葡萄糖和胰岛素维持正常糖代谢。在手术当天清晨停用胰岛素。

(4)对于伴有酮症酸中毒的病人,需要接受急症手术,应当尽可能纠正酸中毒、血容量不足、电解质失衡。对糖尿病病人在术中应根据血糖监测结果,静脉滴注胰岛素控制血糖。

7. 凝血障碍 常规凝血试验阳性的发现率低,靠凝血酶原时间,活化部分凝血活酶时间以及血小板计数不能很好地识别凝血异常,所以必须详细询问病史和体格检查:①家族成员中是否有出血、血栓栓塞史;②有无出血倾向,如月经过多、经常鼻出血、牙龈出血等;③是否同时存在肝、肾疾病;④是否应用阿司匹林、非甾体类抗炎药物、降血脂药物、抗凝治疗等影响凝血的因素;⑤是否曾输血。一旦确诊有凝血障碍,择期手术应作相应治疗后方可施行,急救手术多学科会诊协助处理。

8. 肝脏疾病 肝脏具有重要的解毒、免疫、合成及排泄等功能。解毒功能减弱会限制药物的使用;免疫功能的降低可能导致病人的抵抗力下降;蛋白质合成的减少影响组织的修复和愈合;凝血因子及凝血酶原的缺乏会增加出血的危险性;排泄受阻会引起黄疸,因此术前充分估计手术耐受力,认真准备,使手术危险性降到最低。对于肝功能严重损害、营养不良、腹水、黄疸者以及急性肝炎病人,一般不宜实施手术;对于肝病病人,均应行保肝治疗后方可考虑手术。

9. 肾脏疾病 肾脏是体内代谢废物的主要器官,而且具有调节水、电解质及酸碱平衡等重要功能。麻醉及手术创伤会加重肾的负担,因此,术前应改善肾功能,避免使用对肾脏有毒的药物及血管收缩药物。对于轻、中度损害者,经内科治疗处理后多可耐受手术。对于重度损害者(24小时肌酐廓清率<20ml/min,血尿素氮25.3~35.7mmol/L),须经有效的透析等治疗后方可进行。

10. 下肢深静脉血栓形成的预防 由于静脉血栓形成有一定的并发症发生率和死亡率,因此,应预防这一并发症的发生;围术期发生静脉血栓形成的危险因素包括年龄大于40岁、肥胖、有血栓形成病史、静脉曲张、吸烟、大手术(特别是盆腔、泌尿外科、下股和癌症手术)、长时间全身麻醉和血液学异常、血纤维蛋白原异常、血小板增多症和高血黏度综合征等;血栓形成常发生在下肢深静脉,一旦血栓脱落可发生致命的肺动脉栓塞,因此有静脉血栓危险因素者,应预防性使用低分子肝素,间断气袋加压下肢和口服华法林(近期曾接受神经外科手术或有胃肠道出血的病人慎用)等方法进行积极预防。

第三节　术 后 处 理

手术后处理是围术期处理的重要阶段,是连接术前准备、手术与术后康复的桥梁;手术后处理得当,能使手术应激反应减轻到最小程度,使病人顺利进入术后康复阶段。

一、一 般 处 理

1. 术后医嘱　一般包括下列内容:术后护理级别;呼吸、脉搏、血压等监测方法;体位;饮食;吸氧;静脉输液及用药;注意伤口出血;止痛剂的应用;各种管道、插管、引流物的观察处理;记出入量等。

2. 一般监测　手术后多数病人返回病房,需要监护的病人应送重症监护室(ICU)。术后常规监测生命体征,包括:体温、脉率、血压、呼吸频率,观察每小时尿量、必要时记录出入液量。一般术后观察血压、脉搏及呼吸变化,每15~30分钟测量1次,待病人清醒或平稳后,再根据病情延长测量的间隔时间;发现异常变化及时报告医师处理。

3. 引流管　引流的种类,吸引的压力,灌洗液及次数,引出的部位及护理也应写进医嘱。临术后应妥善固定引流管防止脱落,并保持吸引或引流通畅,观察引流物的量和性质,做好记录。

4. 口腔和皮肤的护理　对术后禁食或活动受限的病人,应做好口腔和皮肤的清洁卫生,对老年人、瘫痪的病人或长期卧床不能自行翻身的病人,应做好皮肤护理,定时翻身,防止压疮的发生。

二、卧　　　位

术后应根据麻醉及病人的全身状况、手术术式、疾病的性质等选择体位。

1. 对于全麻未清醒的病人,除非有禁忌,都应去枕平卧并将头转向一侧,以防呕吐物的误吸,有舌后坠者应向前托起下颌,以保持呼吸道通畅。

2. 蛛网膜下腔麻醉后,平卧或头低位12小时,以防止因脑脊液外渗致头痛。

3. 对于硬膜外麻醉及局麻病人,可根据需要安置卧位。

4. 其他:①头颅手术后,如无昏迷,可取15°~30°头高脚低斜坡位;②颈胸手术后多采取高半坐位卧式(高坡卧位);③腹部手术后多取低半坐卧位;④脊柱或臀部手术后,可采取俯卧或仰卧位;⑤对于休克病人,应取平卧位或下肢(床脚)抬高15°~20°,头部和躯干同时抬高5°左右的体位。

三、饮食和输液

1. 对于局麻手术、体表或肢体的手术病人,全身反应较轻者,术后即可根据病人需要进饮食;对于蛛网膜下腔阻滞麻醉和硬膜外腔阻滞麻醉者,术后3~6小时即可进饮食;全麻者应在麻醉清醒,恶心、呕吐反应消失后,方可进食;头颈、颌面手术或神志不清病人可鼻饲进食;胃肠道术后,一般禁食24~48小时后,肠道功能恢复,肛门排气后,开始进少量流质饮食,逐渐增加到全量流质,第 5~6 天半流质,7~9 天后可以进普通饮食。

2. 输液　病人禁食期间,应经静脉输液供给水、电解质和营养,补充病人生理需要量:25~30ml/(kg·d)液体,1mmol/(kg·d)的 Na^+、K^+、Cl^-,50~100g/d 葡萄糖。对于肥胖病人,应根据实际体重计算,一般不超过 3L/d。对于心肺功能不全、营养不良或再营养综合征风险病人,可适当减少液体量如 20~25ml/(kg·d)。液体治疗的目的及方案需随病人病情演变而不断调整,出血、感染、代谢异常与器官功能障碍等均可随时影响对液体的治疗需求。因此,对接受静脉液体治疗的病人,须进行反复再评估,及时调整液体治疗方案。

四、活　　动

1. 如镇痛效果良好,原则上应该早期床上活动,争取在短期内起床活动(休克、心力衰竭、严重感染、出血、极度衰弱者和特殊固定、制动要求的病人除外)。

2. 早期活动的优点　增加肺活量、减少肺部并发症;改善全身血液循环、促进切口愈合;减少因下肢静脉淤血而发生血栓形成;有利于肠道和膀胱功能的恢复、减少腹胀及尿潴留的发生;有利于调整病人的心理状态。

3. 在病人已清醒、麻醉作用消失后,就应鼓励在床上活动。鼓励病人做深呼吸运动、手指、手腕及足趾、踝关节伸屈活动、下肢肌肉的活动等。根据病情,手术后第 2~3 天开始可试行离床活动,逐渐增加活动范围及时间。

五、常见不适的处理

(一) 疼痛

麻醉消失后,切口受到刺激时会出现疼痛,24 小时内最剧烈,2~3 天后疼痛明显减轻。术后疼痛常需用止疼片、盐酸哌替啶、吗啡、芬太尼等,必要时,间隔 4~6 小时重复。近年来临床普遍采用留置硬膜外阻滞导管 2~3 天,连接镇痛泵以缓解疼痛,效果满意。

(二) 发热

手术后最常见的症状。

1. 手术后约 72% 的病人体温超过 37℃,41% 高于 38℃,多在 2~3 天内恢复正常。如果发热时间较长,体温超过 38℃,就应积极寻找发热原因。

2. 术后 3~6 天的发热,要警惕感染的可能,静脉炎、尿路感染、切口感染和肺部感染是常见的原因。胃肠道手术后出现的发热常见于革兰染色阴性杆菌感染。

3. 如果发热持续不退或体温恢复正常后又升高者,则要注意更严重的并发症的发生,如腹腔内手术后的残余脓肿等。

术后发热的处理:分析原因、选择有针对性的辅助检查如胸透、创口分泌物涂片或培养、血培养、尿液检查等,明确诊断,然后有针对性的治疗。如 38.5℃ 时,采取物理降温措施,如乙醇擦浴等。

(三) 恶心、呕吐

常为麻醉反应所致,麻醉作用消失后即可停止。其他原因可有颅内压增高、糖尿病酸中毒、低钾、低钠及尿毒症等。腹部手术后反复呕吐,可能是急性胃扩张或肠梗阻。应查明病因,进行针对性治疗。

（四）腹胀

胃肠道功能受抑制、肠腔内积气过多所致。胃肠道功能恢复后可自行缓解。术后数天仍有腹胀不排气、无肠鸣音或减弱，可能是肠麻痹所致；如腹胀伴有阵发性绞痛、肠鸣音亢进，甚至闻及气过水声，多是肠粘连或其他原因所致的机械性肠梗阻。处理：持续性胃肠减压、肛管排气、高渗盐水灌肠等。有时需手术治疗。如为非胃肠道手术者，可以给新斯的明肌内注射。

（五）呃逆

多是暂时性，有时可为顽固性的，因神经中枢或膈肌直接受刺激发生痉挛性收缩有关，也可能因胃肠所致。处理：可压迫眶上缘、短时间吸入二氧化碳、抽吸胃内积气及积液、给以安眠镇静药物或解痉药。如为上腹部手术后出现顽固性呃逆，应警惕膈下感染的可能。

（六）尿潴留

较多见，麻醉后排尿反射受抑制、切口疼痛引起膀胱和后尿道括约肌反射性痉挛以及病人不习惯床上排尿所致。处理：稳定病人情绪，病情许可时协助病人坐于床沿或立起排尿；下腹部热敷、用止痛药解除切口疼痛等，使病人自行排尿。必要时可行导尿术，如导出的尿液量 500ml 以上，应留导尿管 1~2 天，有利于膀胱功能的恢复。

第四节　手术切口的观察和处理

一般情况下在术后第 3 天检查切口并换药。若有切口出血、渗出物过多、切口局部疼痛加剧、发热等现象，应随时在无菌条件下检查切口并进行相应处理。检查切口时，应注意敷料有无浸湿及其颜色、性质；有无红、肿、异常隆起；缝线周围有无红晕及脓疱；有无异常硬结、压痛及波动感。正常手术切口，术后 2~3 天内，由于组织的生理反应、血和淋巴液渗出，常出现暂时性水肿而稍隆起，缝线周围可能稍有红肿，不能视为感染，清洁消毒后，敷料包扎即可。切口红肿、有硬结，但尚无波动感（没化脓），应勤换药；选用有效的抗生素；远红外线或超短波理疗等。若皮肤红肿明显，有跳痛、压痛及波动感，说明切口已经化脓，可疑时可用粗针头穿刺确诊。确诊后，即应将肿胀部缝线拆除，在波动最明显处撑开伤口，彻底清除积脓，线头等异物也应清除干净，视情况填塞凡士林纱条或盐水纱条引流，同时加强全身支持疗法，促进伤口早日愈合。

一、手术病人的切口种类

手术病人的切口种类分为：

1. 清洁切口　用"Ⅰ类切口"表示，指缝合的无菌切口，如甲状腺大部切除术。

2. 可能污染切口　用"Ⅱ类切口"表示，指手术时可能带有污染的缝合切口，如胃大部切除术。皮肤不容易彻底消毒的部位、6 小时内的伤口经过清创术缝合、新缝合的切口再度切开者，也属此类。

3. 污染切口　用"Ⅲ类切口"表示，指邻近感染区或组织直接暴露于污染或感染物的切口，如阑尾穿孔的阑尾切除术、肠梗阻坏死的手术等。

二、切口的愈合

切口的愈合分为 3 级：

1. 甲级愈合 用"甲"表示,指愈合良好的切口。

2. 乙级愈合 用"乙"表示,指愈合处有炎性反应,如红肿、硬结、血肿、积液等,但未化脓。

3. 丙级愈合 用"丙"表示,指切口化脓,需作切开引流的切口。

三、切口缝线拆除

1. 头、面、颈部 在术后 4~5 天拆线。

2. 下腹及会阴部 在术后 6~7 天拆线。

3. 胸部、上腹部、背部和臀部 在术后 7~9 天拆线。

4. 四肢部 在术后 10~12 天拆线(近关节部位可延长一些时间)。

5. 减张缝线 在术后 14 天拆除(尤其二次缝合者)。

有时采取间隔拆线。对于青少年,可缩短拆线时间。对于年老、营养不良者,可延长拆线时间。也可根据病人的实际情况间隔拆线。对于电刀切口,也应推迟 1~2 天拆线。

四、引流的拔除

1. 乳胶片引流 一般在术后 1~2 天拔除。

2. 烟卷引流 大都要在术后 4~7 天才能拔除。

3. 胃肠减压管 一般在肠道功能恢复、肛门排气后,即可拔除。

4. 胆道 T 形管 通常术后 12~14 天拔除,拔管前先夹管 2 天,如无黄疸、腹痛、发热,说明胆总管下端通畅,即可拔管。

第五节　术后并发症的处理

一、术后出血

主要原因是术中止血不完善、创面渗血未完全控制、原痉挛的小动脉断端舒张、结扎线脱落,以及凝血障碍等。

术后出血可以发生在手术切口、空腔器官及体腔内。腹腔手术后 24 小时之内出现休克,应考虑到有内出血,表现为心搏过速、血压下降、尿排出量减少、外周血管收缩,超声检查及腹腔穿刺可以明确诊断。胸腔手术后从胸腔引流管内每小时引流出血液量持续超过 100ml,多提示有内出血。胸部 X 线平片可显示胸腔积液。术后循环衰竭的鉴别诊断包括肺栓塞、心律失常、气胸、心肌梗死和严重的过敏反应等。中心静脉压低于 $5cmH_2O$,每小时尿量少于 25ml,在输给足够的血液和液体后,休克征象和监测指标均无好转,或继续加重,或一度好转后又恶化等,都提示有术后出血,应当迅速止血,清除凝血块,用生理盐水冲洗体腔,妥善放置引流。

防治措施:预防术后出血的关键是术中止血要严密,手术结束时,再仔细检查确认无出血后再关闭切口。一旦确诊为手术后出血,应及时再次手术探查,彻底止血。因凝血功能障碍引起的出血,往往比较复杂,需请相关科室医生会诊协助处理。

二、切口感染

术后切口感染的常见原因有医务人员没有严格遵守无菌操作规程,术野皮肤消毒不彻底,手术暴露时间长、操作不精细、组织损伤重,止血不彻底、血肿形成,病人身体抵抗力降低如年老体弱、营养不良、长期使用肾上腺皮质激素或接受放疗、化疗等。

表现为伤口局部红、肿、热、疼痛和触痛,有分泌物(浅表伤口感染)、伴有或不伴有发热和白细胞增加。

处理原则:在伤口红肿处拆除伤口缝线,使脓液流出,同时行细菌培养指导抗菌药物的使用。清洁手术切口感染的常见病原菌为葡萄球菌和链球菌,会阴部或肠道手术切口感染的病原菌为革兰阴性杆菌,应选用相应的抗菌药治疗。对于累及筋膜和肌肉的严重感染,需要急诊切开清创、防治休克和应用抗生素。

三、切口裂开

切口裂开可发生在全身各处,但以腹部及肢体邻近关节的部位多见。常见原因有:①病人营养不良、慢性贫血等,术后切口愈合不佳;②切口局部张力过大,切口的血肿和化脓感染;③缝线过细,缝扎不紧,麻醉不满意情况下缝合时腹膜被撕破;④腹胀或腹内压突然升高、剧烈咳嗽、用力排便和呕吐,以及术后胃肠胀气等。

防治措施:纠正病人的营养状况,切口采用减张缝合法,术后腹部应用腹带适当包扎等,可减少切口裂开的机会。另外,积极处理腹胀,协助病人咳嗽(咳嗽时将腹部两侧向刀口部挤压),对切口裂开均有一定的预防作用。切口完全裂开时,要立刻用无菌敷料覆盖,在麻醉下重新予以缝合,同时加用减张缝线。对于肠麻痹者,术后应放置胃肠减压。对于切口部分裂开的,视具体情况处理。

四、肺不张与肺炎

长期吸烟的病人常伴有慢性支气管炎,呼吸道内分泌物较多,而术中及术后应用各种止痛药和镇静剂,又抑制了呼吸道的排痰功能。切口疼痛、术后胃肠胀气和长期卧床,使肺的扩张受到影响。有过于黏稠的分泌物无力咳出时,可阻塞小支气管,所属肺泡内的空气被完全吸收后,肺组织萎陷,肺不张常伴感染,使病情更加严重。

防治措施:预防的环节是术前1~2周严格戒烟,并积极治疗急、慢性呼吸道感染;术后强调早期活动,帮助病人咳嗽,排出黏痰;进行有效的胃肠减压,减少胃肠胀气对呼吸的影响。想尽一切办法清除支气管的黏痰是治疗的关键,口服祛痰剂,定时作雾化吸入可使黏痰变稀,容易咳出。必要时经导管行气管内吸痰,或在支气管镜直视下吸出黏稠痰。对于重危或昏迷病人,因无法咳嗽,可考虑行气管切开术。合并肺部感染时,可适当应用抗菌药物。

五、泌尿系统并发症

术后尿潴留较为多见,尤其是老年病人、盆腔手术、会阴部手术或麻醉后排尿反射受抑制,或病人不习惯床上排尿等均易造成术后尿潴留,如未及时处理或处理不当,以及各种泌尿道的操作均会引起尿路感染。

尿路感染的预防:重要的是防止和及时处理尿潴留,导尿和膀胱冲洗时应严格执行无菌操作,尿路感染的治疗应根据细菌种类和药敏试验,选用有效的抗菌药物;大量饮水以维持充分的尿量,并保持排尿通畅;当潴留量超过 500ml 时,应留置导尿管,每天消毒会阴部尿道口。

六、深静脉血栓形成

术后深静脉血栓形成是严重的并发症之一,静脉血栓形成多发生在下肢深静脉,尤其是好发于小腿腓肠肌静脉丛,以左侧多见。常见原因:术中由于麻醉作用致使下肢肌肉完全麻痹,失去收缩功能,术后又因切口疼痛和其他原因卧床休息,下肢肌肉处于松弛状态,致使血流滞缓或严重脱水、血液浓缩、诱发下肢深静脉血栓形成,或因手术本身、静脉插管、药物刺激及感染等直接损伤静脉壁内膜也可引发静脉血栓形成。

防治措施:术后应尽早离床下地活动,多做深呼吸和下肢运动,尤其是下肢的自动或被动活动;如证实为深静脉血栓形成,应卧床休息,减少因走动使血栓脱落而发生肺栓塞的机会,切忌按摩挤压肿胀的下肢,患肢抬高使之超过心脏平面,有利于血液回流,促使肿胀消退,卧床时间一般在 2 周左右,2 周后穿阶梯压差性弹力袜或用弹力绷带包扎患肢,可加快组织消肿,减轻症状,应用低分子肝素抗凝或链激酶、尿激酶溶栓;髂股静脉血栓 48 小时以内者,可施行血栓摘除术。

七、急性胃扩张

原因:水电解质的紊乱,麻醉口罩下加压呼吸时大量氧气灌入胃内,腹部术后持续性幽门痉挛,严重感染和休克等,均能诱发急性胃扩张。发病后胃壁张力降低,静脉回流障碍,大量体液与电解质进入胃内,使胃容量迅速、急剧增加,胃腔扩大。

防治措施:腹部手术后应保持胃肠减压管的通畅,是预防急性胃扩张的主要措施。

治疗的方法:立即更换口径较大的胃管,彻底减压,并持续 3～4 天,以保证胃壁张力的完全恢复,同时应注意纠正水电解质紊乱,必要时输入适量的全血或血浆。

第十三章

外 科 感 染

第一节　目的和要求

通过本章节的学习,熟悉外科感染的相关知识;掌握外科感染的分类、病因及转归;了解外科感染与院内感染的区别和联系;熟悉抗菌药物的应用原则,尤其是围术期抗菌药物预防用药;熟悉院内感染的诊断;掌握外科手术部位感染的预防与控制。

第二节　外科感染

外科感染是指需要手术治疗的感染性疾病和发生在创伤或手术后的感染。外科感染包括:①一般感染,如疖、痈、丹毒、急性淋巴结炎、脓肿、急性阑尾炎等;②特异性感染,如破伤风、结核、气性坏疽等;③发生在手术伤口、创伤或其邻近的感染,如伤口化脓、伤口蜂窝织炎等;④手术后在远离伤口部位发生的感染,如膈下脓肿、盆腔脓肿等;⑤在器械检查或插管后发生的感染。

外科感染的特点:大部分为混合感染;有明显的局部症状;受累组织或器官可发生坏死、化脓和破坏;大多数需要手术治疗才能取得良好疗效。

一、外科感染的分类

1. 按病菌种类和病变性质分类　通常分为非特异性和特异性感染两大类。

(1)非特异性感染:又称化脓性感染或一般感染,其特点是:同一种致病菌可以引起几种不同的化脓性感染,如金黄色葡萄球菌能引起疖、痈、脓肿等;而不同的致病菌又可引起同一种疾病,如金黄色葡萄球菌、链球菌和大肠埃希菌都能引起急性蜂窝织炎、伤口感染等。

(2)特异性感染:包括结核病、破伤风、气性坏疽等,它们的致病菌、病程演变和防治方法,都与非特异性感染不同。

2. 按病程区分　分为急性、亚急性和慢性三种。

病程在3周以内者称为急性感染,超过2个月者为慢性感染,介于两者之间者称为亚急性感染。

3. 按感染发生的情况 分为原发性感染、继发性感染、混合感染、二重感染、条件性感染和医院内感染等。

二、外科感染的病因

微生物普遍存在,一般不致病。但当局部和全身的防御功能有损害或不足,或致病菌数量、毒力过大时,会发生感染。

局部因素,如皮肤黏膜的疾病与损害;空腔脏器与某些管道的阻塞而使内容物淤积;局部组织的缺血等因素,使病菌增殖,造成侵入门户而又丧失抗菌与修复的能力。

全身性抗感染能力降低,常见于严重营养不良、糖尿病、尿毒症病人;接受复杂的大手术、器械检查和插管、抗癌疗法、放射疗法、免疫抑制剂等的病人。

另外,医务人员无菌操作不严格或违反外科手术操作原则;抗菌药物不合理应用及细菌耐药等。

三、外科感染的三种结局

1. 局限化、吸收或形成脓肿 当人体抵抗力占优势时,感染便局限化,有的可自行吸收,有的可形成脓肿。而小的脓肿也可自行吸收,较大的脓肿在破溃或经手术切开处理后,转为修复过程,病变区逐渐长出肉芽组织,形成瘢痕而愈合。

2. 转为慢性感染 当人体抵抗力与致病菌毒力处于相持状态时,感染病灶被局限化,形成溃疡、瘘窦或硬结,由瘢痕纤维组织包围,不易愈合。病灶内仍有致病菌。在人体抵抗力降低时,感染可以重新急性发作。

3. 感染向四周扩散 在致病菌的毒力超过人体抵抗力的情况下,感染不能控制,无法被局限在一个区域。感染可迅速向四周扩散或进入淋巴系统、血液循环,引起严重的全身性感染。

四、外科感染的症状

1. 局部症状 红、肿、热、痛和功能障碍是化脓性感染的典型症状,轻重不同。

2. 全身症状
(1)发热、头痛、全身不适、乏力、食欲减退。
(2)白细胞计数增加与核左移。
(3)病程长者可出现贫血、水肿、营养不良等。
(4)严重者可发生感染性休克。

3. 根据典型的局部症状和体征,位置表浅的外科化脓性感染的诊断一般不困难。

4. 波动征 表示存在脓肿。

5. 局部压痛是深部化脓性感染,特别是软组织深部化脓性感染的重要体征之一。

6. 必要时可在压痛最剧处作诊断性穿刺。

7. 辅助检查 化验、X线、超声波、CT、MRI。疑有全身感染者应作血液细菌培养。

五、外科感染的治疗

治疗原则:消除感染的病因,清除脓液、坏死组织,增加病人的抗感染与修复能力,是治疗外科感染的原则。

（一）局部治疗

1. 患部制动与休息　有利于炎症局限化和消肿,减轻疼痛。

2. 外敷药物　消肿、止痛。

3. 热敷、理疗　改善局部血液循环,增加局部抵抗力,具有消肿、止痛、杀菌、消炎作用。

4. 外科疗法　一旦脓肿形成,应及早手术治疗,包括脓肿的切开引流和发炎脏器的切除。

（二）全身治疗

用于感染较重,特别是全身性感染者,目的在于改善病人的一般情况,增强其抵抗力,促使感染好转和消失。包括支持疗法和抗菌药物治疗。

1. 抗菌药物治疗　正确处理局部感染灶的前提下正确应用有效抗菌药物。通过细菌培养与敏感试验,合理选择药物。

2. 支持疗法

（1）保证病人充分休息和睡眠,缓解疼痛、发热等症状。

（2）供给高热量、富含维生素的饮食。对于不能进食者,经静脉输液和营养支持,补充热量及维持水、电解质代谢和酸碱平衡。

（3）有贫血、低蛋白血症时,应予输血。败血症时宜多次适量输入新鲜血。

（4）对于严重感染者,可给予胎盘球蛋白与丙种球蛋白肌内注射。

（5）抢救危重感染病人时,可在使用有效抗菌药物时适量应用肾上腺皮质激素。

第三节　抗菌药物的使用

抗菌药物在之前被广泛使用,还存在着滥用的情况。现在研究结果表明,应控制抗菌药物的使用。除特定情况,预防性使用抗菌药物已经不被推荐了。盲目的使用抗菌药物不但不能控制感染,反而会导致细菌耐药性和多种不良反应。对于较轻和局部感染,可不使用抗菌药物,范围较大和有扩展趋势的感染才可使用抗菌药物。

一、抗菌药物治疗性应用的基本原则

1. 诊断为细菌性感染者,方有指征应用抗菌药物　根据病人的症状、体征、实验室检查或放射、超声等影像学结果,诊断为细菌、真菌感染者,方有指征应用抗菌药物;由结核分枝杆菌、非结核分枝杆菌、支原体、衣原体、螺旋体、立克次体及部分原虫等病原微生物所致的感染亦有指征应用抗菌药物。缺乏细菌及上述病原微生物感染的临床或实验室证据,诊断不能成立者,以及病毒性感染者,均无应用抗菌药物指征。

2. 尽早查明感染病原　根据病原种类及药物敏感试验结果而选用抗菌药物。关于抗菌药物品种的选用,原则上应根据病原菌种类及病原菌对抗菌药物敏感性,即细菌药物敏感试验(以下简称药敏试验)的结果而定。因此有条件的医疗机构应在对临床诊断为细菌性感染的病人开始抗菌治疗前,及时留取相应合格标本(尤其血液等无菌部位标本)送病原学检测,以尽早明确病原菌和药敏结果,并据此调整抗菌药物治疗方案。

3. 抗菌药物的经验治疗　对于临床诊断为细菌性感染的病人,在未获知细菌培养及药

敏结果前,或无法获取培养标本时,可根据病人的感染部位、基础疾病、发病情况、发病场所、既往抗菌药物用药史及其治疗反应等推测可能的病原体,并结合当地细菌耐药性监测数据,先给予抗菌药物经验治疗。待获知病原学检测及药敏结果后,结合先前的治疗反应调整用药方案;对培养结果阴性的病人,应根据经验治疗的效果和病人情况采取进一步诊疗措施。

4. 按照药物的抗菌作用及其体内过程特点选择用药 各种抗菌药物的药效学和人体药动学特点不同,因此各有不同的临床适应证。临床医师应根据各种抗菌药物的药学特点,按临床适应证正确选用抗菌药物。

5. 综合病人病情、病原菌种类及抗菌药物特点制订抗菌治疗方案 根据病原菌、感染部位、感染严重程度和病人的生理、病理情况及抗菌药物药效学和药动学证据制订抗菌治疗方案,包括抗菌药物的选用品种、剂量、给药次数、给药途径、疗程及联合用药等。

在制订治疗方案时应遵循下列原则:

(1)品种选择:根据病原菌种类及药敏试验结果,尽可能选择针对性强、窄谱、安全、价格适当的抗菌药物。对于进行经验治疗者,可根据可能的病原菌及当地耐药状况选用抗菌药物。

(2)给药剂量:一般按各种抗菌药物的治疗剂量范围给药。治疗重症感染(如血流感染、感染性心内膜炎等)和抗菌药物不易达到的部位的感染(如中枢神经系统感染等),抗菌药物剂量宜较大(治疗剂量范围高限);而治疗单纯性下尿路感染时,由于多数药物尿药浓度远高于血药浓度,则可应用较小剂量(治疗剂量范围低限)。

(3)给药途径:对于轻、中度感染的大多数病人,应予口服治疗,选取口服吸收良好的抗菌药物品种,不必采用静脉或肌内注射给药。仅在下列情况下可先予以注射给药:①不能口服或不能耐受口服给药的病人(如吞咽困难者);②病人存在明显可能影响口服药物吸收的情况(如呕吐、严重腹泻、胃肠道病变或肠道吸收功能障碍等);③所选药物有合适抗菌谱,但无口服剂型;④需在感染组织或体液中迅速达到高药物浓度以达杀菌作用者(如感染性心内膜炎、化脓性脑膜炎等);⑤感染严重、病情进展迅速,需给予紧急治疗的情况(如血流感染、重症肺炎病人等);⑥病人对口服治疗的依从性差。肌内注射给药时难以使用较大剂量,其吸收也受药动学等众多因素影响,因此只适用于不能口服给药的轻、中度感染者,不宜用于重症感染者。

接受注射用药的感染病人经初始注射治疗病情好转并能口服时,应及早转为口服给药。

抗菌药物的局部应用宜尽量避免:皮肤黏膜局部应用抗菌药物后,很少被吸收,在感染部位不能达到有效浓度,反而易导致耐药菌产生,因此治疗全身性感染或脏器感染时应避免局部应用抗菌药物。抗菌药物的局部应用只限于少数情况:①全身给药后在感染部位难以达到有效治疗浓度时,加用局部给药作为辅助治疗(如治疗中枢神经系统感染时某些药物可同时鞘内给药,包裹性厚壁脓肿脓腔内注入抗菌药物等);②眼部及耳部感染的局部用药等;③某些皮肤表层及口腔、阴道等黏膜表面的感染可采用抗菌药物局部应用或外用,但应避免将主要供全身应用的品种作局部用药。局部用药宜采用刺激性小、不易吸收、不易导致耐药性和过敏反应的抗菌药物。青霉素类、头孢菌素类等较易产生过敏反应的药物不可局部应用。氨基糖苷类等耳毒性药不可局部滴耳。

(4)给药次数:为保证药物在体内能发挥最大药效,杀灭感染灶病原菌,应根据药动学和药效学相结合的原则给药。青霉素类、头孢菌素类和其他 β-内酰胺类、红霉素、克林霉素等时间依赖性抗菌药,应一天多次给药。氟喹诺酮类和氨基糖苷类等浓度依赖性抗菌药可一天给药 1 次。

(5)疗程:抗菌药物疗程因感染不同而异,一般宜用至体温正常、症状消退后 72~96 小时,有局部病灶者需用药至感染灶控制或完全消散。但血流感染、感染性心内膜炎、化脓性脑膜炎、伤寒、布鲁菌病、骨髓炎、B 组链球菌咽炎和扁桃体炎、侵袭性真菌病、结核病等需较长的疗程方能彻底治愈,并减少或防止复发。

(6)抗菌药物的联合应用:对于单一药物可有效治疗的感染,不需联合用药。仅在下列情况时有指征联合用药。

1)病原菌尚未查明的严重感染,包括免疫缺陷者的严重感染。

2)单一抗菌药物不能控制的严重感染,需氧菌及厌氧菌混合感染,两种及两种以上复数菌感染,以及多重耐药菌或泛耐药菌感染。

3)需长疗程治疗,但病原菌易对某些抗菌药物产生耐药性的感染,如某些侵袭性真菌病;或病原菌含有不同生长特点的菌群,需要应用不同抗菌机制的药物联合使用,如结核和非结核分枝杆菌。

4)毒性较大的抗菌药物,联合用药时剂量可适当减少,但需有临床资料证明其同样有效。如两性霉素 B 与氟胞嘧啶联合治疗隐球菌脑膜炎时,前者的剂量可适当减少,以减少其毒性反应。

联合用药时宜选用具有协同或相加作用的药物联合,如青霉素类、头孢菌素类或其他 β-内酰胺类与氨基糖苷类联合。联合用药通常采用两种药物联合,三种及三种以上药物联合仅适用于个别情况,如结核病的治疗。此外必须注意联合用药后药物不良反应亦可能增多。

二、抗菌药物预防性应用的基本原则

围术期抗菌药物的预防性应用:

1. 预防用药目的　主要是预防手术部位感染,包括浅表切口感染、深部切口感染和手术所涉及的器官/腔隙感染,但不包括与手术无直接关系的、术后可能发生的其他部位感染。

2. 预防用药原则　围术期抗菌药物预防用药,应根据手术切口类别(表 13-1)、手术创伤程度、可能的污染细菌种类、手术持续时间、感染发生机会和后果严重程度、抗菌药物预防效果的循证医学证据、对细菌耐药性的影响和经济学评估等因素,综合考虑决定是否预防用抗菌药物。但抗菌药物的预防性应用并不能代替严格的消毒、灭菌技术和精细的无菌操作,也不能代替术中保温和血糖控制等其他预防措施。

表 13-1　手术切口类别

切口类别	定义
I 类切口(清洁手术)	手术不涉及炎症区,不涉及呼吸道、消化道、泌尿生殖道等人体与外界相通的器官

续表

切口类别	定义
Ⅱ类切口（清洁-污染手术）	上、下呼吸道，上、下消化道，泌尿生殖道手术，或经以上器官的手术，如经口咽部手术、胆道手术、子宫全切除术、经直肠前列腺手术，以及开放性骨折或创伤手术等
Ⅲ类切口（污染手术）	造成手术部位严重污染的手术，包括：手术涉及急性炎症但未化脓区域；胃肠道内容物有明显溢出污染；新鲜开放性创伤但未经及时扩创；无菌技术有明显缺陷如开胸、心脏按压者
Ⅳ类切口（污染-感染手术）	有失活组织的陈旧创伤手术；已有临床感染或脏器穿孔的手术

(1) 清洁手术（Ⅰ类切口）：手术脏器为人体无菌部位，局部无炎症、无损伤，也不涉及呼吸道、消化道、泌尿生殖道等人体与外界相通的器官。手术部位无污染，通常不需预防用抗菌药物。但在下列情况时可考虑预防用药：①手术范围大、手术时间长、污染机会增加；②手术涉及重要脏器，一旦发生感染将造成严重后果者，如头颅手术、心脏手术等；③异物植入手术，如人工心瓣膜植入、永久性心脏起搏器放置、人工关节置换等；④有感染高危因素如高龄、糖尿病、免疫功能低下（尤其是接受器官移植者）、营养不良等病人。

(2) 清洁-污染手术（Ⅱ类切口）：手术部位存在大量人体寄殖菌群，手术时可能污染手术部位引致感染，故此类手术通常需预防用抗菌药物。

(3) 污染手术（Ⅲ类切口）：已造成手术部位严重污染的手术。此类手术需预防用抗菌药物。

(4) 污秽-感染手术（Ⅳ类切口）：在手术前即已开始治疗性应用抗菌药物，术中、术后继续，此不属预防应用范畴。

指导原则均采用以上分类。而目前我国在病案首页中将手术切口分为Ⅰ、Ⅱ、Ⅲ类，其Ⅰ类与本指导原则中Ⅰ类同，Ⅱ类相当于本指导原则中Ⅱ、Ⅲ类，Ⅲ类相当于本指导原则中Ⅳ类。参考本指导原则时应注意两种分类的区别。

3. 抗菌药物品种选择

(1) 根据手术切口类别、可能的污染菌种类及其对抗菌药物敏感性、药物能否在手术部位达到有效浓度等综合考虑。

(2) 选用对可能的污染菌针对性强、有充分的预防有效的循证医学证据、安全、使用方便及价格适当的品种。

(3) 应尽量选择单一抗菌药物预防用药，避免不必要的联合使用。预防用药应针对手术路径中可能存在的污染菌。如心血管、头颈、胸腹壁、四肢软组织手术和骨科手术等经皮肤的手术，通常选择针对金黄色葡萄球菌的抗菌药物。结肠、直肠和盆腔手术，应选用针对肠道革兰阴性菌和脆弱拟杆菌等厌氧菌的抗菌药物。

(4) 对于头孢菌素过敏者，针对革兰阳性菌可用万古霉素、去甲万古霉素、克林霉素；针对革兰阴性杆菌可用氨曲南、磷霉素或氨基糖苷类。

(5) 对某些手术部位感染会引起严重后果者，如心脏人工瓣膜置换术、人工关节置换术等，若术前发现有耐甲氧西林金黄色葡萄球菌（MRSA）定植的可能或者该机构 MRSA 发生率高，可选用万古霉素、去甲万古霉素预防感染，但应严格控制用药持续时间。

（6）不应随意选用广谱抗菌药物作为围术期预防用药。鉴于国内大肠埃希菌对氟喹诺酮类药物耐药率高,应严格控制氟喹诺酮类药物作为外科围术期预防用药。

4. 给药方案

（1）给药方法:给药途径大部分为静脉输注,仅有少数为口服给药。

静脉输注应在皮肤、黏膜切开前 0.5～1 小时内或麻醉开始时给药,在输注完毕后开始手术,保证手术部位暴露时局部组织中抗菌药物已达到足以杀灭手术过程中沾染细菌的药物浓度。万古霉素或氟喹诺酮类等由于需输注较长时间,应在手术前 1～2 小时开始给药。

（2）预防用药维持时间:抗菌药物的有效覆盖时间应包括整个手术过程。手术时间较短（<2 小时）的清洁手术术前给药一次即可。如手术时间超过 3 小时或超过所用药物半衰期的 2 倍以上,或成人出血量超过 1500ml,术中应追加一次。清洁手术的预防用药时间不超过 24 小时,心脏手术可视情况延长至 48 小时。清洁-污染手术和污染手术的预防用药时间亦为 24 小时,污染手术必要时延长至 48 小时。过度延长用药时间并不能进一步提高预防效果,且预防用药时间超过 48 小时,耐药菌感染机会增加。

三、侵入性诊疗操作病人的抗菌药物的预防应用

随着放射介入和内镜诊疗等微创技术的快速发展和普及,我国亟待规范诊疗操作病人的抗菌药物预防应用。根据现有的循证医学证据、国际有关指南推荐和国内专家的意见,对部分常见特殊诊疗操作的预防用药执行《特殊诊疗操作抗菌药物预防应用的建议》。

第四节 医院感染

医院感染(hospital infection,HI; noscomial infection,NI)又称医院内获得性感染(hospital acquired infection,HAI);即指住院病人在医院内获得的感染,包括在住院期间发生的感染和在医院内获得出院后发生的感染,但不包括入院前已开始或者入院时已处于潜伏期的感染。医院工作人员在医院内获得的感染也属医院感染。

一、医院感染的地点和人群

1. 明确规定了感染发生的地点,必须发生在医院内。它排除了在医院外受到感染而在住院期间发病的病人。

2. 医院感染包括一切在医院活动的人群,如住院病人、门诊病人、医院工作人员、陪住者以及探视者。但门诊病人和探视者在医院中停留时间较短,陪住者在医院时间也不确定,即使在医院受到了感染也很难发现。所以除明显者外,一般不是医院感染研究的重点,而主要的对象是住院病人和医院工作人员。

二、医院感染的特殊性

医院内发生的感染与其他人群密集的地方所发生的感染有其不同的特点。

1. 易感人群的抵抗力比较低,病死率较高。住院病人由于所患疾病或接受某些治疗后抵抗力变低。有些病人如老年人或婴儿一般抵抗力低、免疫性较差,一旦发生感染很容易患

病,且病死率高。

2. 医院中病原体来源广种类多,环境污染也严重,容易发生感染。

3. 在医院中流行的致病菌多为耐药菌或多重耐药菌,因此在治疗时难度较大。

三、医院感染的诊断标准

(一)下列情况属于医院感染

1. 无明确潜伏期的感染,规定入院48小时后发生的感染为医院感染;有明确潜伏期的感染,自入院时起超过平均潜伏期后发生的感染为医院感染。

2. 本次感染直接与上次住院有关。

3. 在原有感染基础上出现其他部位新的感染(除外脓毒血症迁徙灶),或在原感染已知病原体基础上又分离出新的病原体(排除污染和原来的混合感染)的感染。

4. 新生儿在分娩过程中和产后获得的感染。

5. 由于诊疗措施激活的潜在性感染,如疱疹病毒、结核分枝杆菌等的感染。

6. 医务人员在医院工作期间获得的感染。

(二)下列情况不属于医院感染

1. 皮肤黏膜开放性伤口只有细菌定植而无炎症表现。

2. 由于创伤或非生物性因子刺激而产生的炎症表现。

3. 新生儿经胎盘获得(出生后48小时内发病)的感染,如单纯疱疹、弓形体病、水痘等。

4. 病人原有的慢性感染在医院内急性发作。

医院感染按临床诊断报告,力求作出病原学诊断。

四、外科手术部位感染预防与控制

(一)外科手术部位感染的定义

外科手术部位感染分为切口浅部组织感染、切口深部组织感染、器官/腔隙感染。

1. 切口浅部组织感染

(1)切口浅部组织有化脓性液体。

(2)手术后30天以内发生的、仅累及切口皮肤或者皮下组织的感染,切口浅部组织的液体或者组织中培养出病原体。

(3)具有感染的症状或者体征,包括局部发红、肿胀、发热、疼痛和触痛。

2. 切口深部组织感染　无植入物者手术后30小时以内、有植入物者手术后1年以内发生的累及深部软组织(如筋膜和肌层)的感染,并符合下列条件之一:

(1)从切口深部引流或穿刺出脓液,但脓液不是来自器官/腔隙部分。

(2)切口深部组织自行裂开或者由外科医师开放的切口。同时,病人具有感染的症状或者体征,包括局部发热,肿胀及疼痛。

(3)经直接检查、再次手术探查、病理学或者影像学检查,发现切口深部组织脓肿或者其他感染证据。

同时累及切口浅部组织和深部组织的感染归为切口深部组织感染;经切口引流所致器官或腔隙感染,无需再次手术归为深部组织感染。

3. 器官或腔隙感染　无植入物者手术后 30 天以内、有植入物者手术后 1 年以内发生的累及术中解剖部位(如器官或者腔隙)的感染,并符合下列条件之一:

(1)器官或者腔隙穿刺引流或穿刺出脓液。

(2)从器官或者腔隙的分泌物或组织中培养分离出致病菌。

(3)经直接检查、再次手术、病理学或者影像学检查,发现器官或者腔隙脓肿或者其他器官或者腔隙感染的证据。

(二)外科手术部位感染预防要点

1. 手术前

(1)尽量缩短病人术前住院时间。择期手术病人应当尽可能待手术部位以外感染治愈后再行手术。

(2)有效控制糖尿病病人的血糖水平。

(3)正确准备手术部位皮肤,彻底清除手术切口部位和周围皮肤的污染。术前备皮应当在手术当天进行。确需去除手术部位毛发时,应当使用不损伤皮肤的方法,避免使用刀片刮除毛发。

(4)消毒前要彻底清除手术切口和周围皮肤的污染,采用卫生行政部门批准的合适的消毒剂以适当的方式消毒手术部位皮肤,皮肤消毒范围应当符合手术要求,如需延长切口、做新切口或放置引流时,应当扩大消毒范围。

(5)如需预防用抗菌药物时,手术病人皮肤切开前 30 分钟~2 小时内或麻醉诱导期给予合理种类和合理剂量的抗菌药物。对于需要做肠道准备的病人,还需术前一天分次、足剂量给予非吸收性口服抗菌药物。

(6)有明显皮肤感染或者患感冒、流感等呼吸道疾病,以及携带或感染多重耐药菌的医务人员,在未治愈前不应当参加手术。

(7)手术人员要严格按照《医务人员手卫生规范》进行外科手消毒。

(8)重视术前病人的抵抗力,纠正水电解质的不平衡、贫血、低蛋白血症等。

2. 手术中

(1)保证手术室门关闭,尽量保持手术室正压通气,环境表面清洁,最大限度减少人员数量和流动。

(2)保证使用的手术器械、器具及物品等达到灭菌水平。

(3)手术中医务人员要严格遵循无菌技术原则和手卫生规范。

(4)若手术时间超过 3 小时,或者手术时间长于所用抗菌药物半衰期的,或者失血量大于 1500ml 的,手术中应当对病人追加合理剂量的抗菌药物。

(5)手术人员尽量轻柔地接触组织,保持有效地止血,最大限度地减少组织损伤,彻底去除手术部位的坏死组织,避免形成无效腔。

(6)术中保持病人体温正常,防止低体温。需要局部降温的特殊手术执行具体专业要求。

(7)冲洗手术部位时,应当使用温度为 37℃ 的无菌生理盐水等液体。

(8)对于需要引流的手术切口,术中应当首选密闭负压引流,并尽量选择远离手术切口、位置合适的部位进行置管引流,确保引流充分。

3. 手术后

（1）医务人员接触病人手术部位或者更换手术切口敷料前后应当进行手卫生。

（2）为病人更换切口敷料时,要严格遵守无菌技术操作原则及换药流程。

（3）术后保持引流通畅,根据病情尽早为病人拔除引流管。

（4）外科医师、护士要定时观察病人手术部位切口情况,出现分泌物时,应当进行微生物培养,结合微生物报告及病人手术情况,对外科手术部位感染及时诊断、治疗和监测。

第十四章

外科输液与输血

第一节　目的和要求

输液输血疗法的重点是:①补充循环血量;②改善末梢循环;③恢复有效的细胞外液量;④预防和纠正水、电解质和酸碱失衡等。通过输液输血维持有效循环血量,使循环状态保持平稳,同时维持机体的内环境恒定。

对于围术期病人,既应避免因低血容量导致的组织灌注不足和器官功能损害,也应注意容量负荷过多所致的组织水肿。临床上,应针对病人个体化制订、实施合理的液体治疗方案并反复评估,根据不同的治疗目的、疾病状态及阶段,不断进行调整和修正。

第二节　概　　述

人体的液体分布:体液主要成分是水和电解质。体液量与性别、年龄、体重有关。成年男性的体液量约占体重的 60%,女性约占体重的 50%,新生儿和婴儿占体重的 80%,14 岁后与成人相仿。细胞内液占体重的 40%,细胞外液约占体重的 20%,其中组织间液量约占体重的 15%,血浆量约占体重的 5%,细胞内液与细胞外液的组成有较大不同,细胞内液以 K^+ 为主,细胞外液以 Na^+ 为主,由细胞膜分隔,通过细胞膜上 Na^+/K^+ ATP 泵的调节,维持细胞内、外离子的不同浓度和渗透压平衡。

组织间液分布于血管与细胞之间,能迅速与血管内液体及细胞内液进行交换并取得平衡,在维持机体水和电解质平衡方面具有重要作用。正常血管内皮允许水分子和小分子物质(如 Na^+ 和 Cl^-)自由通过,但限制大分子物质(如白蛋白)通过,使其保留在血管内。因此,组织间液蛋白含量较少,其他成分与血浆基本相同。白蛋白是维持细胞外液胶体渗透压和血管内血浆容量的主要物质。

正常人体每天水的摄入和排出保持相对稳定状态,成人每天生理需求量为 2500 ~ 3000ml 或 35~45ml/kg。排出量分显性失水量和非显性失水量。非显性失水受环境因素影响,成人基础状态非显性失水量为 500~800ml/d,发热病人体温每升高 1℃,非显性失水每小时增加 0.5~1.0ml/kg。开放气道病人的呼吸道丢失量是正常人的 2~3 倍。

临床指标:心电监护和脉搏血氧饱和度监测(SpO_2 吸空气>90%,吸氧情况下>95%)、血压（>90/60mmHg）、脉搏（60~100 次/分钟）、呼吸（12~20 次/分钟）、血氧饱和度、中心静脉压（CVP）等，在多数情况下可完成对一般病人的容量评估。

实验室检查：常规检查包括血常规、凝血功能、肝肾功能、电解质和 pH（7.35~7.45）等，评估病人的血红蛋白、电解质平衡、酸碱平衡、凝血功能状态等。

第三节　围术期输液

围术期的液体治疗是维持手术病人生命体征稳定的重要环节，是手术病人疾病治疗的基础；液体治疗的规范化是降低外科病人围术期全身及局部并发症发生率的关键途径。液体治疗的良好结局有赖于明确的治疗目标及其对病人、治疗时机、治疗液体的正确评价和选择。

围术期生理病理的体液变化：围术期机体液体的需要量包括：每天正常基础生理需要量；术前禁食后液体缺少量或累计缺失量；麻醉手术期间体液在体内再分布；麻醉处理导致的血管扩张；围术期丢失的血液量。在每天正常生理需要量的基础，要补充术中的尿量和出汗量，并因手术创面的液体蒸发量。择期手术病人术前均禁食，故在开始麻醉时是处于液体缺乏状况。麻醉处理明显产生血管扩张，导致有效血容量减少。

1. 术前　术前病人经过禁食和禁饮将会存在一定程度体液的缺少，部分病人存在非正常的体液丢失，如术前呕吐、利尿、腹泻造成液体丢失，因此根据病人的具体缺失量静脉补液及电解质。

急诊手术病例术前均有不同程度的失水。尤其是重症腹膜炎、重症胰腺炎或绞窄性肠梗阻等腹部外科急诊重症，入院时即已显著失水和血液浓缩，表现为少尿或无尿，这些重症病人术前必须补充足量平衡液，否则术中、术后同样可导致收缩压下降、心率加速，甚至休克。

2. 手术日　手术期间体液再分布，如部分体液进入第三间隙，血管内部分体液转移，可导致血管内容量明显减少。烧伤、炎症、应激、严重创伤病人、手术分离、腹膜炎常继发性引起大量体液渗出浆膜表面（形成腹水）或进入肠腔内。这种体液的再分布强制性迫使体液进入细胞外液非功能性结构内，这些非功能性结构的体液不可以在体内起调节作用。通过液体限制也不能预防这种体液再分布。由于缺氧会引起细胞肿胀，导致细胞内液容量增加，同时手术广泛分离会引起淋巴液明显丢失。数天或数周后，第三间隙的液体会被重吸收。围术期第三间隙液体转移量约为 10ml/（kg·h）。另外包括尿量、非显性失水、引流和失血。迄今尚无准确测量第三间隙液体扣押量的实用方法，临床以估算液体正平衡量来表示。液体正平衡量与手术创伤有关，如择期腹部大手术当天可达 4000ml，中等腹部手术为 1000~2000ml，重症腹膜炎、重症胰腺炎及绞窄性肠梗阻病例急诊手术当天约需 3000ml，术前及术日共约 5000ml。尿量也因手术大小而异，一般中小手术要求 30~50ml/h，而重症及大手术持续输液必须维持尿量超过 100ml/h。非显性失水中，皮肤及呼吸道蒸发以 500~850ml/d 计，手术创面蒸发按 300ml/h 计，以 5% 葡萄糖液补充。

术中失血量可粗略估计，是否需要输血应根据具体检测结果决定。创面引流及各种体液引流按记录量用平衡液补充，手术日输液应做到既要维持足够尿量又不增加心肺负荷，并且需要动态监测临床指标及实验室检查，以随时调整输液速度。

3. 术后 术后液体治疗主要目标维持足够的组织灌注,保持重要脏器的功能。术后禁食病人的补液量包括以下 3 个方面:①维持禁食情况下的正常需要量;②累积损失;③继续损失。术后液体正平衡一直持续到术后第一天,但正平衡量减少,其中择期手术如腹部大手术病例为 1000ml,重症急腹症病例为 800ml,除皮肤、呼吸道不显性失水外,尿量及引流损失等均用平衡液补充。仍然要求 24 小时持续均匀输液,每隔 6~8 小时测定相关指标。手术36~48 小时后,液体治疗中的正平衡转为负平衡。尤其是重症、大手术病例输液为 2000~2500ml/d,而尿量高达 3000ml/d 以上,同时周围水肿消退。此时全身性炎症反应作用消退,毛细血管通透性恢复正常,根据病人术前和术后营养状况可输入白蛋白、新鲜血浆或开始静脉内营养支持。如果负平衡延迟出现,则预示着术后并发症的发生。

第四节 输液的方法

1. 周围静脉输液法 应用较普遍,包括头皮针静脉输液法和静脉留置针输液法。根据输入药液或病情选用适宜的头皮针或留置针型号,选择穿刺部位、消毒、穿刺、固定。其优点是输液的肢体可作适当的活动,也可进行低速输血,但对输入有刺激性药物以及浓度较高的钾盐或葡萄糖,要注意可能发生血栓性静脉炎。

2. 腔静脉输液法 能测定中心静脉压又能快速输液、输血。由于腔静脉的血流量大,能耐受高浓度药物或葡萄糖的输入,常用于抢救危重病人,如应用恰当,是十分安全的。体腔静脉插管可采用以下途径:上腔静脉插管是目前临床上常用的方法。一般可通过肘部贵要静脉、颈外静脉、颈内静脉或锁骨下静脉途径,现在临床上常采用经锁骨上和锁骨下穿刺锁骨下静脉插管法。无论用哪一种途径作静脉穿刺插管,都需要熟悉该区域的局部解剖关系,减少并发症的发生,导管插入后,最好用 X 线做定位检查,并可了解有无气胸、血胸等并发症的发生。

3. 输液泵的使用 机械或电子的输液控制装置通过作用于输液导管达到控制输液速度的目的,用于需要严格控制输液速度和药量的情况。

第五节 静脉输液的原则

一、顺 序

先晶后胶。

先盐后糖。

宁酸勿碱。

二、补钾"四不宜"

1. 不宜过浓 浓度不超过 40mmol/L。

2. 不宜过多 补钾量为 60~80mmol/d。

3. 不宜过快 不超过 20~40mmol/h。

4. 不宜过早 见尿量增加到 40ml/h 或 500ml/d 后补钾。

第六节 常见输液反应

一、发热反应

1. 原因　输入致热物质引起。
2. 临床表现　多发生于输液后数分钟至 1 小时;表现为发冷、寒战、发热。
3. 处理　轻者减慢或停止输液,观察体温变化;重者物理降温,遵医嘱给予药物治疗。

二、循环负荷过重反应又称急性肺水肿

1. 原因　输液速度过快。病人原有心肺功能不良等。
2. 临床表现　突然出现呼吸困难、胸闷、咳嗽、咳粉红色泡沫样痰,严重时痰液可从口、鼻腔涌出。听诊:肺部布满湿啰音,心率快且节律不齐等。
3. 预防　控制输液的速度和输液量。
4. 处理　立即停止输液,给予高流量氧气吸入,根据病人具体情况给予镇静剂、平喘、强心、利尿和扩血管药物,必要时进行四肢轮扎、静脉放血 200~300ml(此法慎用)。

三、静脉炎

1. 原因　长期输注高浓度、刺激性较强的药液,或静脉内放置刺激性较强的塑料管时间过长、输液过程中未能严格执行无菌操作原则等。
2. 临床表现　静脉走向出现条索状红线、局部组织发红、肿胀、灼热、疼痛,有时伴有畏寒、发热等全身症状。
3. 预防　严格执行无菌技术操作,有计划地更换输液部位,刺激性的药物稀释后再用,缓慢滴注,防止漏出血管。
4. 处理　发生静脉炎时,停止该部位静脉输液,患肢抬高、制动、湿热敷,超短波理疗,中药治疗,如合并感染,给予抗生素治疗。

四、空气栓塞

1. 原因　输液管内空气未排尽;导管连接不紧有漏气;拔出较粗的、近胸腔的深静脉导管后,穿刺点封闭不严密;加压输液、输血时无人守护;液体输完未及时更换药液或拔针。
2. 临床表现　胸部异常不适或有胸骨后疼痛,随即发生呼吸困难和严重的发绀,病人有濒死感,听诊心前区可闻及响亮的、持续的"水泡声",心电图呈现心肌缺血和急性肺心病的改变。
3. 处理　发生空气栓塞时,应立即将病人置于左侧卧位,并保持头低足高位,高流量氧气吸入,有条件时可使用中心静脉导管抽出空气,严密观察病人病情变化,及时处理。

第七节　常用的治疗液体

一、晶 体 液

维持细胞内外水分的相对平衡,有效纠正体液及电解质平衡。常用的晶体溶液有:葡萄糖溶液、等渗电解质溶液、碱性溶液、高渗溶液。

1. 葡萄糖溶液　补充水分及热量,减少蛋白质消耗,防止酮体产生,促进钠(钾)离子进入细胞内。常用的葡萄糖溶液有:5%或10%葡萄糖溶液。

2. 等渗电解质溶液　补充水分和电解质,维持体液和渗透压平衡。常用的等渗电解质溶液有:0.9%氯化钠溶液、复方氯化钠溶液(林格氏等渗溶液)、5%葡萄糖氯化钠溶液。

3. 碱性溶液　主要是纠正酸中毒,调节酸碱平衡失调。常用的有4%或1.4%碳酸氢钠($NaHCO_3$)溶液、11.2%或1.84%乳酸钠溶液。

4. 高渗溶液　利尿脱水,短时间内提高血浆渗透压,消除水肿,降低颅内压。常用的高渗溶液有:20%甘露醇、25%山梨醇、25%~50%葡萄糖溶液。

二、胶 体 溶 液

在血管内存留时间长,能有效维持血浆胶体渗透压,增加血容量,改善微循环,提高血压。常用的胶体溶液有:右旋糖酐溶液、代血浆、血液制品。

1. 右旋糖酐溶液　中分子右旋糖酐提高血浆胶体渗透压和扩充血容量;低分子右旋糖酐降低血液黏稠度,减少红细胞聚集,改善血液循环和组织灌注量,防止血栓形成。

2. 代血浆　扩容效果良好,体内停留时间较右旋糖酐长,过敏反应少。常用的代血浆有:羟乙基淀粉、706代血浆、氧化聚明胶、聚乙烯吡咯烷酮等。

3. 血液制品　提高胶体渗透压,扩大和增加循环血容量,补充蛋白质和抗体,有助于组织修复和提高机体免疫力。常用的血液制品有:5%白蛋白、血浆蛋白等。

另外还有静脉营养液如氨基酸、脂肪乳等。

第八节　外 科 输 血

输血(blood transfusion)作为一种替代性治疗,可以补充血容量,纠正贫血,改善循环,增加携氧能力,提高血浆蛋白,补充各种凝血因子和血小板,增进机体免疫力和凝血功能。正确掌握输血的适应证,合理选用各种血液制品,有效防止输血可能出现的并发症,对保证外科治疗的成功、病人的安全有着重要意义。

一、输血的适应证

1. 大量失血　大量失血是输血的主要适应证,特别是因手术中出血,其输血的量约占医院用血量的60%,其次,是创伤性出血的用血,如一次失血量低于总容量10%(500ml)者,可由组织间液进入循环而得到代偿;失血量为总容量10%~20%(500~1000ml)者,应输入晶体液、胶体液或少量血浆代用品;失血量超过总容量20%(1000ml)者,除输入晶体液或胶体液补充血容量外,还应输入浓缩红细胞以提高携氧能力;失血量超过总容量 30%,可输全血与浓缩红细胞各半,再配合晶体和胶体液及血浆以补充血容量,当失血量超过总容量 50%且输入大量库存血时,还应及时发现某些特殊成分如清蛋白、血小板及凝血因子的缺乏,并给予补充。

2. 纠正贫血或低蛋白血症　手术前如有贫血或血浆蛋白过低,应补充全血、血浆或白蛋白。原则是:①血红蛋白<60g/L 伴有明显症状者;②贫血严重,虽无症状,但需要手术者或待产妇;③补充血浆或白蛋白治疗低蛋白血症。

3. 凝血异常　对于凝血功能障碍者,输入相关的凝血因子或成分。如纤维蛋白原缺乏,可补充冷沉淀或纤维蛋白原浓缩剂;血小板减少症或血小板功能障碍者,可输注浓缩血小板;甲型血友病输入凝血因子Ⅷ。

4. 严重感染　当重症感染的病人单独应用抗生素治疗难于控制时,可静脉注射免疫球蛋白治疗。对于中性粒细胞显著减少并发的感染,可注射粒细胞集落刺激因子,一般不轻易输注浓缩白细胞。

需要指出的是,输血作为一种替代性治疗,可以补充血容量、改善循环、增加携氧能力、提高血浆蛋白、增进凝血功能,但输注全血不能增强机体抵抗力,全血、血浆或白蛋白也均无营养补给的意义。

二、输血的原则

1. 输血前必须检验血型及做交叉配血试验。
2. 无论是输全血还是输成分血,均应选用同型血液输注。
3. 病人如果需要再次输血,则必须重新做交叉配血试验。

三、输血的注意事项

输血前必须仔细核对病人和供血者姓名、血型和交叉配合单,并检查血袋有无渗漏,以及血液颜色有无异常。不可向血液内加入其他药物,如需稀释,只能用静脉注射的生理盐水。输血时应严密观察病人,询问有无不适症状,检查体温、脉搏、血压及尿液颜色等,发现问题及时处理。输血完毕后仍需要观察病情,及早发现延迟型输血反应,并将血袋送回血库保存至少 1 天,受血者和供血者的血样保存于 2~6℃冰箱至少 7 天,以便必要时对输血不良反应的原因追查。

四、输血反应和并发症

1. 发热反应　最常见,致热源所引起,输血后 1~2 小时发生,出现寒战高热,无血压下降,1 小时内好转。处理:①减慢输血或停止输血;②寒战时保暖,高热时物理降温;③寒战时,肌内注射异丙嗪 25mg 或静脉滴注地塞米松 2~5mg。

2. 过敏反应　输血几毫升后发生,轻者表现为全身性荨麻疹或面颈部血管神经性水肿;严重者可伴有呼吸困难或休克症状。处理:严密监测生命体征变化,同时应做到:①减慢或停止输血,肌内注射异丙嗪 25~50mg 或口服氯苯那敏 4mg;②对于有支气管痉挛者,应停止输血而改输液,皮下注射 1 : 1000 肾上腺素 0.5ml~1ml。若无效,可静脉滴注地塞米松 5~10mg;③对于呼吸困难者,应行气管切开或气管插管,并注意防治休克。

3. 溶血反应　是最严重的输血反应。常见原因是输入血型不合的血液,其次为库血质量不佳。临床表现为输血 10~20ml 后,病人有头痛头胀、呼吸急促、心前区压迫感、全身麻木或剧烈腰痛、高热寒战;继而出现面色苍白、皮肤湿冷、烦躁不安、脉搏细弱、血压下降等休克表现;然后可出现黄疸、血红蛋白尿、甚至急性肾衰。术中病人唯一最早征象是伤口渗血和低血压。

处理原则是抗休克、维持循环功能、保护肾功能。应做到:①立即停止输血,改为输液、并重做交叉合血试验,尽快查明溶血原因。抽血查看血浆色泽,粉红色表明有溶血。②及早防治休克、维持循环和呼吸、保持肾脏功能。给予氧气吸入,常规使用肾上腺素 0.5mg 皮下或肌内注射,大剂量地塞米松、维生素 C 静脉滴注,以等渗盐水、平衡盐液、血浆补足血容量;5%碳酸氢钠 250ml 静脉滴注碱化尿液。当血压稳定后,以利尿剂保护肾功。③查明原因再输合型的全血。④必要时可采用换血疗法、腹膜透析或血液透析。

4. 输血并发传染病　肝炎为常见并发症,常在输血后 2~3 个月发生。还可传播疟疾、回归热、梅毒、艾滋病、巨细胞病毒感染、黑热病、布氏杆菌病等。

5. 其他并发症　循环超负荷致肺水肿、心衰;输血操作不慎致空气栓塞和肺微血管栓塞;大量快速输入库存血致异常出血、酸中毒、高血钾;大量枸橼酸盐代谢后产生碳酸氢钠,可致代谢性碱中毒、低血钾等。

五、自体输血

自体输血,或称自身输血,是收集病人自身血液后在需要时进行回输。

1. 回收式自体输血　采用无菌技术和血液回收处理装置,将病人在手术中或创伤后流失在术野或体腔内的血液回收、洗涤和过滤后,于术中或术后回输给病人。如脾破裂、血液受胃肠道污染、受癌细胞污染及心肺肾功能不全者应列为自体输血的禁忌证。

2. 稀释式自体输血　手术开始前在手术室内采集一定量的血液,同时输注晶体液和胶体液来补充血容量,使病人在血容量正常的血液稀释状态下施行手术,减少了术中红细胞的丢失。所采出的血液可在手术中或手术结束时再回输给病人。适量的血液稀释不会影响组织供氧和血凝机制,而有利于降低血液黏稠度,有改善微循环等作用;另外,采集的自体血液在体外储存时间短,仅为几小时,血小板和凝血因子仍具有活性,将这种血液回输,可减少病人的术后出血。

3. 储存式自体输血　提前数天,定期分阶段采集病人本身的血液预先贮存起来,然后在病人手术时或急需时再回输这些已保存的自体血液。

4. 自体输血的优点　无需做血型鉴定和交叉配血试验,不会产生免疫反应;节省血源;避免了因输血而引起的疾病传播。

六、血液成分制品及血浆增量剂

1. 成分输血　是将血液中各种成分分离出来,再据病人所需针对性地输给病人。常用血液制品有红细胞、血浆、血小板、白细胞和血浆蛋白。

2. 血浆增量剂　有右旋糖酐、706 代血浆、羟乙基淀粉。中分子右旋糖酐主要用于扩容,低分子右旋糖酐可降低血液黏稠度,改善微循环。

第十五章

外 科 休 克

休克(shock)是机体有效循环血容量减少、组织灌注不足、细胞代谢紊乱和功能受损的病理过程,它是一个由多种病因引起的综合征。外科休克是机体对严重创伤、失血以及某些严重感染性疾病引起的组织缺氧、体内稳定功能丧失的综合反应,它是外科常见的急危病之一。通过本章节学习,必须全面了解外科休克的发病成因、病理生理变化,掌握外科休克的临床表现及病程演变规律,掌握外科休克的诊断、监测指标和治疗,将已经掌握的基本理论知识与临床实践相结合,从而提高解决临床相关问题的能力。

第一节 分类及发病机制

休克有多种分类方法,一般我们将休克分为低血容量性休克、感染性休克、心源性休克、神经性休克和过敏性休克五类。不同原因引起的休克往往表现出大致相同的临床症状,如心率加快、血压下降、脉搏细数、四肢湿冷、少尿口渴、表情淡漠或烦躁不安等。外科休克常见于严重失血、创伤、感染等,所以我们将其分为低血容量性休克和感染性休克。而不同病因的外科休克其病理生理改变却大致相同,最终均导致机体有效循环血量减少、组织灌注不足、酸碱平衡失调及继发性多脏器功能障碍。

一、有效循环血量减少

机体在严重创伤、失血、感染的情况下,都会发生全血或血浆的额外丢失,如果丢失量过多,超出了机体调节周围小动脉阻力的能力,出现外周静脉收缩、组织间液加速向血管内转移所提供的代偿力丧失时,即出现休克相关症状。

二、微循环变化

外伤、失血等因素可以导致体内交感-肾上腺髓质系统兴奋,儿茶酚胺大量释放入血,引起小动脉、小静脉、微动脉、微静脉及毛细血管的前括约肌明显收缩和痉挛;毛细血管通透性增高,血液浓缩,黏滞性增高,从而导致血流更加缓慢,各脏器微循环灌流量显著下降。

三、代 谢 变 化

发生休克时,机体处于应激状态,新陈代谢增强导致组织缺氧,代谢则以无氧代谢为主,体内葡萄糖、脂肪酸、乳酸等浓度增高,从而导致代谢性酸中毒。代谢能力的缺乏会导致细胞破坏和死亡。

四、主要内脏器官继发性损害

各种外科休克均可导致组织微循环血液灌流量不足、组织缺氧,各重要生命器官的功能代谢发生严重障碍。如果这种情况不能及时纠正,造成组织缺氧代谢进一步加重,代谢产物蓄积更会加重微循环障碍和全身血流障碍,使身体多器官功能因缺血而发生衰竭,从而危及病人生命。

1. 脑　休克初期由于血液重分布而保证了脑的血液供应,但休克持续不能纠正,脑的血供也将显著减少。当失去代偿后,缺氧使脑高级神经中枢功能严重障碍,脑组织肿胀发生脑水肿,继而出现意识障碍,严重者可发生脑疝和昏迷。

2. 心　由于血压偏低,尤其是舒张压降低,儿茶酚胺大量释放入血,使心率加快,心室舒张期明显缩短,冠状动脉血流量减少,导致心肌细胞缺血坏死。再加上酸中毒、细菌毒素、心肌内 DIC 和心肌抑制因子,使心肌细胞受损、收缩力减弱,最终发生心力衰竭。

3. 肺　休克时,缺氧可使肺毛细血管内皮细胞和肺泡上皮受损,肺循环的血流阻力增加,从而导致终末气道因强烈收缩而发生肺不张,动脉血氧分压降低并发生反射性呼吸加强。如果休克持续较长时间会发生严重的肺间质水肿和肺泡水肿、充血、局限性肺不张、肺毛细血管内微血栓形成,肺泡内透明膜形成等而形成休克肺。肺内将发生严重的肺泡通气与血流的比例失调和弥散障碍,导致急性呼吸窘迫综合征(acute respiratory distress syndrome,ARDS)。

4. 肝　休克可引起肝缺血、缺氧性损伤,可造成肝小叶中央出血、肝细胞坏死、胆汁淤积、肝细胞线粒体功能紊乱和细胞坏死,使肝脏蛋白质和糖代谢、解毒、凝血因子形成及胆汁代谢功能严重紊乱和酸中毒。受损肝脏的代谢和解毒功能能力下降更加剧了机体代谢紊乱和酸中毒。

5. 肾　因血压下降,儿茶酚胺分泌增加使肾血流量减少,肾小球滤过率明显下降,钠及水的重吸收增强,发生尿量明显减少,肌酐及尿素氮排出障碍,从而导致血清中肌酐及尿素氮升高。如果休克初期未能得到及时治疗,会导致皮质区的肾小管缺血坏死,继而发生急性肾衰竭。

6. 胃肠道　因肠系膜血管的血管紧张素 Ⅱ 受体的密度比其他部位高,所以对血管加压物质的敏感性高。创伤及出血导致肾上腺素分泌增加,造成胃黏膜小血管痉挛,从而使血栓形成,导致胃肠黏膜循环不畅,上皮细胞的损伤、坏死破坏了细胞保护作用。由于胃黏膜屏障的破坏,促使氢离子逆向弥散增加,导致胃黏膜受胃酸损害,引起胃黏膜出血、梗死。另外,在高应激状态下胃黏膜的持续缺血缺氧,可使黏膜上皮细胞更新的频率降低。由于胃肠道黏膜的防御功能与胃酸及消化酶的侵袭因素之间的平衡遭受破坏而形成应激性溃疡,出现胃肠道出血,往往休克过后,马上就是应激性溃疡和肠源性感染,重者可导致死亡。这是导致休克继续发展和形成多器官功能障碍综合征的重要原因。

第二节 外科休克监测

在临床上,休克病人病情常常十分危重,需要马上急诊抢救。病人病情的严重程度和抢救措施是否及时有效,与抢救能否成功密切相关。所以我们必须及时监测病人病情变化及治疗反应,不但可以了解病人病情发展程度,而且可以为调整治疗方案提供依据,从而挽救病人生命。

一、一 般 监 测

临床医师和实习医师必须通过密切观察病人的精神状态、皮肤温度及色泽、血压、脉率、尿量等各项指标,从这些方面帮助我们判断、了解组织血液灌流及全身循环状况。

二、血流动力学监测

1. 动脉血压　维持稳定的组织器官灌注压在休克治疗中十分重要。动脉血压可反映血容量、心排血量及周围血管阻力等情况。但动脉血压并不是反映休克程度最敏感的指标。在休克早期,若身体代偿能力较好,血压可维持于正常水平。观察动脉血压情况应定时测量、比较,一般收缩压<90mmHg、脉压<20mmHg 是休克存在的表现,血压回升、脉压增大则是休克好转的征象。

2. 中心静脉压　中心静脉压指上腔静脉或右心房的压力,可反映全身血容量与右心功能之间的关系。正常值为 0.49~0.98kPa(5~10cmH$_2$O),当低于 0.49kPa 时,表示血容量不足,高于 1.47kPa(15cmH$_2$O)则提示心功能不全。中心静脉压是指导输血、输液量和速度的重要指标,可准确反映右心前负荷的情况。

3. 肺动脉压和肺毛细血管楔压　应用 Swan-Ganz 漂浮导管可测得肺动脉压(pulmonary artery pressure,PAP)和肺毛细血管楔压(pulmonary capillary wedge pressure,PCWP),可反映肺静脉、左心房和左心室的功能状态。PAP 的正常值为 1.3~2.9kPa(10~22mmHg),PAP 增高表示肺循环阻力增加;PCWP 的正常值为 0.8~2kPa(6~15mmHg),与左心房内压接近。PCWP 低于正常值反映血容量不足;PCWP 增高可反映左心房压力增高,例如急性肺水肿时。

4. 尿量　每小时尿量可敏感地反映肾脏血液循环、肾脏功能的状况。休克时,肾脏、血液循环较早受到影响,每小时尿量可减至 20ml 以下。对创伤严重病人应留置导尿管,每小时记录尿量和测定尿比重及尿 pH。

5. 血气分析　动脉血氧分压(PaO$_2$)的正常值为 80~100mmHg;动脉二氧化碳分压(PaCO$_2$)的正常值为 36~44mmHg。休克时可因肺换气不足,出现体内二氧化碳聚积 PaCO$_2$ 明显升高;相反,如病人原来并无肺部疾病,因过度换气可致 PaCO$_2$ 较低;若 PaCO$_2$ 超过 45~50mmHg时,常提示肺泡通气功能障碍;PaO$_2$ 低于 60mmHg,吸入纯氧仍无改善者可能是 ARDS 的先兆。动脉血 pH 正常为 7.35~7.45。通过监测 pH、碱剩余(base excess,BE)、缓冲碱(buffer base,BB)和标准重碳酸盐(standard bicarbonate,SB)的动态变化有助于了解休克时酸碱平衡的情况。碱缺失(base defect,BD)可反映全身组织的酸中毒情况,反映休克的严重程度和复苏状况。

第三节　休克的治疗

一、休克的常规治疗

休克是由不同原因引起但有共同临床表现的综合征,我们要针对引起休克的原因和休克不同发展阶段的重要生理紊乱采取下列相应治疗,治疗休克重点是恢复灌注和对组织提供足够的氧,以保护可能受损的器官免遭损害。

1. 快速补充血容量　是纠正休克引起的组织低灌注和缺氧的关键。应在连续监测动脉血压、尿量和 CVP 的基础上,结合病人皮肤温度、末梢循环、脉搏及毛细血管充盈时间等微循环情况,判断补充血容量的效果。首先应采用晶体液和人工胶体液,必要时进行成分输血。

2. 密切监护改善缺氧　要积极处理引起休克的原发问题,及早建立静脉通路,早期予以鼻导管或面罩吸氧,必要时做气管插管或气管切开。密切监测病人的血压、心率、呼吸、尿量、中心静脉压、心电图、血气分析及血电解质等,进行综合分析并调节扩容速度、搭配及其他有关用药。

3. 血管活性药物的应用　在充分容量复苏的前提下需应用血管活性药物,以维持脏器灌注压。血管活性药物辅助扩容治疗可迅速改善循环和升高血压,尤其是感染性休克病人,应用血管活性药物的首要目的是提高血压。理想的血管活性药物应能迅速提高血压,改善心脏和脑血流灌注,又能改善肾和肠道等内脏器官血流灌注。

4. 纠正酸碱平衡失调　酸性内环境对心肌、血管平滑肌和肾功能均有抑制作用。在休克早期,又可能因过度换气,引起低碳酸血症、呼吸性碱中毒。按照血红蛋白氧合解离曲线的规律,碱中毒使血红蛋白氧离曲线左移,氧不易从血红蛋白释出,可使组织缺氧加重。故不主张早期使用碱性药物。而酸性环境有利于氧与血红蛋白解离,从而增加组织供氧。根本措施是改善组织灌注,并适时和适量地给予碱性药物。目前对酸碱平衡的处理多主张宁酸勿碱,酸性环境能增加氧与血红蛋白的解离从而增加向组织释氧,对复苏有利。另外,使用碱性药物必须首先保证呼吸功能完整,否则会导致 CO_2 滞留和继发呼吸性酸中毒。

5. 肾上腺皮质激素的应用　肾上腺皮质激素可在血容量已近补足、酸中毒已基本纠正而病情仍不见明显好转时使用,它有改善心血管功能、肺功能及微循环的作用,用量应大,疗程不应长。

6. 保持适当尿量　在血容量补足后,如果尿量仍少于 $0.5ml/(kg \cdot h)$,应及早用利尿剂及血管扩张剂促进利尿,以保护肾脏,防止发生肾衰竭。呋塞米直接作用于肾小管,常用剂量为 20mg 静脉推注,若无效,可每隔半小时加大剂量重复推注一次。

二、失血性休克及治疗

失血性休克(hemorrhagic shock)是最常见的一种外科休克。多见于大血管破裂、腹部损伤引起的肝、脾破裂,胃、十二指肠出血,以及门静脉高压症所致的食管、胃底静脉曲张破裂出血等。通常在迅速失血超过全身总血量的 20% 时,即出现休克。严重的体液丢失可造成大量的细胞外液和血浆的丧失,以致有效循环血量减少,从而引起休克。

1. 补充血容量 可根据血压和脉率的变化来估计失血量。虽然失血性休克时,丧失的主要是血液,但补充血容量时,并不需要全部补充血液,而应抓紧时间增加静脉回流。首先,可经静脉快速滴注平衡盐溶液和人工胶体液(如羟乙基淀粉)。其中,快速输入胶体液更容易恢复血管内容量和维持血流动力学的稳定,同时能维持胶体渗透压,持续时间也较长。一般认为,维持血红蛋白浓度在 100g/L、HCT 在 30% 为好。若血红蛋白浓度大于 100g/L 可不必输血;低于 70g/L 可输浓缩红细胞;在 70~100g/L 时,可根据病人的代偿能力、一般情况和其他器官功能来决定是否输红细胞;急性失血量超过总量的 30% 可输全血。输入液体的量应根据病因、尿量和血流动力学进行评估,临床上常以血压结合中心静脉压的测定指导补液。随着血容量补充和静脉回流的恢复,组织内蓄积的乳酸进入循环,应给予碳酸氢钠纠正酸中毒。还可用高渗盐水输注,以扩张小血管、改善微循环、增加心肌收缩力。其机制与钠离子增加、细胞外液容量恢复有关。但高钠血症也有引起血压下降、继发低钾、静脉炎及血小板聚集的危险,应予注意。

2. 止血 在补充血容量同时,如仍有出血,难以保持血容量稳定,休克也不易纠正。对于肝脾破裂、急性活动性上消化道出血病例,应在保持血容量的同时,及早进行手术止血。

三、创伤性休克及治疗

创伤性休克(traumatic shock)见于严重外伤的病人,如大血管破裂、复杂性骨折、挤压伤或大手术等,引起血液或血浆丧失,损伤处炎性肿胀和体液渗出,可导致低血容量。受损机体内可出现组胺、蛋白酶等血管活性物质,引起微血管扩张和通透性增高,从而有效循环管血量进一步降低。另外,创伤可刺激神经系统,引起疼痛和神经内分泌系统反应,影响心血管功能;有的创伤如胸部伤可直接影响心肺,截瘫可使回心血量暂时减少,颅脑伤有时可使血压下降等。所以创伤性休克的病情常比较复杂。

创伤性休克实质上也是一种低血容量性休克,所以也需要补充血容量,与失血性休克基本相同。但由于损伤可有血块、血浆和炎性渗液积存在体腔和深部组织,必须详细检查以准确估计丢失量。创伤后疼痛刺激严重者需适当给予镇痛镇静,妥善临时固定受伤部位,对危及生命的创伤如开放性或张力性气胸、连枷胸等,应做必要的紧急处理。手术和较复杂的其他处理,一般应在血压稳定后或初步回升后进行。创伤或大手术继发休克后,机体抵抗力明显降低,极易并发感染从而加重休克。应给予足量、有效抗生素,以预防、治疗感染。

四、感染性休克及治疗

感染性休克是外科多见和治疗较为困难的一类休克。它主要发生于严重脓毒血症时的循环功能衰竭,其最常见原因有急性腹膜炎、胆管炎、肠绞窄、泌尿系统感染、严重创伤或烧伤合并感染,以及多发开放性四肢骨折等情况。最常引起感染性休克的细菌为革兰阴性杆菌如大肠埃希菌、铜绿假单胞菌和革兰阳性球菌如葡萄球菌等。

(一)临床分型

1. 低动力型(冷休克) 病人表现为躁动、冷漠或嗜睡低血压,面色苍白,四肢湿冷、周围血管收缩、脉搏细弱及中心静脉压降低。临床表现主要由于血容量不足,心排血量减少(低排出)周围血管强烈收缩(高阻)所致。此类休克多伴有体液、血浆的丧失而补充欠缺,以致循环血容量不足。该型多由革兰阴性菌感染所引起。并较暖休克多见。

2. 高动力型（暖休克）　较为少见，主要表现为神志清醒，皮肤温暖干燥，面淡红或潮红，脉大而软，脉压>4.0kPa，其表现多系感染所致的周围血管扩张及动-静脉循环短路引起（低阻），而循环血容量无明显减少。即当动-静脉短路及血管扩张时，血容量相对不足，心排血量略高于正常（高排出）。此类休克多见于脓毒血症休克的早期或革兰阳性菌感染所致者。其预后较前者稍好。感染性休克晚期，心排血量减少，周围血管严重扩张（低排、低阻型）。此时多出现多器官功能衰竭，死亡率极高。

（二）感染性休克的治疗

感染性休克的病理生理变化比较复杂，治疗也比较困难。首先是病因治疗，原则是在休克未纠正以前，应着重治疗休克，同时治疗感染；在休克纠正后，则应着重治疗感染。

1. 补充血容量　此类病人休克的治疗首先以输注平衡盐溶液为主，配合适当的胶体液、血浆或全血，恢复足够的循环量。一般应做中心静脉压监测维持正常 CVP 值，同时要求血红蛋白为 100g/L，血细胞比容为 30%~35%，以保证正常的心脏充盈压、动脉血氧含量和较理想的血液黏度。感染性休克病人常有心肌和肾受损，故也应根据 CVP 调节输液量和输液速度，防止因过多输液导致不良后果。

2. 控制感染　主要措施是应用抗菌药物和处理原发感染灶。对病原菌尚未确定的病人，可根据临床判断最可能的致病菌种应用抗菌药，或选用广谱抗菌药。如腹腔内感染多数情况下以肠道的多种致病菌感染为主，可考虑选用第三代头孢菌素，如头孢哌酮钠、头孢他啶，加用甲硝唑、替硝唑等，或加用青霉素及广谱青霉素等。已知致病菌种时，则应选用敏感而较窄谱的抗菌药。原发感染病灶的存在是发生休克的主要原因，应尽早处理，才能纠正休克和巩固疗效。

3. 纠正酸碱平衡　感染性休克的病人常伴有严重的酸中毒，且发生较早，需及时纠正。一般在纠正和补充血容量的同时，经另一静脉通路滴注 5%碳酸氢钠 200ml，并根据动脉血气分析结果再作补充。

4. 心血管活性药物的应用　经补充血容量、纠正酸中毒而休克未见好转时，应采用血管扩张药物治疗，还可与以 α 受体兴奋为主、兼有轻度兴奋 β 受体的血管收缩剂和兼有兴奋 β 受体作用的 α 受体阻滞剂联合应用，以抵消血管收缩作用，保持、增强 β 受体兴奋作用，而又不致使心率过于增快，例如山莨菪碱、多巴胺等或者合用间羟胺、去甲肾上腺素，或去甲肾上腺素和酚妥拉明的联合应用。

5. 皮质激素治疗　糖皮质激素能抑制多种炎症介质的释放和稳定溶酶体膜，缓解全身炎症反应综合征（systemic inflammatory response syndrome，SIRS）。但应用限于早期、用量宜大，可达正常用量的 10~20 倍，维持不宜超过 48 小时。否则有可能发生急性胃黏膜损害和免疫抑制等严重并发症。

6. 其他治疗　包括营养支持，对并发的弥散性血管内凝血（disseminated intravascular coagulation，DIC）、重要器官功能障碍的处理等。

第十六章

体 外 循 环

第一节 目的和要求

学生通过本章的学习了解体外循环的基本原理、应用与发展。

第二节 体外循环介绍

体外循环(extracorporeal circulation,ECC)是指用一系列特殊的装置暂时替代人的心脏和肺脏将回心静脉血引流到体外,经人工方法进行气体交换,调节温度和过滤后,输回体内进行血液循环及气体交换的技术。这一装置分别称为人工心和人工肺,也统称为人工心肺、人工心肺装置或体外循环装置。体外循环时,静脉血经过上、下腔静脉或右心房进入人工肺进行氧合并排出二氧化碳,氧合后的血液经人工心保持一定的压力泵入体内动脉系统,从而既保证了手术时安静、清晰的手术野,又保证了心脏以外其他重要脏器的供血,是心脏大血管外科发展的重要保证措施。1953 年 John Gibbon 利用体外循环装置为一位 18 岁房间隔缺损(ASD)女性病人成功地做了世界上第一例心脏直视手术。随着临床医学的发展,体外循环应用范围不断扩展,不仅在心脏、肝、肾、肺等大血管手术中获得应用,在肿瘤治疗、心肺功能衰竭病人的生命支持方面也取得令人瞩目的成绩,成为临床医学的一门重要技术。

一、体外循环构成

包括人工心(血泵)、人工肺(氧合器)、变温器、管道、滤器、操纵台及电子仪器等部分组成(图 16-1)。

1. 血泵 也可称作人工心,可代替心脏排出血液,供应全身血液循环的装置。目前最多使用滚压式泵,系中心柱连接顺时针转动的横轴,轴外为半圆形凹槽,凹槽内置入弹性管(泵管)。泵管最多使用的是硅胶管。横轴长短可以调节,使之能恰好压紧泵管。当横轴顺时针转动时挤压泵管,使管内血液单向向前流动。增减横轴转速,可以提高或降低流量。滚压泵优点为构造简单、效能可靠、无管内瓣膜、血液破坏较少、转流量范围大。一般人工心肺装有 4 个同样的滚压泵,分别用于排血入主动脉、回收左心血、回收手术野及心包腔内的血液,有时也可用于冠状动脉灌注。近年来,滚压式泵多为搏动型,更接近生理性。

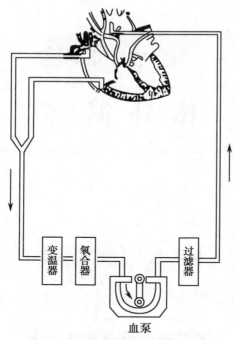

图 16-1　体外循环装置示意图

2. 氧合器　是血液经过机器停留时间较长,对血液产生影响较大的部分。人工肺通过血液与气体直接接触(鼓泡式、转碟式、滚筒式及垂屏式),或通过半渗透性膜进行气体交换,使转流后的血氧饱和度达到 90% 以上。人工肺有鼓泡型、血膜型及膜式肺三种类型。

(1)鼓泡型:血液进入后经筛板、细管吹氧及二氧化碳的容器内,形成含氧血泡,进行氧合,然后血液经过不锈钢丝、塑料丝或聚氨酯海绵,由内含的硅油去泡剂清除氧合后血液中的气泡,再经过绕纶布滤网过滤后进入贮血槽,经动脉泵驱血入机体主动脉。优点是构造简单,成本低,氧合性能好,消毒可靠,操作方便。缺点是氧与血非生理性接触,一般转流时间不能过久。

(2)血膜型:由血槽与转动的不锈钢碟片或转动的塑料圆筒,或由血槽与多个垂直直立的不锈钢丝屏幕组成。数十至百余碟片以轴贯穿,碟间相隔一定距离,轴架于血槽,碟片一半浸没血中,轴转动,血液形成膜状附于碟两面。血槽为半圆筒状,上覆以透明塑料盖,也为半圆筒状,内通氧气及二氧化碳,使血膜进行气体交换。转碟式、转筒式及垂屏式均属血膜型氧合器,氧合能力与血膜总面积、转动速度、血膜厚薄等因素有关。优点是不需形成泡沫,血液破坏较少。缺点是每项工作后需人工进行清洗,清除碟筒表面附着的蛋白物质,并需定期对碟片与滚筒进行硅化,以增加表面的光洁程度。

(3)膜式:为避免血气直接接触,以半透膜将运行的血液与氧分开,通过膜进行气体交换,近似生理状态。半渗透性膜由硅橡胶、聚四氟乙烯或聚丙酮制成,构造可以是卷筒膜式、折叠膜式、细微管式或中空纤维管式。膜式肺型优点为对血液有形成分、纤维蛋白原等破坏少,目前多应用于呼吸窘迫综合征,婴幼儿可转流一周,缺点是排出二氧化碳稍差。

3. 变温器　是调节体外循环中血液温度的装置,可作单独部件存在,但多与氧合器组成一体。构造多为套筒式。两个直径不同的不锈钢圆筒,内筒连接水泵箱,通过水流,外筒通过血液,受内筒内水流温度的影响,可以降低或提高血液的温度。变温器内血液的容量为60~200ml。有效的变温器可以使成人体温以每分钟0.7~1.5℃的速度由37℃降至30℃;升温较降温慢,一般为每分钟0.2~0.5℃。升温时水温不能超过40℃,过高会使血浆蛋白变性。水温与血温的差别不能>14℃,温差过大会促使溶解的气体释放,形成微小气泡。

4. 滤过器 滤过体外循环过程中可能产生的气泡、血小板凝块、纤维素、脂肪粒、硅油栓以及病人体内脱落的微小组织块等。不同部位应用滤过器的网眼各异。过去人工心肺机使用不锈钢丝网滤器,孔大,只能滤出大的血栓,而微小血栓可以造成肺部并发症,如灌注肺等。近来已普遍采用微孔滤器,系由尼龙、绦纶、聚氨酯海绵片等制成。血流中的微小血栓主要来自血小板凝聚块、纤维素凝集块、游离的硅油、管壁脱屑、微小气泡等。从手术野回收的血液中,此类微小血栓最多,要注意过滤。

5. 管道部分 机体与血槽、血槽与氧合器、氧合器与动脉血泵之间,均需以管道相连接。除插管部分外,一般静脉重力虹吸引流使用内径12.7mm(1/2时)的管,向主动脉供血使用内径9.5mm(3/8时)的管,心内吸引回收血液使用内径6.4mm(1/4时)的聚氯乙烯管。要求管道内壁光滑、硅化、口径变换处要求逐渐变细,无棱角,无粗糙边缘,以减少阻力、压力差和涡流。小儿则相应使用细管道。

6. 电源 有安全保险丝装置,在突然电源中断时,有的机器装有手操纵的把手,可以暂时维持转流,以待电源修复。

7. 电子监控部分 可以荧光数字连续显示机器工作情况,如血流压力、流量、氧浓度等,使灌注师易于了解掌握转流工作情况。

在体外循环心内直视手术时,我们一般采用纵劈开胸骨,纵行切开心包后显露心脏,向心脏内注射肝素2~3mg/kg,确认血液不凝后,依次插入主动脉灌注管、下腔静脉和上腔静脉引流管,然后与已预充好的人工心肺机相应管道连接,然后开始体外循环。体外循环预充常采用血液稀释法,预充液应考虑渗透压、电解质含量和血液稀释度三个方面。

二、体外循环方法

体外循环方法根据手术需要可分为:①常温体外循环:用于心内操作简单、时间短的病人。要求体外循环氧合性能好,能满足高流量灌注时的需要。②浅低温体外循环:采用体外循环血流降温,心内操作期间鼻咽温应维持在28℃左右。当心内操作即将结束时再开始血液复温,当鼻咽温升至35~36℃时可停止复温。③深低温微流量体外循环:多在心功能差、心内畸形复杂、侧支循环丰富的病人应用。鼻咽温应降至20℃左右,心内操作关键步骤可将灌注流量降低,最低可达5~10ml/(kg·min)。既保持手术野清晰,又防止空气进入体循环发生气体栓塞。微量灌注实际上是停止了血液循环,要尽量缩短时间。④深低温停循环:主要用于婴幼儿心内直视手术和成人主动脉瘤手术。术中将体温降至20℃以下,停止血液循环,可提供良好的手术野,但需具备良好条件和熟练的灌注技术,对操作要求比较高。

在进行手术期间,为了有利于操作,获得无血手术野,必须钳闭升主动脉,从而切断冠状动脉的血液循环,这就使心肌细胞处于缺血缺氧状态。早期手术死亡率高的主要原因之一就是心肌缺血坏死。为此,近年来众多学者致力于心肌保护的研究,期待在获得清晰手术视野的同时,又能妥善保护心肌细胞,使得术后恢复良好功能,减少并发症的发生。目前应用最多的是全身中度低温,心脏局部深低温和主动脉内灌注冷停跳液法,全身温度维持在28℃

左右,心肌温度维持在 15~20℃。其方法是升主动脉阻闭后,由主动脉根部灌注 4℃冷停跳液,使心肌迅速停止活动、减少能量消耗,并要求每 20 分钟灌注 1 次,同时心包内包裹冰屑或用 4℃生理盐水循环灌注。因心内膜温度偏高,必要时进行心腔内降温。

当心内手术操作结束后马上心脏复苏,停止体外循环,等循环稳定后拔除心内插管,用鱼精蛋白中和肝素。

第十七章

恶性肿瘤的手术治疗

第一节　恶性肿瘤概述

现阶段恶性肿瘤的治疗仍是世界性的难题,全世界每年约760万人死于癌症,有1010余万人患有恶性肿瘤。至今外科手术仍是治疗恶性肿瘤的主要手段。随着科技的发展和研究的深入,人们对恶性肿瘤的认识和治疗方法发生了巨大的变化。以前认为恶性肿瘤是由局部逐渐向外扩大,只要用手术方法切除整块肿瘤就可以根治疾病。这种观点让外科手术的切除范围越来越大,对病人的创伤也越来越大。大量临床数据显示以前的宁大勿小的手术治疗效果并不理想。

随着对肿瘤生物学和免疫学研究的发展,有关恶性肿瘤的认识发生了巨大变化,从而对恶性肿瘤病人的手术治疗观点也发生了改革:①恶性肿瘤是全身性疾病,在治疗时应全局考虑并应用综合性手段进行治疗;②治疗的关键在于早期诊断,现在通过检测血液中的特异性肿瘤标志物可在早期发现恶性肿瘤的存在;③恶性肿瘤的切除应在一个合理的范围,盲目扩大切除范围是弊大于利的。

第二节　外科手术治疗肿瘤分类

理论上,若是用手术方法完全移除肿瘤细胞,癌症是可以被治愈的。对早期或较早期实体肿瘤来说,手术切除仍然是首选的治疗方法。根据手术的目的不同,可分为以下几种:

1. 根治性手术　由于恶性肿瘤生长快,表面没有包膜,它和周围正常组织没有明显的界限,局部浸润明显,并可通过淋巴管转移。因此,手术要把肿瘤及其周围一定范围的正常组织和可能受侵犯的淋巴结彻底切除。这种手术适合于肿瘤范围较局限、没有远处转移、体质好的病人。

2. 姑息性手术　对于肿瘤范围较广,已有转移而不能作根治性手术的晚期病人,为减轻痛苦,维持营养和延长生命,可以只切除部分肿瘤或作些减轻症状的手术,如造瘘术、消化道短路等手术。

3. 减瘤手术　肿瘤体积较大或侵犯较广,不具备完全切除条件,可以做肿瘤的大部切除,降低瘤负荷,为以后的放、化疗或其他治疗奠定基础。

4. 探查性手术　对深部的内脏肿物,有时经过各种检查不能确定其性质时,需要开胸、开腹或开颅检查肿块的形态,区别其性质或切取一小块活组织快速冷冻切片检查,明确诊断后再决定手术和治疗方案,为探查性手术。

5. 预防性手术　用于癌前病变,防止其发生恶变或发展成进展期癌,如家族性结肠息肉病的病人,可以通过预防性结肠切除而获益,因这类病人若不切除结肠,40 岁以后约有一半可发展成结肠癌,70 岁以后几乎 100% 发展成结肠癌。

第三节　肿瘤的手术治疗原则

一、良性肿瘤的手术治疗原则

良性肿瘤以局部膨胀性生长为主,其边界清楚,多数有完整的包膜,没有淋巴道和血道的侵袭和转移,其治疗以手术切除为主,一般手术切除后即可治愈。手术原则是完整彻底切除肿瘤,应包括肿瘤包膜及少量正常的周围组织,如甲状腺瘤要求作肿瘤所在腺叶及峡部切除。应当注意,如良性肿瘤治疗不当极易导致复发及恶变,例如咽部的乳头状瘤多次切除后恶变为形态上高度恶性的乳头状癌;皮肤交界痣切除不彻底发展为恶性黑色素瘤等。所以肿瘤的第一次治疗是否得当极为重要。另外,必须强调切除的肿瘤必须进行病理检查、明确病理性质、以免将恶性肿瘤误诊为良性肿瘤。一旦证实病理为恶性,则应按恶性肿瘤的处理原则进一步治疗。有些良性肿瘤的生物学特性呈现部分恶性肿瘤的特征,称为交界性肿瘤,其手术切除范围应进一步扩大,术后严密随诊。

二、恶性肿瘤的手术治疗原则

(一) 明确诊断

肿瘤外科治疗,尤其对恶性肿瘤的治疗中所采用的各种根治术对机体的形态、功能破坏性很大,因而在决定采用外科治疗前必须明确诊断,没有正确的诊断就不可能采取行之有效的正确治疗。肿瘤诊断包括病理诊断和临床诊断。

1. 病理诊断　恶性肿瘤的外科治疗往往创伤大,致残率高。如直肠癌腹会阴切除术后失去肛门而要终身造口。因此肿瘤外科手术特别是大手术或易致残手术,术前必须有病理诊断,以免误诊误治。有些病例在术前难以取得病理诊断,应在术中取组织作快速冷冻切片检查。另外,同样是恶性肿瘤,由于分类不同,生物学行为也不一样,所采取的术式就不尽相同。例如,胃平滑肌肉瘤仅作广泛切除术,不必作胃周淋巴结清扫,而胃癌则应清扫胃周相应各组淋巴结。由此可见,病理诊断对肿瘤外科治疗的实施是至关重要的前提。

2. 临床诊断和分期　对肿瘤施行手术治疗前,必须对病变尽可能作出正确的临床诊断和临床分期,以选择适当的治疗方法。病理诊断往往局限于所取组织的部位,临床诊断则包含原发部位和继发部位以及分期,所以更能反映病人的具体情况,有助于外科手术的取舍和决定手术切除的范围。如果肿瘤的生长已经超过局部及区域淋巴结的范围,手术常达不到根治治疗的目的。例如病理诊断直肠癌,并不能表示是否应对病人施行直肠癌根治术,临床医师应结合各种临床资料进行综合分析,如果病人已有肝脏多发转移,则只能采取姑息性手术。

目前各种肿瘤常用的分期方法是国际抗癌联盟制订的 TNM 国际分期方法,其中 T 代表原发灶,根据病灶大小或浸润深度分为 T_0、TX、T_{is}、T_1、T_2、T_3、T_4 等;N 代表区域淋巴结,根据淋巴结的侵犯程度分为 N_0、N_1、N_2、N_3 等;M 代表有无远处转移,分为 M_0、M_1。有些肿瘤还有一些特殊的分期方法,如直肠癌的 Dukes 分期。实施治疗前按临床分期(CTNM),手术探查时医师可根据外科分期(STNM)相应的修改治疗方案,术后的临床病理分期(PTNM)则为术后辅助治疗以及评估预后的重要依据。

（二）制订合理的治疗方案

恶性肿瘤首次治疗是否正确,直接影响着治疗效果和预后。如果将一个可以完整手术切除的肿瘤仅作挖出术,其术野的肿瘤播散及局部复发将会使病人失去治愈的机会。所以外科医师必须明确外科手术在肿瘤治疗中的作用,根据肿瘤的病理类型、分化程度、临床分期以及病人的体质状况为病人制订合理的治疗方案。一般原则是:对于早期癌瘤,施行根治性手术或广泛切除术;对于局部浸润性癌瘤或术后病理证实有癌残余或多个淋巴结转移者,术后进一步综合治疗;对于局部晚期癌瘤,估计难以切除的局部病变,先作术前化疗或放疗,即新辅助治疗(neoadjuvant therapy),待肿瘤缩小后再进行手术。

（三）选择合理的术式

决定治疗方案后,要根据病人的具体情况全面考虑,选择适当的手术方式。切忌不顾后果,随意施行手术。例如中下段直肠癌病人的手术,是应该保留肛门还是作 Miles 手术(腹会阴联合直肠癌根治术);肺癌手术是采用全肺切除或肺叶切除;肝癌手术时,采用不规则楔形切除还是肝叶切除等。都应全面考虑综合分析。在选择手术方式时,必须遵循以下几个原则

1. 必须根据肿瘤的生物学特性选择手术　如前面所讲,术前应明确肿瘤的病理性质,只有针对其增殖、侵袭、复发、转移的特性进行相应的手术治疗,才能既达到治疗彻底的目的,又减少对病人的损伤。例如,上皮或黏膜来源的癌常伴有淋巴道转移,故手术时应清扫区域淋巴结;肉瘤易局部复发而很少发生淋巴道转移,所以应作广泛切除术而不必常规清扫区域淋巴结;食管癌有多中心起源的特点,其切除范围应注意是否足够;原发肌肉肉瘤或软组织肉瘤侵犯肌肉时,肿瘤易沿肌间隙扩散,应将肌肉连同筋膜从起点到止点全部切除。

2. 保证足够的切除范围,力争手术治愈　对大多数实体肿瘤而言,只有手术切除的治愈希望最大,所以必须认识到肿瘤手术的目的是为了将肿瘤彻底切除,达到治愈的目的。即便有时手术仅能达到姑息治疗的目的,也希望病人能延长生存期或改善生活质量。手术切除范围应遵照"两个最大"原则,即最大限度地切除肿瘤和最大程度地保护正常组织和功能。两者有矛盾时,应服从前者。但是,肿瘤手术绝不是盲目扩大手术范围,所以在肿瘤手术时还必须考虑到:①病人的年龄及身体一般状况:癌症病人一般年龄较高,虽然年龄高并不是限制手术的绝对因素,但在考虑手术切除范围时必须考虑病人的年龄及身体情况能否耐受。例如对老年心肺功能不佳的病人进行肺癌的肺叶切除,就应十分慎重,以免病人根本无法度过度过围术期。②手术对正常生理功能的影响及术后病人的生存质量:根治性手术必然会损伤病人的部分正常生理功能,但是这种损伤应该是在病人的机体可以承受的范围之内的,不能因为过分地追求根治性切除而忽略了病人的术后生存质量。例如对青年男性病人进行盆腔手术时,就应该特别注意保护病人的骨盆神经,避免损伤,以尽可能地保留病人的性功能。③手术的复杂程度及手术本身的死亡率:作为一名肿瘤外科医师,其水平高低不在于他

能切下什么,而在于他能科学准确地判断应该切下什么。例如贸然对伴有严重黄疸的胰头癌病人行胰十二指肠切除术,非但肿瘤难以切除,病人术后可能很快死于肝肾综合征。此外,选择术式时,还应考虑到手术者的手术技巧和经验、麻醉和手术室的设备以及重症监护的水平。如果条件并未具备,不应勉强施行大手术。

(四) 预防医源性播散

恶性肿瘤手术的特点不同于一般手术,除了遵循一般外科手术的无菌原则、术野暴露充分、避免损伤需要保留的正常组织外,尚要求有严格的无瘤观念。恶性肿瘤可以有局部的种植及远处转移,任何检查和手术都有可能促进肿瘤的播散,引起术后转移和局部复发,所以实施外科手术时必须注意下列几点,尽量避免医源性播散。

1. 术前在检查肿瘤病人时力求手法轻柔,切忌用力按压、抓捏肿物,并尽量减少对同一病人的检查次数,这在教学医院尤为重要。

2. 切除肿瘤时尽量不用局部麻醉,即使在作肿瘤切除活检时注射麻醉药也需距离肿瘤有一定的距离。

3. 手术时的切口要能充分暴露肿瘤。

4. 手术探查时应该由远及近,动作轻柔。上腹部肿瘤应先探查盆底,然后逐步向上腹部探查,最后才探查肿瘤;下腹部肿瘤探查顺序则相反。其他部位肿瘤亦如此,先探查远处,最后才探查肿瘤。这样可尽量避免将肿瘤细胞带至其他部位,探查动作必须轻柔,切忌大力挤压,以免癌栓脱落播散。

5. 手术中应用锐性分离以减少对肿瘤的挤压,应用电刀切割不仅可以减少出血,同时可以即刻封闭小血管和淋巴管,减少播散机会,且高频电刀亦有杀灭切缘癌细胞的功能。

6. 手术操作应先结扎引流肿瘤区的主要静脉,再结扎供应肿瘤区的动脉,先处理手术切除的周边部分,逐渐向肿瘤部分分离,做到原发灶与区域淋巴结整块切除。这些措施都有利于防止肿瘤细胞的播散。

不接触原则(no-touch isolation technique):脱落的肿瘤细胞易在有外伤的组织创面上种植,因而应采用不接触原则:

(1)对已经破溃的体表肿瘤或已经侵犯浆膜表面的内脏肿瘤,应先用纱布覆盖、包裹,避免肿瘤细胞脱落、种植。

(2)肠道手术在手术时,应将肿瘤远近两端的肠管用布带结扎,防止肿瘤细胞植于创面或沿肠管播散。

(3)接触过肿瘤的器械及时更换或清洗。

(4)肿瘤切除后,手术人员应更换手套。

(5)术后创面应用大量无菌水冲洗,以消灭可能脱落的肿瘤细胞。对肿瘤已经侵犯浆膜面或已有胸腹膜转移的病人,可向胸、腹腔内灌注化疗药物,如顺铂、氟尿嘧啶等,并可在胸、腹腔内放置持续化疗管以便术后进一步灌注化疗。

第四节　肿瘤手术操作的注意事项

一、术前注意事项

1. 检查肿瘤时要轻柔,避免挤压和反复多次检查。

2. 避免对肿瘤局部作不适当治疗,如理疗、中草药外敷、热敷、推拿按压或局部注射药物等。

3. 活检明确后,应尽早作治愈性治疗。

4. 术前制订好综合治疗方案,必要时请其他学科专家会诊,共同制订治疗计划。

5. 对伴有其他疾病,如糖尿病、心血管疾病等的病人,术前应及时加以纠正,充分作好术前准备。

6. 术前必须对病人交代有关病情和手术可能出现的问题,特别是致残手术。

7. 对病人给予适当的心理支持治疗,解除其心理负担。

二、术中注意事项

1. 切口选择适当,以能充分显露视野为原则,不能因切口过小而过分牵拉或挤压肿瘤。

2. 探查动作要轻柔、细致,由远及近。

3. 遵循"不接触"原则。

4. 标本切除后应及时检查,查看肿瘤是否已全部切除、边缘有无残留,必要时可进行快速冷冻。

三、术 后 处 理

肿瘤切除后,除和外科术后注意事项相同以外,应考虑术后辅助治疗,也应按原来制订的综合治疗方案实施治疗。

四、术后密切随访和疗效评价

不同于一般的手术术后复查,肿瘤病人的术后随访十分必要,它担负着监视肿瘤病情发展,及时发现肿瘤复发或转移的重要职责。因而癌瘤病人应该终身定期随访,一般前两年每3个月复查 1 次;2~5 年内每 6 个月复查 1 次;5 年以后每年复查 1 次。随访复查应包括体格检查和必要的实验室检查和影像检查。通过定期随访观察,能够及早发现复发和转移病灶,及时治疗。另外通过长期随访可以对手术治疗和其他治疗方法的效果进行评价,对于提高治疗水平有很大帮助。

第十八章

显 微 外 科

第一节　显微外科概述

　　显微外科是指在光学放大设备（手术放大镜或手术显微镜）下，使用显微器材对细小组织进行精细操作的学科。

　　自 1921 年 Nylen 首次使用手术显微镜为耳硬化的病人进行内耳手术至今，显微外科已经成为了多学科的交叉和边缘学科。显微外科手术是现代外科技术中的一项新进展。在手术视野放大的情况下进行手术操作，可以超越人类原有的视力极限，从宏观走入微观，使原来无法肉眼下进行的外科手术成为可能，从而使手术更加精细细致，降低了组织创伤，有利于组织愈合，大大提高了手术的质量。同时也扩大了外科手术的治疗范围，使过去无法在肉眼下进行的手术，通过手术放大设备而得以清晰的辨认和精确的操作。目前，我国许多大中城市医院的整形外科、骨科、手外科、烧伤科以及其他手术专业医师已广泛地应用显微外科技术。我国显微外科工作者取得了多项领先于世界的创新性成就。

第二节　显微外科技术

一、显微外科常用的仪器、设备和材料

　　在显微外科手术中常用的仪器有手术显微镜（图 18-1）和手术放大镜（图 18-2）。手术显微镜要求安装在手术室合适的支架上，可调节不同的放大倍数和距离，可采用冷光源和电视传输显像系统，放大倍数在 6～30 倍，工作距离在 200～300mm。手术放大镜为望远镜桶式，体积小，佩戴在头上使用方便，可根据个人的眼睛条件使用不同的镜片和设置放大倍数。放大倍数在 2.5～6 倍，适合于直径在 1～2mm 以上的血管和神经的吻合术。

二、显微外科应用

　　1. 显微血管吻合　血管吻合一般分为三种形式，即端端吻合、端侧吻合和侧侧吻合，以端端吻合最常用。基本缝合方式有四种，即单纯间断缝合、单纯连续缝合、间断褥式和连续褥式缝合，以单纯间断缝合最常用。端端吻合缝合方法可分为二定点和三定点缝合两种，一

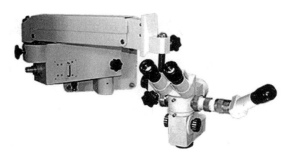

图 18-1　手术显微镜

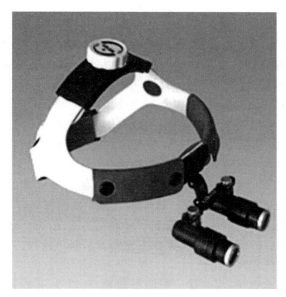

图 18-2　手术放大镜

些少用的血管吻合方法还有套管吻合、机械吻合和黏合吻合法等。

2. 神经显微外科技术　神经修复后的功能恢复结果取决于再生的神经纤维能否长入远侧段的施万细胞管内。其优点在于能较彻底地切除损伤神经,精确缝合,神经束对位较准确,止血彻底,无创缝合针线组织反应小;可减少断端愈合瘢痕。其缝合类型有外膜缝合、束膜缝合和外膜、束膜缝合三种。

3. 淋巴显微外科技术　应用显微外科技术行淋巴管-静脉、淋巴结-静脉吻合及含有淋巴管组织游离移植来治疗淋巴水肿是显微外科的重要目标。

4. 显微外科在其他领域的应用　采用皮瓣、肌皮瓣移植修复组织缺损及重建肢体功能、第二足趾游离移植再造拇指。我国断肢(指)再植技术一直处于国际领先水平。吻合血管的空肠代食管,输精管、输卵管吻合,以及器官移植有关各种管道的吻合等,都被广泛应用于临床。

第三节 显微外科发展趋势与展望

1. 显微外科器械微型化、专业化 目前显微外科器械及缝合材料对缝合1mm口径以上的血管、淋巴管已基本达到要求,但对1mm口径以下的微小血管与淋巴管的缝合尚不能满足要求,因此随着显微外科的发展,这些器械仍然显得笨重,必须进一步微型化。另外,显微外科的发展必须向临床各专业发展,各专业有各自的特殊要求,在基本器械基础上,装备各专业特殊器械,以保证手术的顺利开展是显微外科进一步发展的必要条件。

2. 显微外科技术简易化、可靠化 目前显微外科缝合技术仍以手法缝合为主,因为迄今为止,其他缝合方法(如器械缝合、激光缝合、组织黏合)的通畅率低于手法缝合。然而手法缝合对1mm口径的小血管其通畅率只有95%左右,如何继续提高有待于进一步研究;即使达到100%,尚因手术者的年龄增长、视力减退、手的协调性下降,又会有所下降。因此,寻找一种简易、可靠的小血管缝合方法是研究焦点。以计算机程序控制的激光吻合技术将会是最有前途的方法之一。神经的吻合、小管道的吻合、淋巴管吻合都有待于进一步提高,使各种缝合技术进入"细胞分子"水平,不仅有利于成活率的提高,也有利于功能提高。

3. 显微外科手术后移植组织器官微循环检测的自动化与精确化 组织与器官移植后,由于受到组织与器官的创伤反应、人体的应激反应(包括血液凝固系统、血液流变系统及神经体液系统的反应)、人体外界的各种因素(包括情绪、温度、有害气体及药物)等的影响,即使术中十分顺利,术后仍随时有发生血液循环危象的可能。及早发现危象、及时处理危象是关系到组织与器官移植能否成活的关键。目前虽有激光血流测定仪可以敏感地反映组织内血流状况,但尚不能定性(是痉挛还是栓塞),也不能定位(是动脉还是静脉)。寻找一种能自动又精确(定性与定位)的组织内微循环状态检测方法是下阶段的任务之一。未来红外线全息摄影技术将可能解决这个难题。

4. 显微外科技术的常规化、深入化 显微外科虽经40余年努力发展较快,但其应用范围目前尚局限在五官科、创伤整形外科、神经血管外科、淋巴泌尿外科。在这些部门,显微外科手术将逐渐变为常规手术方法。为此,应根据以往经验对手术指征的选择、手术方法的完善、手术后微循环检测及疗效的评定制订常规方案,以利进一步普及与提高。而在妇、儿科,特别在威胁人民健康最广泛的腹部外科有待显微外科技术的深入。随着工业的发展,环境污染日渐加重,引起先天性畸形的不断增多,如何防治先天性畸形将是未来医学的主要课题之一。显微外科技术的应用,使先天性畸形的治疗进入胎儿时期。由于胎儿时期组织的再生能力及可塑性强,因而使先天性畸形能够获得根治;不能根治的畸形也将得到及时有效地控制,人类将从胎儿时期改造自己、美化自己。

5. 实验外科的普及化及显微化 威胁21世纪人类生命的三大死因是创伤、肿瘤、心脑血管疾病。如何预防、诊断及治疗将是21世纪医学的主题。为此,一切有条件建立实验外科的单位应及早建立,并且在实验外科中充分利用显微外科的优势,使医疗技术从经验型向实验型过渡。利用显微外科技术进行组织与脏器的实验研究,探讨组织、脏器的致病因素、发病机制、病理生理,寻找有效的预防措施、检测手段和治疗方法。实验外科的普及化及显微化是加强战胜这三大死因的主要措施之一。

6. 组织与器官移植供体的多源化、异体化与库存化 现有自体供区需要对其血管神经的构筑及切除后的功能影响进行深入研究,并不断探索新的供区,使自体供区多源化。在 21 世纪的医学领域里,无论什么原因,也无论什么疾病,最终都是组织、器官发生不可逆损害。利用健康的组织与器官替代损害的组织与器官将是未来医学的主要治疗手段。这不仅需要显微外科技术,更需要免疫排斥的克服以及组织器官的长期保存备用。一旦一个脏器或组织损害,立即可以从库存中取出经过免疫处理或组织培养的相应的组织与脏器,应用显微外科技术,成功地进行移植。未来的医学不仅可以更换损害的脏器与组织,而且还可以更换衰老的脏器与组织,使人类自己永远处于"青春",具有"活力"。

7. 显微外科与高新技术的结合　除上面涉及的高新技术在显微外科中应用外,还有另外三个方面的工作将会在 21 世纪更为突出。

(1)内镜与显微外科技术的结合:即在内镜下从事如下操作:①游离组织移植的术前血管预测;②在内镜下切取肌肉、网膜、神经、脏器与管道;③在内镜下缝合血管神经与淋巴管道;④在内镜下监测移植组织的血液循环与神经功能状态;⑤在内镜下处理血管及神经并发症。使显微外科技术进入"微创"阶段或"无创"阶段。

(2)新材料与显微外科技术的结合:即与骨人工合成材料、血管、软骨、神经等人工合成材料一起,已预制成带有血管的生物合成材料即组织工程进行移植,从而提高成活与功能。

(3)生物技术在显微外科中的应用:单克隆抗体、基因工程技术将在显微外科领域里提供有效、快速、专一的抗凝溶栓制剂,识别神经生理、变性、再生特性,促进神经再生,防治肌肉萎缩等生物制剂。

总之,在 21 世纪,显微外科将会更全面地发展,应用显微外科技术开展实验外科、微创外科、胎儿外科、移植外科(特别是异体移植)并与高新技术紧密结合必将改造整个医学。因此,可以毫不夸张地说,显微外科将在未来得到广泛的应用。

第十九章

微创外科

第一节 微创外科的定义

微创外科（minimally invasive surgery, MIS）是指在尽可能准确去除病变的同时,使手术引起机体局部创伤和全身反应降低到最小的外科理念和技术体系。内镜技术是微创外科的基础和核心。

第二节 微创外科优点

微创外科手术的优点有术中创伤小、术后疼痛轻、并发症少、康复快及恢复工作早等,同时其远期结果要等于或好于传统手术。除此之外,微创外科手术对病人自身情况要求相对较低,使一些合并有较严重疾病或身体基础条件较差(如合并高血压、冠心病、糖尿病和高龄等)的病人也能够耐受手术治疗,从而使他们也能得到有效的治疗。另外,微创外科手术术后可以避免出现大面积瘢痕,甚至不会遗留瘢痕,减轻了许多女性病人的心理负担。

第三节 腹腔镜微创外科

一、腹腔镜手术系统设备

腹腔镜微手术作为微创外科手术的代表,不断被外科医生改进和完善。随着人们在腹腔镜技术方面积累了越来越多的经验,腹腔镜的应用范围也越来越宽,但是他们所使用的仪器设备大同小异,下面我们以腹腔镜手术系统介绍相关仪器设备。腹腔镜手术的仪器设备主要包括图像显示与存储系统、CO_2 气腹系统、手术设备与器械 3 大部分。

二、图像显示与存储系统

图像显示与存储系统包括腹腔镜、高清晰度微型摄像头、数模转换器、全自动冷光源和图像存储系统等组成。

1. 腹腔镜 腹腔镜是利用 Hopking 技术制造的光学系统。光线通过组合的石英玻璃柱束传导并经空气透镜组折射而产生极其明亮清晰的图像,几乎不出现失真。临床上常用直径 10mm、镜面视角为 0°和 30°的腹腔镜。20 世纪 90 年代,随着腹腔镜外科及光纤技术的发展,又出现了由光纤制成仅直径 2mm 的微型腹腔镜,其特点是在 2mm 直径的横截面积上集聚了 10 万甚至 50 万根光纤,而每根光纤代表了一个像素,这样就大大提高了微型镜图像的清晰度与光亮度。

2. 微型摄像头与数模转换器 腹腔镜接上摄像头,其图像通过光电耦合器(charge coupled device,CCD)将光信号转换为数字信号,再通过数模转换器将信号输送到显示器上将图像显示出来。目前还有三晶片制成的摄像头,将光纤的三原色通过透镜的折射分开传输后再合成,这样可以使图像色彩的还原更逼真,并可使图像的清晰度达到 800 线以上水平。

3. 显示器 目前已有全数字式液晶显示器,将光信号通过 CCD 转换成数字信号,经逐行扫描直接在显示器上显示出来,其图像的水平解析度可达 1250 线以上,即将成为主流产品。但目前应用较普遍的仍是模拟显示器,图像通过 CCD 处理后的数字信号,再通过数模转换器转换成模拟信号后在显示器上显示出来,其图像的水平解析度达 800 线以上。

4. 冷光源 冷光源通过光导纤维与腹腔镜相连以照亮手术野,它可以自动控制或手动控制,它的灯泡有氙灯、金属卤素灯、氩灯、金属弧光灯等。灯泡的热量通过机器内的强力排风扇排出及光导纤维的传导散热,以防烫伤腹腔内器官。

5. 录像机与图像存储系统 为了把腹腔镜手术图像作为资料保存用于教学与科研,可使用录像机或图像存储系统。目前最常用的手术图像存储是用专业用的图像捕捉卡及相应的软件,将手术录像实时捕捉并存储在电脑硬盘上,可进行录像或图像的编辑与处理,手术过程中可用 MPEG1 或 MPEG2 制式实时捕捉制成 VCD 或 DVD,并可刻录成光盘,或直接将数字图像记录在硬盘上进行储存与编辑,也可将手术过程在因特网上做实况转播。

6. CO_2 气腹系统 建立气腹的目的是为了将手术提供足够的空间和视野,是为了避免意外损伤其他脏器的必要条件。整个系统由全自动大流量气腹机、二氧化碳钢瓶、带保护装置的穿刺套管鞘、弹簧安全气腹针组成。

7. 手术设备与器械 设备主要有高频电凝装置、激光器、超声刀、腹腔镜 B 超、冲洗吸引器。手术器械主要有电钩、分离钳、抓钳、持钳、肠钳、吸引管、穿刺针、扇形牵拉钳、持针钳、术中胆道造影钳、打结器、施夹器、各类腔内切割缝合与吻合器。

三、腹腔镜手术并发症

腹腔镜手术的创伤微小,但是并不代表手术危险也是微小的。腹腔镜手术除了可能发生与传统开腹手术同样的并发症外,还可以发生腹腔镜技术导致的特有并发症。所以我们应刻苦练习腹腔镜操作技术,用熟练和规范的动作减少病人手术中的并发症。

1. 与 CO_2 气腹相关的并发症与不良反应 腹腔镜手术一般用 CO_2 气体作为膨腹气体来建立气腹,如有心肺功能不全,也可以选用氦气、氧化亚氮等。气腹的建立必将对心肺功能产生一定程度的影响,如膈肌上抬、肺顺应性降低、有效通气减少、心排血量减少、下肢静脉淤血和内脏血流减少等,并由此产生一系列并发症,包括皮下气肿、气胸、心包积气、气体栓塞、高碳酸血症与酸中毒、心律失常、下肢静脉淤血和血栓形成、腹腔内缺血、体温下降等。

2. 内脏损伤 腹腔镜术中内脏损伤并不少见,常因术中未能得到确认,术后发生腹膜炎等严重并发症而又未能及时就诊,造成严重后果。根据损伤脏器的不同可分为两类:①空腔脏器损伤:包括肝外胆管、小肠、结肠、胃、输尿管和膀胱等;②实质性脏器损伤:包括肝、脾、膈、肌、肾、子宫等;③腹壁并发症:腹腔镜手术的腹壁并发症主要与戳孔有关,有戳孔出血与腹壁血肿、戳孔感染、腹壁坏死性筋膜炎、戳孔疝等;④腹腔镜手术操作不规范也极容易损伤病人重要血管而导致病人大出血死亡,这一点也应高度重视。

第四节　机器人手术系统

随着大量高科技技术应用于临床医学,微创手术也逐渐更加智能。机器人手术系统是集多项现代高科技手段于一体的综合体,机器人手术系统的应用使世界微创外科领域发生了革命性的改变。目前,应用最多、最成熟的机器人手术系统是达芬奇机器人手术系统。该系统以麻省理工学院研发的机器人外科手术技术为基础。Intuitive Surgical 公司随后与IBM、麻省理工学院和 Heartport 公司联手对该系统进行了进一步开发。美国食品药品监督管理局(FDA)已经批准将达芬奇机器人手术系统用于成人和儿童的普通外科、胸外科、泌尿外科、妇产科、头颈外科以及心脏手术。达芬奇外科手术系统是一种高级机器人平台,其设计的理念是通过使用微创的方法,实施复杂的外科手术。简单地说,达芬奇机器人就是高级的腹腔镜系统。目前在国内达芬奇机器人手术平台已经广泛应用于心胸外科、泌尿外科、妇科、腹部外科。

一、达芬奇机器人手术系统设备

达芬奇机器人由三部分组成:外科医生控制台、床旁机械臂系统、成像系统。

1. 外科医生控制台　主刀医生坐在控制台中,位于手术室无菌区之外,使用双手(通过操作两个主控制器)及脚(通过脚踏板)来控制器械和一个三维高清内镜。正如在立体目镜中看到的那样,手术器械尖端与外科医生的双手同步运动。

2. 床旁机械臂系统　床旁机械臂系统(Patient Cart)是外科手术机器人的操作部件,其主要功能是为器械臂和摄像臂提供支撑。助手医生在无菌区内的床旁机械臂系统边工作,负责更换器械和内镜,协助主刀医生完成手术。为了确保病人安全,助手医生比主刀医生对于床旁机械臂系统的运动具有更高优先控制权。

3. 成像系统　成像系统(Video Cart)内装有外科手术机器人的核心处理器以及图像处理设备,在手术过程中位于无菌区外,可由巡回护士操作,并可放置各类辅助手术设备。外科手术机器人的内镜为高分辨率三维(3D)镜头,对手术视野具有 10 倍以上的放大倍数,能为主刀医生带来病人体腔内三维立体高清影像,使主刀医生较普通腹腔镜手术更能把握操作距离,更能辨认解剖结构,提升了手术精确度。

二、机器人手术系统的优势与不足

优势:机器人手术系统的设计正是针对腹腔镜的不足。与腹腔镜手术相比,机器人手术系统在技术上体现出明显的优势有:①高分辨率的三维图像处理设备,超越了人眼的极限,有利于术者清晰地辨认组织和操作;②系统末端手术器械上的仿真手腕具有多个活动自由度,比人手更灵活,能在狭小空间准确完成操作,提高了手术精度;③可自动滤除人手的颤动,减少失误操作的发生;④术者可采取坐姿进行操作,利于施行长时间复杂的手术;⑤对于肥胖病人,该系统下视野的显露甚至好于开腹手术,尤其是腹腔深部的病灶。机器人手术系统大大提高了术者对手术过程的控制能力,并大大拓展了腹腔镜微创手术的适应证。

缺点:机器人手术系统目前还处于发展阶段,自身仍存在一些先天性的缺陷,在短期内还不能彻底解决:①触觉反馈功能缺失,术者无法感知器械操作的真实力度,术者只能依靠视觉信息的反馈弥补,经验不足的外科医生有时难以确定施加在组织上的张力和压力,操作时用力过度很容易导致组织损伤或出现机械故障,特别是诸如"缝合"等对力学要求很高的操作,这可能在某些手术中导致组织损伤;②整套设备的体积过于庞大,安装、调试比较复杂,需要专门的手术房间和各种配套设施;③系统的技术复杂,使用过程中可能发生各种程序和机械故障;④设计还不够拟人化,术者与其配合需要较长时间的磨合;⑤术前准备及术中更换器械等操作耗时较长;⑥由于机器人的局部放大效应,缺乏整体解剖方位感,导致术者对解剖结构的误认和错误操作。

第二十章

移植技术

第一节　移植的概念

移植（transplantation）是指将一个个体的细胞、组织或器官用手术或介入等方法，导入到自体或另一个体的同一或其他部位，以替代或增强原有细胞、组织或器官功能的医学技术。移植的细胞、组织或器官称为移植物（graft），提供移植物的个体被称为供者（donor），而接受移植物的个体被称为受者（recipient）。移植物不包括人工合成的材料，如人工瓣膜、人工关节等。

第二节　移植的分类

一、根据移植物性质分类

1. 细胞移植　细胞移植是指将适量游离的具有某种功能的活细胞输注到受者的血管、体腔或组织器官内的技术。其主要适应证是补充受者体内该种数量减少或功能降低的细胞。细胞移植中骨髓与造血干细胞移植备受瞩目，可用于治疗重症地中海贫血、重症再生障碍性贫血以及包括各种白血病在内的血液系统恶性肿瘤疾病。此外，还有胰岛细胞移植治疗糖尿病、脾细胞移植治疗重症血友病等。

2. 组织移植　组织移植是指某一种组织如角膜、皮肤、筋膜、肌腱、软骨、骨、血管等，或整体联合几种组织，如皮肌瓣等的移植术。一般采用自体或异体组织行游离移植或血管吻合移植以修复某种组织的缺损。活体移植以自体移植为主，通过显微外科技术吻合血管和神经，施行自体皮瓣、肌肉、神经、骨及大网膜等移植，其中以自体皮肤移植修补创面皮肤缺损最为常用。

3. 器官移植　器官移植主要是指实体器官整体或部分，并需要进行器官所属血管及其他功能性管道结构重建的移植。如肾脏、肝脏、心脏、胰腺、肺脏、小肠、脾脏移植，以及心肺、肝肾、胰肾、腹腔器官簇移植等。器官移植是临床开展最广泛的移植。

二、根据供着和受者遗传基因的差异程度分类

1. 自体移植　自体移植是指细胞、组织或器官在自体内植入，即供受者为同一个体。

若移植物重新移植到原来的部位,叫做再植术,而不能称为移植术。

2. 同质移植　又称同基因移植或同系移植。供者与受者虽非同一个体,但是两者遗传基因型完全相同,受者接受来自同系供者移植物后不发生排斥反应,如动物实验中纯种同系动物之间的移植、临床应用中的同卵孪生之间的移植。

3. 同种移植　供、受者为同一种属但遗传基因不相同的个体间移植,也称为同种异体移植。同种移植为临床最常见的移植类型,术后如不采用免疫抑制措施,将不可避免地发生排斥反应。

4. 异种移植　不同种属之间的移植,术后将发生强烈的排斥反应。异种移植又根据供受者之间遗传背景的差异分为两类。遗传背景差异小、进化关系相近的供受者之间的移植称为协调性异种移植物,如啮齿类的仓鼠与大鼠、非人灵长类的狒狒与人之间。其反应发生较慢,程度较轻,类似第一次同种移植排斥反应。非协调性异种移植是在遗传背景相差较大、进化关系相差较远的供受者之间的异种移植,如豚鼠与大鼠、猪与灵长类之间的移植,移植后常表现出典型的超急性排斥反应。

三、根据移植物植入部位分类

1. 原位移植　移植物植入到该器官正常解剖部位,移植前需将受者原来病变的器官切除。如绝大多数的肝移植和心脏移植。

2. 异位移植　移植物植入部位与该器官原有解剖位置不同。一般情况下,异位移植不必切除受者原来的器官,如大多数的肾移植和胰腺移植。

四、根据移植物供者来源分类

1. 尸体供者器官移植　尸体供者分为脑死亡供者和心脏死亡供者两类。

2. 活体供者器官移植　分为亲属活体供者移植和非亲属活体供者移植两类。

五、根据移植方法分类

根据移植方法分类可将移植分为:游离移植、带蒂移植、吻合移植和输注移植等。

第三节　器　官　移　植

1. 肾移植　肾移植在临床各类器官移植中疗效最为显著。自 1974 年成功移植了第 1 例肾脏后,肾移植在我国得到了极大地发展。CSIKT(中国肾移植科学登记系统)数据库显示活体肾移植数据:2007 年 1708 例、2008 年 2641 例、2009 年 2720 例、2010 年 976 例、2011 年 1381 例、2012 年 1692 例。肾病如慢性肾小球肾炎、慢性肾盂肾炎、多囊肾、糖尿病性肾小球硬化等发展到慢性肾衰终末期阶段,经过一段时间的治疗无明显效果,都是肾移植的适应证。

2. 肝移植　肝脏移植经过半个多世纪的不断研究已经使一年生存率上升为 80%~90%,五年生存率达到 70%~80%,最长存活时间已达 30 多年。肝脏移植的适应证原则上为进行性、不可逆性和致死性终末期肝病无其他有效的治疗方法的病人。

3. 心脏移植　心脏移植主要是针对晚期充血性心力衰竭和严重冠状动脉疾病进行的

外科移植手术,是将已判定为脑死亡并配型成功的人类心脏完整取出,植入所需受体胸腔内的同种异体移植手术。受体的自体心脏被移除(称为原位心脏移植)或保留用以支持供体心脏(称为异位心脏移植)。手术后平均生存期为13年。目前,我国每年心脏移植手术100余例,三年生存率大于90%,五年生存率大于85%。心脏移植并不是心脏病的常规治疗方法,而是作为挽救终末期心脏病病人生命和改善其生活质量的一个治疗手段。

4. 肺移植 与其他实体器官移植一样,选择合适的供者是肺移植成功的关键。目前国际上肺移植发展的主要障碍是可利用供者的短缺,受者常常因等不到合适的供者而死亡。因此供者资源应最优化分配和使用,确保肺移植受者为终末期肺疾病,无其他可以替代措施时才能选入候选移植名单。慢性阻塞性肺疾病(chronic obstructive pulmonary disease,COPD)、特发性肺纤维化(idiopathic pulmonary fibrosis,IPF)、肺囊性纤维化、α-1抗胰蛋白酶缺乏,以及特发性肺动脉高压等这些疾病占整个肺移植疾病谱85%。剩下的15%由结节病、肺淋巴管平滑肌瘤病等相对少量的疾病组成。自2000年,随着肺移植技术、供体保存和围术期处理的逐步成熟,肺移植的1年生存率从过去的70%提高到85%。

5. 胰腺移植 适应证为胰岛素依赖型糖尿病。受者未用外源性胰岛素仍有能力维持正常的血糖来评估胰腺移植的成功。近10年来完全成功率已从40%增至约80%。几个中心的报道结果显示>85%的受者保持着不依赖胰岛素。成功率的提高主要由于免疫抑制药物的改进和技术进展。

6. 联合脏器移植 胰肾、心肺、心肝、肝肾、脾肾、胰脾等联合移植目前在临床上已得到飞速的发展,并取得了较好的效果。